Tamara Duker Freuman

*Bye-bye
Blähbauch*

Tamara Duker Freuman

Bye-bye Blähbauch

Beschwerdefrei in 7 Tagen

Mit dem Selbsttest
Ihre individuelle Ursache finden!

Rezepte von Kristine Kidd

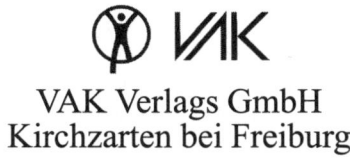

VAK Verlags GmbH
Kirchzarten bei Freiburg

Titel der amerikanischen Originalausgabe:
The Bloated Belly Whisperer
Copyright © 2018 by Tamara Duker Freuman
Published by arrangement with St. Martin´s Press, New York
ISBN 978-1-250-19523-4
Dieses Werk wurde im Auftrag von St. Martins's Press durch die Literarische Agentur
Thomas Schlück GmbH, 30161 Hannover, vermittelt.

Bibliografische Information der Deutschen Nationalbibliothek
Die Deutsche Nationalbibliothek verzeichnet diese Publikation in der Deutschen
Nationalbibliografie; detaillierte bibliografische Daten sind im Internet über
http://dnb.d-nb.de abrufbar.

VAK Verlags GmbH
Eschbachstraße 5
79199 Kirchzarten
Deutschland
www.vakverlag.de

© VAK Verlags GmbH, Kirchzarten bei Freiburg 2019
Übersetzung: Rotraud Oechsler
Lektorat: Sibylle Duelli
Layout: Ulrich Schmid, de.te.pe, Aalen
Umschlag: X-Design, München
Coverabbildung: shutterstock Lemberg Vector Studios,
unter Verwendung einer Abbildung von Brian Dalthorp, Popstudios
Satz & Druck: Friedrich Pustet GmbH & Co. KG, Regensburg
Printed in Germany
ISBN 978-3-86731-218-9

Für Max und Stella
Möge in euren Bäuchen nur Ruhe herrschen

Inhaltsverzeichnis

Teil 4: Diätetische Maßnahmen bei Blähbeschwerden 175

Rezeptverzeichnis

Rezepte für die Sanfte GI-Ernährung

Frühstück

Suppen, Salate, Gemüsebeilagen

Hauptgerichte

Fettarme Desserts

Rezepte für eine FODMAP-arme Ernährung

Danksagung

In Anlehnung an ein altes Sprichwort kann man sagen: Es braucht ein ganzes Dorf, um die schwierige Geschichte der Blähbeschwerden zu schreiben. Zum Glück gibt es in meinem Dorf ein geniales Team von Gastroenterologen, die dieses Buch auf seine medizinische Genauigkeit überprüft haben. Für jeden Blähbauch, den ich „besiegt" habe, gebührt Dr. med. Eric Goldstein Anerkennung, der als mein Mentor die Fachfrau aus mir gemacht hat, die ich heute bin, und dessen Wertschätzung der Rolle, die die Ernährung für eine gesunde Verdauung spielt, vorbildhaft für die patientenorientierte gastroenterologische Praxis ist. Mein Dank geht auch an Dr. med. Yevgenia Pashinsky für ihre Freundschaft und dafür, dass sie ganz offen zeigt, wie die Zusammenarbeit zwischen einer Ärztin und einer Ernährungsberaterin sein sollte; ich spiele gerne den Watson für sie als Sherlock, um mysteriöse Verdauungsfälle jeder Art zu lösen. Ich danke Dr. med. Christina Tennyson, die mich großzügig an ihrem Fachwissen teilhaben lässt.

Ohne den Weitblick meiner hervorragenden Agentin Carole Bidnick gäbe es dieses Buch überhaupt nicht, sie hat mir das Schreiben des falschen Buches ausgeredet und mich zum Schreiben des richtigen Buches überredet – allerdings kann ich mir die weise Entscheidung, einfach den Mund zu halten und das zu tun, was sie mir gesagt hat, voll und ganz als Verdienst anrechnen. Danke, dass du mich so geschickt auf meinem Weg als Autorin begleitet und mich mit Kristine Kidd bekannt gemacht hast.

Jede Ernährungsberaterin sollte das Glück haben, eine so begabte und kreative Rezepte-Entwicklerin wie Kristine an ihrer Seite zu haben; sie kann aus einer Reihe von Ernährungseinschränkungen am laufenden Band geniale Rezepte zaubern und zu einer absolut uneingeschränkten kulinarischen Erfahrung machen. Danke, dass du eine so großartige Ratgeberin und Mitarbeiterin bist.

Sehr dankbar bin ich meiner Redakteurin Jennifer Weis, dass sie von Anfang an an dieses Projekt geglaubt und so sehr dafür gekämpft hat, mich bei St. Martin's Press unterzubringen. Danke für dein Vertrauen, dein Engagement und deine redaktionelle Kompetenz. Ein Riesen-Dankeschön auch an Sylvan Creekmore, dessen Professionalität, Entgegenkommen und Geduld meinen ersten Ausflug in das Verlagswesen zu einem solchen Vergnügen machte.

Es wurde viel Mühe darauf verwendet sicherzustellen, dass dieses Buch bei den vielen Tausenden von Blähbäuchen ankommt, für die es gedacht war. Daher gilt mein Dank dem aktivsten „A-Team", der besten Spitzenmannschaft für Vertrieb und Werbung, die ich mir je hätte wünschen können: Brant Janeway, Tracy Guest und John Karle – sowie die Mitherausgeberin Laura Clark. Als sie und mein kluger Beraterstab von Your Expert Nation – die unvergleichliche Bridget Marmion, Rich Kelley und Johanna Ramos-Boyer – sich zusammentaten, wusste ich, dass das Buch in den allerbesten Händen war, die man sich nur vorstellen kann.

Danke an Michael Storrings für die Gestaltung des kultigen Covers für mein Buch sowie an Natalie Kueneman von Roundhouse Development für die Schaffung einer eleganten Website, s. www.thebloatedbellywhisperer.com. Und schließlich danke ich meinem Mann Alex, für seine Liebe, seine Unterstützung und die hervorragende Haushaltsführung, die es mir ermöglichte, meine ganz „irdischen" Pflichten zu vernachlässigen und mich ins Schreiben zu flüchten. Wir scherzten, dieses Buch sei in „gestohlenen Augenblicken" geschrieben worden, doch mir wird klar, dass viele dieser Augenblicke unserem Familienleben gestohlen wurden. Ich verspreche dir, dass wir all diese Momente nachholen, wenn wir alt werden, uns nach Südfrankreich zurückziehen und schließlich frei sind, uns den ganzen Tag lang ununterbrochen über verrückte Dinge zu unterhalten.

TEIL 1

Einführung

KAPITEL 1

Jeder unglückliche Bauch ist auf seine ganz eigene Weise unglücklich: Die vielen Arten von Blähbeschwerden

Gleich nach der Ausbildung begann ich meine berufliche Laufbahn als Ernährungsberaterin in einer gastroenterologischen Praxis, einer Facharztpraxis für Magen- und Darmerkrankungen. Mit Menschen, die unter Verdauungsproblemen leiden, hatte ich bis dahin wenig praktische Erfahrung, doch ich trat an, den Kopf voller Lehrbuchwissen über all die Zustände, die mir, so dachte ich, in meiner neuen Arbeit begegnen würden. Ich hatte meine Hausaufgaben gemacht und alles darüber gelesen, wie man mithilfe der Ernährung bei Durchfällen und Verstopfung, den Schmerzen des Reizdarmsyndroms (RDS) und bei Sodbrennen verbunden mit Reflux vorgeht. Ich fühlte mich für alle Beschwerden gerüstet, die meine Patienten an mich herantragen würden.

Doch während meiner dreijährigen theoretischen Ausbildung zur Ernährungsberaterin und in all den Monaten der praktischen Schulung im Krankenhaus hatte ich von dem Problem, über das ein Patient nach dem anderen klagte, nie etwas gehört: den Blähbauch.

Blähbauch? Was bedeutete das überhaupt? Das war kein klinischer Zustand, über den ich je etwas gelernt hatte und, soweit ich das beurteilen konnte, gab es weder eine offizielle Definition, noch einen Behandlungsansatz. (Anm. d. Übers. Heute ist das eine offizielle Diagnose, die in den International Classification of Diseases and Related Health Problems (ICD), ein durch die Weltgesundheitsorganisation WHO erstelltes weltweit anerkanntes Klassifikationssystem, als ICD-Nummer R14 aufgenommen wurde.) Also hakte ich jedes Mal ganz besonders nach, um genau zu verstehen, was sie meinten, wenn mir Patienten erzählten, dass sie aufgebläht seien. Ich bat sie, dieses Gefühl zu beschreiben, zu welchen Tageszeiten und bei welchen Gelegenheiten es auftrat, wie lange es andauerte, wodurch es sich besserte und wodurch es sich verschlechterte, ob es Schmerzen bereitete, wie so ein Blähbauch aussah, welche Begleitsymptome es gab. Ich musste verstehen, was dieses „Aufgebläht-Sein" war, damit ich helfen konnte, es zu beheben.

Je mehr geblähte Patienten ich dazu befragte, desto klarer wurde mir, dass es sich nicht um eine einheitliche Erfahrung handelte, der man mit einer einheitlichen Lösung begegnen konnte. Manche Menschen beschrieben sie als übermäßiges Völlegefühl nach dem Essen – manchmal sogar, wenn sie nur sehr wenig gegessen hatten. Andere beschrieben einen aufgetriebenen Bauch nach dem Essen, der aussah, als seien sie „schwanger". Manche rülpsten, wenn sie gebläht waren, bei anderen entwich die Luft am anderen Ende. Kam beides zusammen, konnte ein Blähbauch schmerzhaft sein – oder auch nicht. Und wenn er schmerzhaft war, war das manchmal eine Art Druckschmerz auf dem Magen unter dem Brustkorb, eine durch die Gasbildung bedingte Salve stechender Schmerzen an den Seiten oder ein krampfartiger Schmerz unterhalb des Nabels. Manchmal wurden die Blähbeschwerden nach dem Gang zur Toilette besser, manchmal nicht. Manche Menschen hatten das Gefühl des Aufgedunsen-Seins schon beim Aufwachen, bei anderen stellte es sich erst im Laufe des Tages ein. Dieses Phänomen zeigte sich auf so viele unterschiedliche Arten.

Der Blähbauch ist ein Symptom von etwas anderem, kein Krankheitszustand für sich, und nach Befragung Tausender von Patienten mit Verdauungsproblemen in meiner medizinischen Ernährungsberatungspraxis stellte ich im Laufe der Jahre bei den verschiedenen Arten der Blähbeschwerden, von denen die Patienten berichteten, bestimmte Muster fest. Es gelang mir immer besser, die Beschwerden, die sie beschrieben, möglichen zugrunde liegenden medizinischen Ursachen zuzuordnen. Ich konnte dann eine individuell abgestimmte Ernährungsempfehlung geben, die genau die spezifischen Beschwerden meines Patienten ansprach und in Zusammenarbeit mit seinem Arzt dazu beitragen, dass die richtige Diagnose gestellt wurde und gegebenenfalls die passende Behandlung erfolgen konnte. Meinen geblähten Patienten ging es oft schon innerhalb weniger Tage, nachdem sie mit der richtigen Ernährung begonnen hatten, besser.

So begann ich, im Internet über dieses Thema zu schreiben, und versuchte, meine Erkenntnisse an die Menschen weiterzugeben, bei denen es vor Ort eventuell keine auf Verdauungsstörungen hoch spezialisierte Ernährungsberaterin gab. Und daraufhin brach eine Flut von E-Mails und Anrufen über mich herein. Ich hörte von Sportlern in Nahost, die während ihres Ausdauer-Trainings gegen ihre Blähbeschwerden ankämpften und von Computerprogrammierern aus Indien, die unter schweren verdauungsbedingten Folgen litten, wenn sie sich gemäß ihrer Familientradition vegetarisch ernährten. Vorwiegend hörte ich jedoch von zahllosen Menschen in ganz Amerika, die einfach nicht herausfinden konnten, warum sie die ganze Zeit einen so verdammt aufgedunsenen Bauch hatten, die glaubten, dass sie alles versucht hätten und verzweifelt nach einer Lösung suchten.

Eine dankbare Patientin äußerte mir gegenüber einmal, ich sei so etwas wie ihre „Blähbauch-Flüsterin", und mein Mann lachte sich schlapp über diesen Spitznamen. Aber er blieb an mir haften. Das war zwar ganz sicher kein Titel, den ich als kleines Mädchen in meinen Fantasien anstrebte, wenn ich mir ausmalte, was ich wohl einmal werden würde, wenn ich groß sei, dennoch, ich habe ihn mir zu eigen gemacht. Und wie das Schicksal so spielte, wurde das Erlernen der Geheimsprache des aufgedunsenen Leibes so etwas wie eine Berufung in meinem Leben, und dieses Buch ist meine Art, dieses Wissen an all jene Blähbäuche weiterzugeben, die persönlich kennenzulernen ich nicht die Gelegenheit haben werde. Ich hoffe, es hilft Ihnen oder einem Menschen, der Ihnen am Herzen liegt.

Jeder unglückliche Bauch ist auf seine eigene Weise unglücklich

Vor etwa 150 Jahren begann der russische Schriftsteller Leo Tolstoi seinen berühmten Roman *Anna Karenina* mit dem Satz: „Alle glücklichen Familien gleichen einander, jede unglückliche Familie ist auf ihre eigene Weise unglücklich." Ich denke, dasselbe gilt auch für Bäuche: Alle glücklichen Bäuche gleichen einander, jeder unglückliche Bauch ist auf seine eigene Weise unglücklich. Was ich damit sagen will ist, dass Menschen mit einem glücklichen Bauch ein Verdauungssystem haben, das genauso funktioniert, wie es funktionieren sollte. Ihr Magen schüttet die richtige Menge Magensäure aus, um den Verdauungsprozess wirksam in Gang zu setzen. Der Muskel, der sich zwischen Speiseröhre (Ösophagus) und Mageneingang befindet, verhindert, dass die Säure oder sonstiger Mageninhalt in die Speiseröhre zurückfließt, damit es nicht zu einem sogenannten Reflux kommt. Die Nerven, die für die Muskeln von Magen und Bauchwand zuständig sind, steuern diese Muskeln so, dass sie sich nach einer Mahlzeit genau im richtigen Ausmaß dehnen. Die Schrittmacherzellen, die für die Magenentleerung zuständig sind, sorgen dafür, dass der Speisebrei in normaler Geschwindigkeit in den Darm übertritt. Magen und Dünndarm verfügen über genügend Enzyme, um die Nahrung wirksam in resorbierbare Nährstoffe aufzuspalten. Im Dünndarm ist die richtige Menge an Darmbakterien angesiedelt, um die Nährstoffe aus der Nahrung vollständig aufzunehmen. Im Dickdarm (dem Kolon) werden die unverdauten Ballast- und Abfallstoffe durch die Peristaltik (Darmbewegung) mit normaler Geschwindigkeit weitertransportiert und führen zu Stuhlgewohnheiten, die so vorhersagbar sind wie ein Schweizer Zugfahrplan.

Doch dann gibt es da noch all die anderen.

Menschen mit einem unglücklichen Bauch haben ein Verdauungssystem, das in all diesen Beziehungen und Abläufen beliebig oft aus dem Rahmen fällt. Blähbeschwerden können die Folge einer Störung bei einem oder mehreren Schritten des Verdauungsprozesses sein. Man muss einfach die jeweilige zugrunde liegende Ursache herausfinden, damit wirksame Ernährungsmaßnahmen ergriffen und – wenn nötig – medizinische Mittel eingesetzt werden können. Schließlich kann jeder Blähbauch auf seine ganz eigene Weise gebläht sein.

Wenn Sie einen Hufschlag hören, denken Sie an Pferde, nicht an Zebras: Seltenes ist selten, Häufiges ist häufig

Die meisten meiner Patienten mit Blähbeschwerden haben schon anderswo nach Lösungen gesucht, bevor sie in meiner Praxis landeten. Sie sind bei mindestens einem Arzt gewesen – und oft haben sie mehrere Ärzte aufgesucht. Sie haben das Internet zu Rate gezogen und manchmal sogar zahlreiche alternativ arbeitende Mediziner und Therapeuten. Oft haben sie schon viele Untersuchungen hinter sich: Koloskopie, Endoskopie, Blutuntersuchungen, Stuhluntersuchungen und Ultraschall. (Alle ohne Befund.) Manchmal haben sie es auch mit einer Reihe von Medikamenten und Nahrungsergänzungen versucht, haben sich glutenfrei ernährt und Hunderte von Dollar für Tests auf „Nahrungsmittelempfindlichkeit" ausgegeben, alles ohne Erfolg. Da es keine Diagnose und keine Lösung gibt, obwohl meine Patienten das Gefühl haben, es werde umfassend gesucht, hinterlässt das bei ihnen den Eindruck, was immer auch ihre Probleme verursacht, es müsse ziemlich selten, exotisch und schwerwiegend sein.

Dabei leiden in Wahrheit fast alle meine Patienten mit Blähbeschwerden an einer von nur zehn ziemlich häufigen und leicht zu diagnostizierenden gesundheitlichen Problemen. Wenn Ihr Arzt oder Therapeut weiß, wonach er suchen muss, bedarf es lediglich einer sehr ausführlichen Nahrungsmittel- und Symptomenanamnese, um die Möglichkeiten auf eine oder zwei Ursachen einzugrenzen. Dann fehlt Ihnen vielleicht nur noch eine Blutuntersuchung, ein Atemtest, ein Motilitätstest (zur Feststellung der Peristaltik, der Darmbewegung) oder der Versuch, die Ernährung umzustellen, um das Ergebnis zu bekommen, nach dem Sie gesucht haben.

Es gibt zwar viele eher seltenere Krankheiten, die Blähbeschwerden verursachen – eben solche, die wir als „Zebras" bezeichnen –, doch um diese geht es in diesem Buch nicht. Daher sind Bücher wie meines nicht als Ersatz für den individuellen medizinischen Rat von einem gut qualifizierten Arzt gedacht. Manche sehr schwerwiegende Krankheiten – etwa Eierstockkrebs – können sich zuerst als aufgedunsener Bauch wie bei einer Schwangerschaft zeigen – in diesem Fall ist er mit Bauchwasser gefüllt. Fühlt sich etwas nicht ganz richtig an, suchen Sie bitte einen Arzt auf, um eine ernsthafte Ursache ausschließen zu lassen.

Doch es bestehen immer noch hervorragende Chancen, dass die medizinische Erklärung für Ihren Blähbauch – und die Auswahl an Behandlungsmöglichkeiten – irgendwo in diesem Buch angesprochen werden. Sie werden verstehen, was ich meine, wenn Sie bei dem Absatz angelangt sind, der Ihre einschlägigen Erfahrungen genau beschreibt und Sie das Gefühl haben, dass ich Sie ganz persönlich anspreche.

In diesem Buch werden die zehn häufigsten medizinischen Ursachen von Blähbeschwerden beschrieben, mit denen ich es in meiner Praxis zu tun habe – also eher die häufigsten, die „Pferde", als die seltenen, die

„Zebras". Kapitel 2 hilft Ihnen beim Umgang mit diesem Buch, denn es führt Sie in die Anatomie Ihres Verdauungstraktes ein, vermittelt Ihnen einige Fachbegriffe und ermöglicht es Ihnen, durch einen kurzen Test festzustellen, mit welchen Kapiteln in Teil 2 und 3 Sie beginnen sollten. Diese Kapitel sind inhaltlich nach der Entstehung Ihrer Blähbeschwerden angeordnet – vom Magen oder vom Darm aus –, wobei jede Art sehr detailliert beschrieben und die jeweilige medizinische Ursache angegeben wird. Dazu gehören:

- eine detaillierte Beschreibung des mit der jeweiligen Art verbundenen Blähgefühls sowie anderer Symptome, die normalerweise damit einhergehen;
- eine Erklärung der jeweils zugrunde liegenden Ursache;
- eine Besprechung der verschiedenen Tests, die der Arzt zur Diagnose der Ursache heranziehen könnte;
- ein Überblick über die für die jeweilige Art üblichen medizinischen Behandlungsmethoden;
- ein Überblick über die jeweils wirksamen diätetischen Möglichkeiten und
- Fallgeschichten von Patienten, die bei mir waren und unter der jeweiligen Art von Blähbeschwerden litten, sowie Einzelheiten darüber, wie sie diagnostiziert und dann durch die Ernährung, durch Medikamente und/oder Veränderungen der Lebensweise behandelt wurden.

Der vierte Teil befasst sich eingehender mit den Besonderheiten der verschiedenen therapeutischen Ernährungsweisen, die ich für die jeweilige Art der Blähbeschwerden empfehle; er enthält konkrete Nahrungsmittellisten und Essensvorschläge. Dabei liegt mein Augenmerk nicht so sehr auf dem, was Sie nicht essen, sondern vielmehr darauf, was Sie essen können. Deshalb habe ich mich mit der erstklassigen Rezepte-Entwicklerin Kristine Kidd zusammengetan, die für dieses Buch 50 fantastische Rezepte kreiert hat; sie alle sind auf die für jede therapeutische Ernährungsweise erforderlichen Vorgaben zugeschnitten. Kristine hat 20 Jahre als Redakteurin bei der Zeitschrift Bon Appétit gearbeitet, und Einschränkungen bei der Ernährung sind ihr nicht fremd; sie selbst leidet unter Zöliakie und ist allergisch auf Knoblauch. Doch wenn das Leben einer echten Feinschmeckerin ein paar Ernährungseinschränkungen beschert, dann rockt sie die Küche und sorgt für Abhilfe in köstlicher Form. Mit anderen Worten, denken Sie auch nicht nur einen einzigen Augenblick daran, dass Sie sich nun für den Rest Ihres Lebens von langweiligem Hühnchen und weißem Reis ernähren müssen, nur um Ihre Blähbeschwerden im Zaum zu halten!

Schließlich habe ich noch Nahrungsergänzungsmittel, die zur Förderung der Verdauung eingesetzt werden, aufgelistet und jeweils mit einer wissenschaftlich fundierten Auswertung ihrer Wirksamkeit und Sicherheit versehen. Da über diese Produkte so viele widersprüchliche Informationen im Umlauf sind, halte ich es für wichtig, eine unparteiische Meinung darüber anzubieten, welche von ihnen hilfreich sein können und welche vielleicht nur Etikettenschwindel sind. Bei dieser Gelegenheit möchte ich deutlich machen, dass ich Nahrungsergänzungsmittel weder verkaufe, noch Provisionen oder sonstige Zuwendungen für entsprechende Empfehlungen von den Vermarktern bekomme. Zur Vermeidung von Interessenkonflikten gilt in meiner Praxis der Grundsatz, Besuche von Pharmavertretern abzulehnen. Wenn ich ein Produkt empfehle, dann deshalb, weil ich veröffentlichte Belege gesehen – oder eigene klinische Erfahrungen damit – habe, dass es wirksam und sicher ist.

Es ist meine Absicht, Ihnen durch die Nutzung dieses Buches ein fruchtbares Gespräch mit Ihrem Arzt zu erleichtern. Ich möchte Ihnen die erklärende Sprache und die relevanten Themen für Ihren Arzttermin an die Hand geben, damit Sie Ihrem Arzt helfen können, sich auf das Problem, von dem Sie höchstwahrscheinlich betroffen sind, einzustellen. Ich möchte Sie auch mit dem für diese häufigen Verdauungsstörungen einhergehenden diagnostischen Prozess vertraut machen, sodass Sie nicht überrascht sind, wenn Ihr Arzt Ihnen verschiedene Tests, Verfahren oder Arzneimittel vorschlägt. Als Ernährungsberaterin ist es für mich am wichtigsten, Sie mit den wirksamen therapeutischen Möglichkeiten der Ernährung dazu zu befähigen, dass Sie Ihre eigenen Symptome selbst unter Kontrolle halten können. In manchen Fällen reicht eine Ernährungsumstellung allein dazu schon aus. In anderen Fällen ist eventuell zusätzlich eine medizinische Therapie erforderlich. Ihr Arzt hilft Ihnen, zu entscheiden, welche Vorgehensweise in Ihrem individuellen Fall die beste ist, und Ihr Bauch wird Ihnen die entsprechende Rückmeldung geben, was am besten funktioniert.

Dieses Buch sollte kein Ersatz für ärztlichen Rat sein. Ich bin keine Ärztin und kann keine medizinischen Diagnosen stellen. Selbst wenn Sie

Ihre Form des Blähbauchs in diesem Buch ganz genau erkennen, können Sie nicht davon ausgehen, dass die damit einhergehende medizinische Diagnose auf Sie zutrifft, ohne dass das ordnungsgemäß untersucht wurde. Ihr Arzt zieht vielleicht noch andere Informationen heran, auch die Familienanamnese, Ihre persönliche Anamnese, die Ergebnisse von Bluttests und andere Symptome, die Sie eventuell haben, um festzustellen, ob es noch eine andere Ursache für Ihre Blähbeschwerden gibt, außer denen, auf die ich in diesem Buch hinweise. Ein guter Gastroenterologe ist sein Geld wert. Finden Sie einen – und wechseln Sie ihn nicht mehr.

Und zu guter Letzt: Sie sollten sofort einen Arzt aufsuchen, wenn Ihre Blähbeschwerden mit einem der folgenden Symptome einhergehen:

- Blut im Stuhl
- Schluckbeschwerden
- wiederholtes Erbrechen
- ungewollter Gewichtsverlust von mehr als ein paar Kilo
- ernährungsbedingte Mangelerscheinungen, einschließlich Anämie
- hartnäckiger, übermäßiger Schluckauf

Also, wenn Sie bereit sind, herauszufinden, wie Sie Ihren Blähbauch ein für alle Mal loswerden können, lesen Sie Kapitel 2, in dem Sie sich mit ein paar Begriffen und Fachbegriffen vertraut machen und meinen diagnostischen Test durchführen können.

KAPITEL **2**

Die Arbeit mit diesem Buch und dem diagnostischen Test
(Dieses Kapitel bitte nicht überspringen!)

Wenn Sie dieses Buch lesen, dann, weil Sie einen Blähbauch haben und nach Lösungen suchen. Am schnellsten geht das, wenn Sie mit den Kapiteln beginnen, die am ehesten auf Sie zutreffen. Um Sie zu den richtigen zu leiten, habe ich einen Test entwickelt, mit dessen Hilfe Sie die Ursachen herausfinden können, die am ehesten mit Ihren Symptomen übereinstimmen und empfehle Ihnen, diejenigen Kapitel zuerst zu lesen, auf die die Testergebnisse hinweisen. Haben Sie in einem der Kapitel Ihre Art der Blähbeschwerden erkannt, können Sie zu Teil 4 übergehen, in dem es detaillierter um die Anwendung von Ballaststoffen geht sowie um die therapeutische Ernährung, die ich für diesen Fall empfehle, und darum, welche Nahrungsergänzungen hilfreich – oder nachteilig – sein können.

Sind Sie Kollegin oder Kollege oder in einem anderen Fachgebiet klinisch tätig und nutzen dieses Buch zur Fortbildung, lesen Sie es bitte unter Einsatz eines Textmarkers von vorn bis hinten. Achten Sie besonders darauf, wie die Fragen im nachfolgenden Test formuliert sind; die Art der Fragestellung liefert wichtige Hinweise für die detektivische Arbeit, auf der Ihre Beurteilung beruht und setzen Sie sich mit den Beschreibungen der jeweiligen Blähbeschwerden in jedem Kapitel auseinander; das hilft Ihnen, die eindeutigen Merkmale jedes Typs unterscheiden zu lernen, sodass Sie ihn problemlos erkennen, wenn Sie darauf stoßen.

Die Begriffe und die Fachbegriffe verstehen

Ich verwende in diesem Buch sehr viele Begriffe, um verschiedene Teile Ihres Verdauungssystems und seiner, sagen wir mal, „Endprodukte" zu beschreiben. Nehmen wir uns kurz die Zeit, um sicherzustellen, dass wir unter den Begriffen das Gleiche verstehen.

- Die Begriffe **Stuhl** und **Darmbewegung** verwende ich synonym, wenn es um die festen menschlichen Ausscheidungen, die Fäzes, geht.
- **Darmentleerung** (oder auch Defäkation) verwende ich synonym mit Darmbewegungen oder Stuhlgang.
- **Darm** und **Eingeweid**e verwende ich, wenn der Darm in seiner Gesamtheit gemeint ist – Dünndarm und Dickdarm zusammen. (Wer es sprachlich ganz genau nimmt, würde korrekterweise darauf hinweisen, dass man in diese Gesamtheit auch den Magen einbeziehen müsste, doch für unsere Zwecke verwenden wir den Begriff im engeren Sinne, wie es die meisten meiner Patienten tun).
- **Abdomen** bzw. **Bauchbereich** und **Bauch** verwende ich synonym, wenn es um die gesamte Mitte des Körpers geht, in der sich die Verdauungsorgane befinden. Von außen betrachtet beginnt das Abdomen unterhalb des Brustbeins und reicht hinunter bis zum Beginn des Schambeinbereichs.
- Ich verwende zum Beispiel **Darmgas** (zu Hause nennt man das zum Beispiel auch Pupser) für das Entweichen von Luft aus dem Darm. Etwas vornehmer wird hier auch von Winden gesprochen.
- Mit den Begriffen **aufgeblähter Bauch** (auch als abdominale Distension bezeichnet), **gebläht, aufgetrieben** sowie **vortreten, sich wölben** und **prall, dick** bezeichne ich eine Zunahme des Körper- oder Taillenumfangs, etwa wenn Ihr Bauch nicht mehr flach ist, sondern hervorsteht. Das ist dann der Zustand, in dem Sie den Hosenknopf öffnen müssen.
- **FOS** (*full of stool*) ist eine englische Abkürzung, mit der gegebenenfalls Ärzte untereinander „einen mit Stuhl gefüllten Darm" bezeichnen. Damit wird eine Situation beschrieben, in der sich so viel Stuhl im Dickdarm befindet, dass er sich praktisch bis zur Bauhin-Klappe, der Verbindung zwischen Dünndarm und Dickdarm, zurückstaut. Ich benutze die Begriffe FOS und gestaut synonym. Bitte verwechseln Sie

das nicht mit **Fruktooligosacchariden**, Mehrfach-Kohlenhydraten, die bei empfindlichen Menschen, wie in den Kapiteln 6 und 9 beschrieben, zur Bildung von Darmgasen führen und manchmal ebenfalls mit diesem Akronym (FOS) bezeichnet werden.

Als Nächstes geht es um die Anatomie. Die Lokalisierung Ihrer Blähbeschwerden und/oder der Schmerzen kann oft einen Hinweis auf deren Ursprung geben; daher enthalten die folgenden Seiten Diagramme, sodass Sie sich orientieren können, welche Organe bei Ihren Verdauungsproblemen eine Rolle spielen und wo sie sich befinden. Für alle, die sich bisher noch gar nicht mit dem Thema beschäftigt haben: Das Abdomen wird in vier Quadranten unterteilt, den rechten oberen und unteren sowie den linken oberen und unteren. Dabei werden die Bezeichnungen *rechts* und *links* von Ihnen aus gesehen verwendet, bezeichnen also *Ihre* rechte beziehungsweise linke Seite, daher erscheinen sie auf den Diagrammen faktisch verdreht (da Sie ja Ihren Blick von gegenüber darauf richten). Diese Quadranten sind Markierungen, mit deren Hilfe Ärzte oft beschreiben, wo die Bauchschmerzen und Beschwerden lokalisiert sind.

Das Diagramm auf Seite 27 zeigt die Umrisse von Magen, Dünndarm und Dickdarm; sie sind abgetönt, sodass Sie in etwa sehen können, in welchen der Orientierungsfeldern sie gelegen sind. Der Magen befindet sich, wie Sie bemerken werden, ziemlich weit oben – direkt unter dem Brustkorb, vorwiegend auf der linken Seite, reicht aber ein Stück weit nach rechts. (Auf der Zeichnung liegt der größere Teil rechts und der kleinere links, aber wie gesagt, Sie schauen ja von gegenüber darauf.) Der Dünndarm liegt direkt in der Mitte des Bauches und der Dickdarm breitet sich über alle vier Quadranten aus: Ein Anteil befindet sich in der Mitte unterhalb des Bauchnabels, doch die einzelnen Abschnitte bilden gewissermaßen einen Rahmen um die Bauchhöhle und verlaufen über dem Dünndarm.

Wenn Sie das Gefühl haben, die Aufgaben der einzelnen Organe seien Ihnen nicht mehr so ganz geläufig, bietet Ihnen die Liste unter der Abbildung eine kleine Auffrischung. Von ihnen allen wird in späteren Kapiteln noch sehr viel mehr die Rede sein, weil dort erläutert wird, wie sie an den verschiedenen Arten von Blähbeschwerden beteiligt sein können.

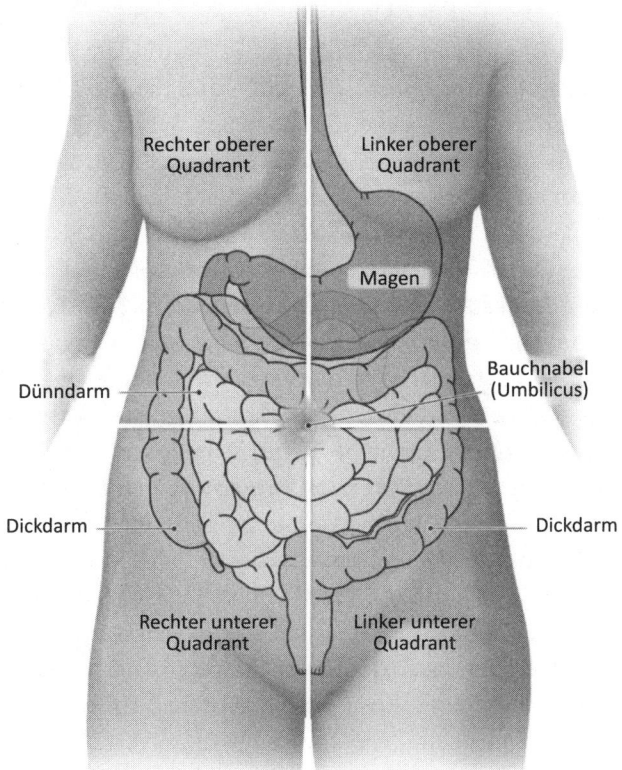

Rechter oberer
Quadrant

Linker oberer
Quadrant

Magen

Dünndarm

Bauchnabel
(Umbilicus)

Dickdarm

Dickdarm

Rechter unterer
Quadrant

Linker unterer
Quadrant

- **Ösophagus**: Die Speiseröhre befördert die Nahrung in den Magen, sobald Sie sie geschluckt haben. Ein Sphinkter, ein ringförmiger Muskel, grenzt sie gegenüber dem Magen ab und öffnet sich, um den Speisebrei durchzulassen.
- **Magen**: „Vorratsraum" und „Mischmaschine": Dort wird die Nahrung verflüssigt, sodass sie ihren Weg durch das Verdauungssystem fortsetzen kann. Das Mischen erfolgt mithilfe von Säure und durch starke Muskelkontraktionen. Wenn Sie Ihren Bauch von außen befühlen, befindet sich der Magen oben und mehr auf der linken Seite, direkt unter dem Brustbein und ein Stück über dem Bauchnabel.
- **Pylorus**: Der sogenannte Magenpförtner ist ein muskulärer Durchgang, der den Magen vom nächsten Abschnitt des Verdauungstrakts, dem Dünndarm, trennt.

- **Dünndarm**: Der Teil des Darms, in dem der größte Teil der Verdauung und der Resorption von Nährstoffen stattfindet. Hier werden die Enzyme entweder abgegeben oder gebildet, die die Nahrung in ihre Bausteine aufspalten, sodass sie resorbiert werden kann. Wenn Sie Ihren Bauch von außen befühlen, befindet sich ein Großteil des Dünndarms direkt hinter und unter dem Bauchnabel, an der Vorderseite und in der Körpermitte.

- **Dickdarm**: Das Kolon, wie es fachsprachlich genannt wird, ist der Ort, an dem Ballaststoffe und unverdaute Nahrungsreste, die nun Abfallprodukte sind, ankommen, nachdem sie den Dünndarm verlassen haben. Milliarden von Bakterien sind dort beheimatet, die sich an allem Unverdauten gütlich tun. Die Kolonzellen resorbieren Wasser und etwas Salz, damit Sie nicht zu viel Wasser verlieren, also hydriert bleiben und sich aus der breiigen Masse ein geformter Stuhl bilden kann. Wenn Sie Ihren Bauch von außen befühlen, gruppiert sich der Dickdarm im unteren mittleren Abschnitt des Abdomens, unter dem Bauchnabel und steigt dann rechts über die Höhe des Bauchnabels auf, biegt an der sogenannten rechten Flexur (Biegung) nach links um, heißt jetzt Querdarm und zieht quer über den Bauch zur linken Biegung und steigt auf der linken Seite ab. Auf dem Bild auf S. 27 können Sie den Verlauf ansehen, dann allerdings seitenverkehrt, wenn Sie ein wenig Hilfe benötigen, um es sich zu veranschaulichen.

- **Rektum**: Der Mast- oder Enddarm ist der 15 bis 20 cm lange letzte Dickdarmabschnitt, wo sich der Stuhl vor der Ausscheidung sammelt.

- **Anus**: Der Anus oder auch After ist der starke Ringmuskel (Sphinkter) am Ende des Rektums, der sich anspannt, um den Stuhl zurückzuhalten, und sich beim Toilettengang entspannt. Sie haben die willkürliche Kontrolle über diesen Muskel.

Alle diese Organe sind in der nachfolgenden Abbildung dargestellt, so dass Sie sich ihre Bezüge zueinander und ihre Lage unter den geläufigen Orientierungspunkten, wie etwa dem Brustbein, dem Brustkorb und dem Bauchnabel vergegenwärtigen können.

Der Bye-bye Blähbauch-Test

Ich habe diesen Test in Zusammenarbeit mit meinem gastroenterologischen Kollegen Dr. Eric Goldstein entwickelt. Er ist eine vereinfachte Version des geradezu detektivischen Prozesses, der in unserer Praxis abläuft, wenn ein neuer Patient mit Blähbeschwerden kommt. Kämen Sie in meine Praxis, würde ich Sie mit einer Vielzahl von Fragen wie den folgenden löchern, erstens, um einzugrenzen, in welchem Abschnitt des Verdauungstraktes Ihre Beschwerden anscheinend ihren Ursprung haben, und dann, um eine oder zwei der wahrscheinlichsten Möglichkeiten einzukreisen. Dieser neun Fragen umfassende Test deckt sicher nicht jede medizinisch mögliche Ursache ab, er sollte jedoch dazu beitragen, Ihre Aufmerksamkeit auf ein paar der häufigsten davon zu richten.

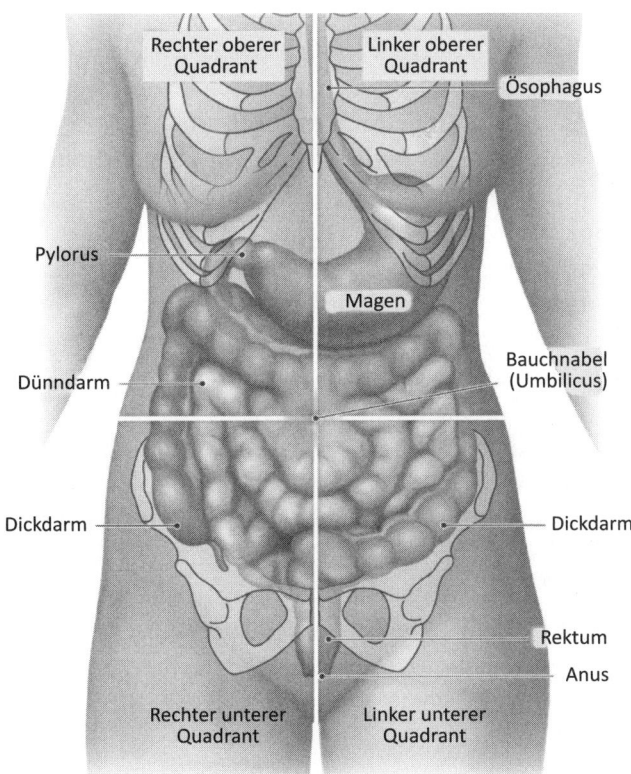

Rechter oberer Quadrant

Linker oberer Quadrant

Ösophagus

Pylorus

Magen

Bauchnabel (Umbilicus)

Dünndarm

Dickdarm

Dickdarm

Rektum

Anus

Rechter unterer Quadrant

Linker unterer Quadrant

Zwei Arten von Blähbeschwerden, die durch eine krankheitsbedingte Resorptionsstörung verursacht werden – die Zöliakie und die Pankreasinsuffizienz, die Funktionsschwäche der Bauchspeicheldrüse – werden von diesem Test nicht erfasst. Denn der Blähbauch tritt bei jeder dieser Erkrankungen gegenüber mehreren schwerwiegenderen Symptomen oft in den Hintergrund: reichliche (übel riechende) Durchfälle, Magenschmerzen, ein deutlicher ungewollter Gewichtsverlust, ein unerklärlicher Vitamin- und Eisenmangel. Kommt Ihnen das bekannt vor, machen Sie bitte einen Termin beim Gastroenterologen und gehen inzwischen gleich zu Kapitel 10 über. Ist Kapitel 10 nicht das richtige für Sie, versuchen Sie es als Nächstes mit Kapitel 8, in dem es um die SIBO, eine Dünndarmüberwucherung geht, bevor Sie den Test machen.

Anleitung zur Durchführung des Tests

1. Lesen Sie jede Frage und stellen Sie fest, welche Alternative(n) Ihre Blähbeschwerden am besten beschreiben. Eventuell trifft mehr als eine Antwort zu.
2. Neben jeder Antwort befinden sich ein oder mehrere leere Kreise. Markieren Sie in jedem davon die Antwort(en) Ihrer Wahl in der jeweiligen Zeile neben der Frage.
3. Bei jeder Frage, auf die Ihrer Meinung nach keine der vorgegebenen Antworten genau zutrifft oder bei der Sie sich einfach nicht sicher sind, lassen Sie die Beantwortung aus. Wählen Sie keine Antwort, die Ihrer Erfahrung am nächsten kommt, ihr aber nicht genau entspricht.
4. Nach Beendigung des Tests zählen Sie die Anzahl der markierten Kreise in jeder der mit A bis H gekennzeichneten Spalten und schreiben die Summe in das Kästchen am Ende jeder Spalte.
5. Achten Sie darauf, in welchen Spalten sich die meisten Markierungen befinden. Suchen Sie die entsprechende Diagnose sowie das Kapitel/die Seitenzahl heraus, die in dem unter dem Test befindlichen Schlüssel angegeben ist. Sie sollten mit dem Lesen des Kapitels/Abschnitts beginnen, der der

Diagnose aufgrund der meisten Punkte für die Symptome entspricht.

6. Beschreibt der Abschnitt/das Kapitel, den/das Sie unter Punkt 5 ermittelt haben, Ihre Blähbeschwerden doch nicht genau, gehen Sie zu dem Abschnitt/Kapitel mit der zweithöchsten Punktzahl über (und so weiter).

7. Verteilen sich Ihre Symptome ziemlich gleichmäßig auf verschiedene Arten von Blähbeschwerden und gehören dazu auch solche, die im Magen sowie solche, die im Darm entstehen, sollten Sie mit dem Kapitel 8 über SIBO, die bereits erwähnte bakterielle Überwucherung des Dünndarms, beginnen. Trifft auch diese Beschreibung nicht wirklich gut zu, müssen Sie vielleicht mehrere Kapitel lesen, bei denen Sie eine hohe Punktzahl erzielt haben, um die Kombination von Diagnosen zu bekommen, die Ihnen am zutreffendsten erscheint. (Und Sie sollten den nächsten Abschnitt lesen, in dem es um solche Kombinationen geht, wodurch Ihnen das Ganze vielleicht etwas klarer wird.) Ich hoffe, die sehr detaillierten und differenzierten Beschreibungen der Blähbeschwerden, die in jedem Kapitel/Abschnitt enthalten sind, helfen Ihnen, die Dinge einzugrenzen, selbst wenn Ihre Testergebnisse ein wenig schwammig erscheinen.

Häufige Kombinationen von Blähbeschwerden beachten

Der folgende Test wurde konzipiert, um Ihnen zu helfen, die wahrscheinlichste Ursache Ihrer Blähbeschwerden unter den zehn häufigsten Möglichkeiten herauszufinden. Es muss jedoch erwähnt werden, dass die von mir skizzierten Ursachen sich nicht gegenseitig ausschließen. Mit anderen Worten, es ist möglich – und kommt sogar häufig vor –, dass die Blähbeschwerden mancher Menschen mehr als eine Ursache haben. Das liegt daran, dass ein einzelnes zugrunde liegendes medizinisches Problem verschiedene Anteile des Verdauungssystems beeinträchtigen kann. Passt eine spezielle Beschreibung zwar gut, ist aber nicht ganz vollständig, sollten Sie in Betracht ziehen, dass Ihre Beschwerden eventuell nicht nur auf ein Problem zurückzuführen sind. Wenn Sie sich nach den Empfehlungen für den Umgang mit einer bestimmter Art von Blähbeschwerden richten und daraufhin eine erhebliche, aber noch nicht die gewünschte Besserung feststellen, schlage ich Ihnen vor, den Test mit Blick auf Ihre restlichen Symptome noch einmal zu wiederholen, um zu sehen, ob sich noch eine zweite Art von Blähbeschwerden als „Favorit" zeigt.

Überprüfen Sie einige der folgenden Beispiele häufiger medizinischer Kombinationen, die dazu führen, dass Sie in doppelter Hinsicht von Blähbeschwerden betroffen sind und achten Sie darauf, ob Ihnen einige davon vertraut vorkommen, nachdem Sie die entsprechenden Kapitel gelesen haben:

- **Gastroparese** (GP, s. Kapitel 3, eine Magenlähmung aufgrund einer Motilitätsstörung) und **Obstipation** (s. Kapitel 7, Verstopfung): Manchmal liegt es an nervalen Problemen des Verdauungssystems, dass der gesamte Verdauungstrakt im Zeitlupentempo arbeitet. Die langsame Magenentleerung führt zu Blähbeschwerden und damit einhergehenden Symptomen im oberen Gastrointestinaltrakt (Magen-Darm-Trakt) wie etwa Übelkeit, Reflux (Zurückfließen von saurem Speisebrei in die Speiseröhre) oder Erbrechen. Die langsame Darmentleerung verursacht Blähbeschwerden und damit einhergehende Symptome im unteren Gastrointestinaltrakt wie etwa den Abgang von Winden und krampfartigen Schmerzen.
- **Dyssynergie** im Bereich von Abdomen und Zwerchfell (APD, von engl. *abdomino-phrenic dyssynergia*, s. Kapitel 3, eine Störung des Zusammenwirkens von Bauch und Zwerchfell) und **Obstipation** (Kapitel 7): Wenn die glatte Muskulatur, die das Zusammenziehen und das Entspannen regelt, während des Verdauungsprozesses nicht richtig koordiniert ist, kann sich diese Funktionsstörung sowohl in den vorgelagerten als auch in den nachgelagerten Muskelgruppen des Verdauungstraktes – also nach oben und nach unten – oder in beiden Richtungen negativ auswirken. Menschen mit diesem Problem neigen auch zu Verstopfung aufgrund einer Funktionsstörung des Beckenbodens und können daher von Symptomen folgender beider Störungen betroffen sein: einem wie schwanger wirkenden aufgedunsenen

Bauch nach dem Essen, kombiniert mit sehr unregelmäßigem Stuhlgang und Beschwerden im Unterbauch, weil eine vollständige Darmentleerung nicht möglich ist.

- **Zöliakie** (Kapitel 10) und **Kohlenhydratunverträglichkeiten** (Kapitel 9): Die durch Zöliakie verursachten Entzündungen schädigen typischerweise die fingerartigen Ausstülpungen, die sogenannten Villi, die den Dünndarm auskleiden. (Genauer: Diese Ausstülpungen, die auch der Vergrößerung der Resorptionsfläche dienen, werden zurückgebildet, sodass Resorptionsstörungen entstehen, weil die Dünnendarmwand dann praktisch glatt ist und weniger Nährstoffe resorbieren kann; Anm. d. Übers.) Da die Spitzen dieser Villi Verdauungsenzyme bilden, die die Resorption von bestimmten Zuckern unterstützen, führt das bei Menschen, denen gerade die Diagnose Zöliakie gestellt wurde, zu Blähbeschwerden nicht nur durch Gluten, sondern auch durch Milch und Milchprodukte und/oder andere süßere Nahrungsmitteln aufgrund einer vorübergehenden Laktoseintoleranz. Diese Unverträglichkeitsreaktionen sollten sich innerhalb von mehreren Monaten durch eine glutenfreie Ernährung wieder zurückbilden, sobald der Darm die Zeit bekommt, auszuheilen. (Doch nicht jede Unverträglichkeit von Gluten sowie Milch und Milchprodukten ist auf eine Zöliakie zurückzuführen; Anm. d. Übers.)

- **Verstopfung** (Kapitel 7) und **SIBO** (Kapitel 8): Wenn Sie unter einer Dickdarmträgheit leiden, die zu chronischer Verstopfung führt, besteht die Möglichkeit, dass auch „weiter oben" im Dünndarm alles etwas langsamer geht. (Es gibt Motilitätstests, Untersuchungen zur Überprüfung der Darmbewegung oder Peristaltik, mit deren Hilfe Ihr Arzt feststellen kann, ob das der Fall ist). Eine träge Dünndarmperistaltik führt eventuell dazu, dass Sie eine bakterielle Überwucherung in diesem Bereich entwickeln und diese kann insbesondere dann auftreten, wenn Sie bereits auf eigene Faust versucht haben, die Verstopfung mithilfe probiotischer Nahrungsergänzungen in Ordnung zu bringen. Bekommen diese probiotischen Bakterien die Chance, auf dem Weg in den Dickdarm zu lange im Dünndarm zu verweilen, nutzen sie vielleicht die Möglichkeit, sich für längere Zeit dort einzurichten.

Der Bye-bye Blähbauch-Test

	A	B	C	D	E	F	G	H
Musterfrage (Bitte nicht mitzählen): Meine Blähbeschwerden sind nach dem Kauen eines zuckerfreien Kaugummis schlechter								
richtig					●		●	●
falsch	O	O	O	O		O		
1. Wählen Sie eine Antwort: Mein geblähter Bauch ist …								
weich	O		O	O		O	O	O
aufgeblasen wie ein Luftballon		●			●	●	●	●
fest/steinhart		O				O		O
2. Wählen Sie eine Antwort: Meine Blähbeschwerden erstrecken sich …								
weitgehend auf den Oberbauch (über dem Nabel)	O	O			O	O	O	O
sind mittig, direkt rechts hinter dem Brustbein			O	O	O			
konzentrieren sich auf den Bereich des Unterbauchs (unterhalb des Nabels)						●	●	●
erstrecken sich auf den gesamten Bauch/variieren	O	O				O	O	O
3. Der Beginn der Blähbeschwerden … (bis zu drei der am meisten zutreffenden)								
ist schlimmer/wahrscheinlicher bei reichlichen Mahlzeiten	●	●	●	●				
baut sich im Laufe des Tages auf, ist immer schlimm/ist nachts am schlimmsten	O					O	O	
setzt unmittelbar nach dem Essen ein, wenn ich zur Essenszeit extrem hungrig war			●	●	●			
egal, was ich gegessen habe	●	●		●	●			
scheint nicht speziell mit dem Essen/ mit Mahlzeiten zu tun zu haben						O		
4. Deutliche Blähbeschwerden werden bei mir ausgelöst durch … (alles, was zutrifft)								
Wasser		●			●			
eine große Portion Salat mit Olivenöl und Essig	●	●	●	●	●	●		
eine kleine Portion Nudeln mit reichlich roter Soße		●	O		●		O	O
einen Fast Food-Burger und eine kleine Portion Pommes frites	●	●		●	●			
einen kleinen Teller pürierte Brokkolisuppe (ohne Milch oder Sahne)		●			●		●	●

	A	B	C	D	E	F	G	H
5. Wählen Sie eine Antwort: Wachen Sie schon mal auf und sehen gebläht aus oder fühlen sich auch so?								
Ja, je nachdem, was ich am Abend vorher gegessen habe	●					◉	◉	◉
Nein	O	O	O	O	O	O	O	O
6. Wählen Sie eine Antwort: Gehen Ihre Blähbeschwerden mit Gasbildung einher?								
Ja, mit Aufstoßen	O		O	O			O	
Ja, mit dem Abgang von Winden					O	O	O	O
Ja, mit Aufstoßen und Winden					O		O	
Nein		◉						
7. Außer den Blähbeschwerden habe ich auch folgende Probleme mit dem oberen Verdauungstrakt (alle, die zutreffen):								
Übelkeit	O		O	O			O	
Erbrechen	O		O					
Reflux/Sodbrennen	O		O	O	O		O	
Appetitlosigkeit	O			O		O	O	
frühe Sättigung (Völlegefühl nach dem Verzehr von geringen Mengen	O		O	O		O		
keine anderen Probleme mit dem oberen Verdauungstrakt außer den Blähbeschwerden		◉				◉	◉	◉
8. Außer den Blähbeschwerden habe ich auch folgende Probleme mit dem unteren Verdauungstrakt (alle, die zutreffen):								
unregelmäßiger Stuhlgang (seltener als 3 Mal pro Woche)		O				O	O	
das Gefühl, meinen Darm beim Toilettengang nicht ganz entleeren zu können		O				O	O	
klebrige/teerartige Stühle, Reinigung des Afters schwierig							O	O
harte Stühle, wie kleine Bällchen oder „Hasenköttel"							O	O
Durchfälle							O	O
helle/orangestichige und dünne Stühle							O	O
Meine Stuhlgewohnheiten sind kein Problem	◉	◉	◉	◉	◉			

	A	B	C	D	E	F	G	H
9. Wählen Sie eine Antwort aus: Meine Blähbeschwerden gehen mit folgenden Schmerzen einher:								
keine offenkundigen Schmerzen (obwohl das Blähgefühl im Allgemeinen unangenehm ist)	○	○		○	○	○	○	○
brennender Schmerz zum oberen Teil des Abdomens hin			○	○				
stechender Schmerz im gesamten Abdomen			○		○	○	○	○
krampfartiger Schmerz im Unterbauch (unterhalb des Nabels)		○		○	○	○	○	○
dumpfer Schmerz im gesamten Abdomen		○		○	○	○	○	○
Gesamtwerte	A ☐	B ☐	C ☐	D ☐	E ☐	F ☐	G ☐	H ☐

(handschriftlich:) 7 13 5 7 0 7 7 8

Auswertung der Punktzahl des Bye-bye Blähbauch-Tests

Haben Sie die meisten Punkte in Spalte ...	ähneln Ihre Symptome am ehesten der folgenden Diagnose ...,	beginnen Sie bitte mit Kapitel/auf Seite
A	Gastroparese (GP)	Kapitel 3 / Seite 36
B	Dyssynergie im Bereich von Abdomen und Zwerchfell (APD)	Kapitel 3 / Seite 52
C	Säurebedingte Verdauungsstörung	Kapitel 4 / Seite 61
D	Funktionelle Dyspepsie (FD)	Kapitel 5 / Seite 72
E	Aerophagie (Luftschlucken)	Kapitel 6 / Seite 87
F	Säurebedingte Verstopfung	Kapitel 7 / Seite 96
G	Bakterielle Dünndarmüberwucherung (SIBO)	Kapitel 8 / Seite 121
H	Kohlenhydratunverträglichkeiten	Kapitel 9 / Seite 140

Wenn ich meine Arbeit ordentlich gemacht habe, sollten in diesem Kapitel einige erfolgversprechende Spuren für Ihre Suche nach der Ursache Ihrer Blähbeschwerden dabei sein, und Sie haben nun Ihre Liste mit der Reihenfolge der Kapitel bekommen, in der Sie sie lesen sollten. Nun sollten wir kurz entschlossen in die Tiefen Ihres Verdauungstrakts eintauchen und einige seiner Geheimnisse enträtseln!

Teil 2

Blähbeschwerden im Oberbauch, die vom Magen ausgehen

KAPITEL 3

Die nahrungsbedingten „Zwillingsbabys"
Gastroparese und Dyssynergie

Die ersten der verschiedenen Blähbeschwerden, um die wir uns kümmern, haben ihren Ursprung im Magen, einem Organ, dessen Aufgabe die einer „Speicherkammer" und „Mischmaschine" ist. Die Nahrung, die Sie zu sich nehmen, gelangt in den Magen, verbleibt zunächst dort, wird verflüssigt und dann portionsweise über eine winzige Öffnung, den sogenannten Pylorus oder Magenpförtner am Ende des Magens, abgegeben. Der Pylorus mündet in den Dünndarm, wo faktisch die Resorption aller Nährstoffe stattfindet. Die Muskulatur der Magenwände vermengt die Nahrung, indem sie sich wellenartig an- und entspannt, und vermischt sie so mit Säure und Enzymen, um sie zu verflüssigen. Dann schiebt sie den Speisebrei, wie die verflüssigte Nahrung jetzt genannt wird, durch den Pylorus, damit er seinen Verdauungsweg fortsetzen kann.

Werden jedoch die Aktionen von Nerven und weiteren Zellen, die für die Aktivitäten des Magens verantwortlich sind, nicht entsprechend koordiniert gesteuert, kann das zwei verschiedene Arten von Blähbeschwerden zur Folge haben. Beide treten schon kurz nach dem Essen auf und sind umso stärker, je umfangreicher die Mahlzeit war. Da der Blähbauch in beiden Fällen durch einen buchstäblich mit Nahrung gefüllten Magen entsteht, habe ich dieser Art der Blähbeschwerden den Spitznamen „Nahrungsbaby" gegeben.

Gastroparese (GP; verzögerte Magenentleerung)

Wenn Sie feste Nahrung zu sich nehmen – also Nahrung, die im Gegensatz zu einer Suppe oder einem Smoothie gekaut werden muss –, sollte der Magen nach zwei Stunden *mindestens* 65 Prozent und nach vier Stunden mindestens 90 Prozent seines Inhalts entleert haben. Die Geschwindigkeit der Magenentleerung wird von sogenannten „Schrittmacher"-Zellen gesteuert, die durch eine Reihe von Auslösern stimuliert werden: durch die Dehnung der Magenwände, wenn der Magen mit einer Mahlzeit gefüllt ist, und Signalen aus dem nervalen und hormonellen Netzwerk, das sich im gesamten Verdauungstrakt befindet. Doch in manchen Fällen arbeiten die Schrittmacherzellen nicht normal, und so kann es zu einer Verzögerung der Magenentleerung kommen, die als Gastroparese (GP) bezeichnet wird.

Von einer GP sind etwa 2 Prozent der amerikanischen Bevölkerung betroffen, Frauen häufiger als Männer. In vielen Fällen ist die Ursache der GP unbekannt, doch sie beginnt oft nach einer viralen Infektion und wird dann postinfektiöse GP genannt. Sie bemerken beispielsweise die ersten Symptome einer solchen Gastroparese, vielleicht nachdem Sie von einer akuten Lebensmittelvergiftung oder einer „Magen-Darm-Grippe" genesen sind. Die GP ist auch eine häufige Begleiterscheinung von Diabetes Typ 1 und Typ 2 und kommt in diesen Fällen durch eine Nervenschädigung des Verdauungssystems infolge eines chronisch hohen Blutzuckerspiegels zustande. Auch manche Medikamente können als Nebenwirkung eine GP auslösen, dazu gehören die Injektionspräparate bei Diabetes, die sogenannten GLP-1-Rezeptor-Agonisten. Einige Beispiele dafür sind Byetta (Wirkstoff Exenatid), Victoza (Wirkstoff Liraglutid) und Trulicity (Wirkstoff Daluglutid). Eine GP kann auch die Folge bestimmter Operationen sein, bei denen ein wichtiger Nerv des Verdauungssystems in einem als Vagotomie bezeichneten Verfahren durchtrennt wird.

Das Blähgefühl bei Gastroparese

Was immer auch Ihre Gastroparese verursacht, die Auswirkung ist immer dieselbe. Blähbeschwerden durch eine GP sind normalerweise nicht schmerzhaft, erzeugen jedoch ein Völlegefühl im Bauch, der zudem oft sichtbar gebläht ist. Dieser aufgeblähte Bauch fällt morgens am wenigsten auf und ist auch nach dem Frühstück nicht allzu schlimm, wird jedoch im Laufe des Tages nach jeder Folgemahlzeit größer und verschlechtert sich meist schon bald nach dem Mittagessen merklich. Die Blähbeschwerden erreichen nachts ihren Höhepunkt – insbesondere bei den Menschen, die nach amerikanischer Gepflogenheit ein relativ reichliches Abendessen zu sich nehmen.

Der Morgen ist zwar im Allgemeinen die beste Zeit des Tages für Menschen mit einer Gastroparese, dennoch wachen Sie eventuell mit einem sichtbar geblähten Bauch auf, insbesondere, wenn Sie am Vorabend viel, fett und/oder spät gegessen haben. Meine GP-Patienten beschreiben das Gefühl so, als würde ihr Essen nach der Mahlzeit „einfach im Magen liegen" und als befände sich dort ein „Ziegelstein". Sie haben oft Sodbrennen oder andere Symptome eines Refluxes wozu Aufstoßen, möglicherweise begleitet mit dem Erbrechen kleinerer Mengen sauren Mageninhalts gehören können.

Blähbeschwerden durch eine GP gehen fast immer mit Appetitlosigkeit und einer frühen Sättigung einher, das heißt, es entsteht selbst nach dem Verzehr von geringen Mengen ein sehr starkes Völlegefühl. Meine GP-Patienten haben kaum Hunger; sie nehmen oft nur deshalb eine Mahlzeit zu sich, weil sie, wie sie sagen, aufgrund der Tageszeit wissen, dass sie das tun sollten. Wenn Sie eine Gastroparese haben, können Sie es zwischen zwei Mahlzeiten leicht fünf bis sieben Stunden aushalten, ohne hungrig zu werden. Oft haben Sie überhaupt keinen Appetit auf das Abendessen, wenn Sie im Laufe des Tages ein paar kleine Mahlzeiten zu sich genommen haben. Manchmal kann sich auch das merkwürdige Gefühl einstellen, dass Sie zugleich schwach vor Hunger und körperlich zu voll sind, um etwas zu essen. Das kommt durch die Zeitverzögerung zwischen der Nahrungsaufnahme und der tatsächlichen Resorption der Nährstoffe im Dünndarm. Mit anderen Worten, der Blutzuckerspiegel bleibt niedrig, während Ihr langsam arbeitender Magen sich Zeit damit lässt, seinen Inhalt zur Resorption in den Dünndarm abzugeben.

Übelkeit ist bei einer Gastroparese sehr häufig, und es kann auch zu Erbrechen kommen. Letzteres passiert oft nach dem Abendessen, während der Nacht (Sie werden aus dem Schlaf gerissen) oder gleich als Erstes am Morgen. Erbrechen kann sich aber auch oft ein paar Stunden nach dem Genuss einer fetthaltigen (das Abendessen in einem Steakhaus ist ein recht häufiger Auslöser) oder sehr umfang- und ballaststoffreichen Mahlzeit – etwa einem großen Salat oder Popcorn in „Spielfilmausmaß" – einstellen. Tatsächlich ist die GP eine der wenigen Ursachen von Blähbeschwerden, die mit Erbrechen einhergehen.

Blähbeschwerden durch eine GP werden *meist nicht* von einem übermäßigen Abgang von Winden oder Schmerzen durch Darmgase begleitet. Sie werden normalerweise mit einem unangenehmen Völlegefühl, aber an sich nicht übermäßig schmerzhaft beschrieben.

Menschen mit einer Gastroparese können auch eine unbeabsichtigte Veränderung des Gewichts feststellen. In schweren Fällen kann Ihr Appetit so gering sein, dass Sie schließlich sehr wenig zu sich nehmen und innerhalb kurzer Zeit erheblich an Gewicht verlieren. In weniger schweren Fällen können Sie tatsächlich etwas zunehmen. Das kommt daher, dass Sie sich mehr zu leichter verdaulichen und weniger blähenden Nahrungsmitteln hingezogen fühlen. Zum Beispiel könnten Sie feststellen, dass Sie sich nach dem Genuss von Salaten – die lange im Magen verbleiben – hundeelend fühlen, also verlegen Sie sich mehr auf Nahrungsmittel wie Brot, Reis, Kartoffelpüree und Nudeln, die den Magen schneller passieren. Dadurch erhöht sich Ihre tägliche Kalorienzufuhr, und in der Folge nehmen Sie zu.

Manchmal beeinträchtigt die der Gastroparese zugrunde liegende Ursache auch andere Abschnitte des Verdauungstrakts und führt dazu, dass es nicht nur im Magen, sondern auch im Dünndarm oder im Dickdarm nur schleppend vorangeht. In diesen Fällen können die ursprünglich vom Magen resultierenden Blähbeschwerden mit solchen einhergehen, die durch eine Verstopfung verursacht werden und vom Darm stammen.

Die Gastroparese diagnostizieren

Der gastrische Entleerungs-Scan

Hat Ihr Arzt aufgrund Ihrer Symptombeschreibung, wie im vorigen Abschnitt genannt, den Verdacht, dass Sie an einer GP leiden, veranlasst er normalerweise einen sogenannten gastrischen Entleerungs-Scan, auch als Magenentleerungsszintigrafie (MESz) bekannt. Dies gilt als die beste Diagnosemethode.

Ein gastrischer Entleerungs-Scan ist eine meist zwei bis vier Stunden dauernde Untersuchung, die in einer radiologischen Praxis durchgeführt wird; er misst, wie lange eine standardisierte Portion Nahrung oder Flüssigkeit braucht, um den Magen zu verlassen. Die Geschwindigkeit Ihrer Magenentleerung wird mit der normalen Entleerungsgeschwindigkeit verglichen, indem man in regelmäßigen Abständen feststellt, wie viel Prozent der aufgenommenen Nahrung sich jeweils noch im Magen befinden. Ist es am Ende der Untersuchung eine größere als die normale Menge, wird die Diagnose Gastroparese, Magenlähmung, gestellt. Sie wird in die Schweregrade leicht, mittel oder schwer unterteilt, je nachdem, wie hoch der Prozentsatz der im Magen verbliebenen Nahrung am Ende der Untersuchung ist.

Vor dieser Untersuchung bekommen Sie eine kleine Mahlzeit. Die Nahrung wird radioaktiv markiert, sodass der Radiologe den Weg durch Ihren Verdauungstrakt mithilfe von Aufnahmen des Abdomens mit einer Spezialkamera verfolgen kann. Röntgenaufnahmen werden nicht gemacht. Gastrische Entleerungs-Scans können mit Flüssigkeiten oder fester Nahrung durchgeführt werden, um die Magenentleerungsgeschwindigkeit der jeweiligen Konsistenz zu bestimmen. Es ist möglich, dass es bei fester Nahrung zu einer verzögerten Entleerung kommt, nicht aber bei Flüssigkeiten. Doch selbst wenn bei beiden Formen eine Verzögerung vorliegt, verlassen Flüssigkeiten den Magen im Allgemeinen schneller als feste Nahrung. Hat Ihr Arzt den Verdacht, dass nicht nur der Magen, sondern eventuell auch andere Abschnitte des Verdauungstrakts von Motilitätsproblemen betroffen sind, kann er eine erweiterte Version dieser Untersuchung veranlassen, die die Passagezeit der Nahrung durch den Magen, den Dünndarm und den Dickdarm bestimmt. Dazu sind Sie am ersten Tag meist sechs Stunden in der radiologischen Praxis und gehen in den nächsten drei Tagen noch einmal hin, um jeweils schnell eine Aufnahme machen zu lassen.

Außer den eben beschriebenen Untersuchungen gibt es noch ein paar andere, die zwar nicht als spezifisch für die Diagnose einer GP gelten, aber trotzdem hilfreich sind, um Anhaltspunkte für das Vorliegen der Krankheit zu finden.

Aufnahmen vom oberen Gastrointestinaltrakt (GI)

Diese Untersuchung nutzt die Röntgentechnologie, um den Weg der Flüssigkeit durch den Magen und den ersten Dünndarmabschnitt zu verfolgen. Dazu schlucken Sie eine dickflüssige bariumhaltige Substanz, der Radiologe überwacht auf dem Monitor deren Weg durch den Verdauungstrakt und macht dabei Aufnahmen. Mit dieser Untersuchung ist eine GP nicht leicht zu diagnostizieren, doch damit kann bei bereits diagnostizierten Menschen festgestellt werden, ob Probleme mit dem Pylorus, dem Magenpförtner, die Ursache der verzögerten Magenentleerung sind. So kann zum Beispiel aufgedeckt werden, ob eine Pylorusstenose, eine Verengung des Magenpförtners, vorliegt, durch die ein Engpass für die Nahrung entsteht, die versucht, den Magen zu verlassen. Das ist eine mögliche, der GP zugrunde liegende behandelbare Ursache, da die Ärzte die Pylorusöffnung eventuell erweitern beziehungsweise dehnen können. Die beschriebene Untersuchungsmethode ist nicht schmerzhaft, doch die Menschen klagen oft darüber, dass Geschmack und Konsistenz der bariumhaltigen Flüssigkeit ekelhaft seien; außerdem haben Sie danach wahrscheinlich ein bis zwei Tage lang eine Verstopfung.

Endoskopie

Die Endoskopie oder – in diesem Fall – die ÖGD (eine gnädige Abkürzung für Ösophagogastroduodenoskopie) ist eine Untersuchung, bei der ein Arzt (meist der Gastroenterologe) ein Rohr mit einer daran befestigten Mini-Kamera durch den Mund in den Ösophagus (die Speiseröhre) und in den Magen einführt, um sich alle diese Organe von innen ansehen zu können. Die Untersuchung dauert nur etwa 15 Minuten und wird meist unter Sedierung des Patienten (durch ein Beruhigungsmittel, das ihn schläfrig macht) durchgeführt.

Die ÖGD ist zwar keine Untersuchung, die Ärzte zur Diagnose einer Gastroparese heranziehen, doch stoßen sie bei einer Endoskopie aus anderen Gründen manchmal auf Hinweise, die diese Erkrankung nahelegen. Wenn sie zum Beispiel Nahrung in Ihrem Magen vorfinden, die vom Abendessen am Tag vorher stammt, kann das eventuell auf eine verzögerte Magenentleerung hinweisen. Denn eigentlich dürfen Sie in der Nacht vor der ÖGD von Mitternacht an nichts mehr essen, wodurch ein normal arbeitender Magen genügend Zeit haben sollte, sich zu entleeren. Ein weiterer Anhaltspunkt, den Ihr Gastroenterologe während einer ÖGD beobachten kann, ist die fehlende Magenperistaltik während der Untersuchung. In beiden Fällen empfiehlt er Ihnen vielleicht, noch einen gastrischen Entleerungs-Scan machen zu lassen.

Eine ÖGD kann auch Pylorusblockaden ans Licht bringen, die eine Magenentleerung verhindern. Diese können durch Narben aufgrund früherer

Operationen, durch ausgeheilte Magengeschwüre, Tumore oder sogar durch sogenannte Bezoare, also Klümpchen unverdauter Substanzen – etwa Nahrung, Tabletten, Haare oder Arten von klebrigem Süßkram wie Karamellbonbons – verursacht werden, die verklumpen, den Pylorus blockieren und die Magenentleerung verhindern.

Die Gastroparese behandeln

Die Behandlung besteht im Allgemeinen aus einer Kombination von Ernährungsumstellung und Medikamenten, je nach Schwere der Symptome. Da alle GP-Präparate potenzielle Nebenwirkungen haben, schlägt Ihr Arzt Ihnen eventuell vor, es zunächst mit einer Umstellung der Ernährung zu versuchen. Man kann auch endoskopisch oder chirurgisch Abhilfe schaffen.

Die medizinische Behandlung der Gastroparese

Die medizinische Primärbehandlung bei GP erfolgt mit sogenannten Prokinetika. Diese Medikamente stimulieren die Magenperistaltik, sodass der Magen häufiger kontrahiert, sich dadurch schneller entleert und die Beschwerden, das Gefühl des Aufgebläht-Seins, das Völlegefühl, der Appetitmangel, die Übelkeit, der Reflux und/oder das Erbrechen, gelindert werden. Beispiele solcher Prokinetika sind Reglan (Wirkstoff Metoclopramid; in Deutschland, Österreich und der Schweiz unter anderem unter dem Handelsnamen Paspertin erhältlich, in Deutschland gibt es auch zahlreiche Generika; Anm. d. Übers.) und Motilium (Wirkstoff Domperidon). Die Antibiotika Erythromycin und Zithromax (Wirkstoff Azithromycin) haben ebenfalls prokinetische Eigenschaften. Alle diese Medikamente sind selten eine Wunderwaffe bei GP, und eine Ernährungsumstellung ist fast immer auch erforderlich.

Andere Präparate mögen dazu beitragen, die Symptome der GP, insbesondere Übelkeit und Erbrechen, unter Kontrolle zu halten, aber sie setzen faktisch nicht bei der zugrunde liegenden Ursache an. Medikamente gegen die Übelkeit (die sogenannten Antiemetika) sind eine solche Option, doch ihr Nutzen sollte gegen die möglichen Nebenwirkungen abgewogen werden. Manche Antiemetika können eine Verstopfung verursachen und die Blähbeschwerden bei Menschen verschlimmern, deren

Gesamtperistaltik im Magen und im Dickdarm verlangsamt ist und die aufgrund eines „Rückstaus" bereits Blähbeschwerden haben (mehr zu dieser Art von Blähbeschwerden erfahren Sie in Kapitel 7).

Die Behandlung der Gastroparese durch die Ernährung

Die Ernährungstherapie bei der GP ist auf den Umgang mit Ihren Symptomen ausgerichtet, nicht auf die Heilung der Krankheit, denn die Ernährung kann die Anzahl Ihrer Magenbewegungen faktisch nicht erhöhen. Doch die Konsistenz, die Menge, der Fett- und der Ballaststoffgehalt von Mahlzeiten können sicher Einfluss darauf nehmen, wie schnell diese den Magen passieren und in die nächste Phase der Verdauung eintreten.

- Wählen Sie fettarme, weiche Nahrungsmittel mit moderatem Ballaststoffgehalt in kleinen Mahlzeiten

Denken Sie an das Bild von Ihrem Magen als „Mischmaschine", welches ich in diesem Kapitel schon einmal verwendet habe. Muss Ihre „Mischmaschine" eine Mahlzeit verflüssigen, damit sich der Magen entleeren kann und arbeitet diese „Mischmaschine" nicht sehr gut – sagen wir mal, sie pulsiert nur, püriert aber nicht – welche Nahrungsmittel lassen sich dann wahrscheinlich am schnellsten verflüssigen? Ein Hackbraten oder ein fettes Steak? Ein Salat aus geschmorten Roten Beten oder einer aus rohem Grünkohl? Ein Smoothie aus Obst oder eine große Schüssel frische Ananas? Eine Schüssel Hafergrütze oder eine Schüssel Popcorn? Erdnussbutter oder eine Handvoll ganze Erdnüsse?

Die Konsistenz der Nahrung, die in Ihrem Magen ankommt, ist enorm wichtig, wenn es darum geht, wie schnell Ihr träger Magen sie passieren lassen kann. Daher entscheidet die Konsistenz der Nahrung, die Sie zu sich nehmen, darüber, wie gebläht Sie sich danach fühlen. Alles, was Sie tun können, um Ihre Mahlzeit schon vor dem Schlucken zu zerkleinern, ist hilfreich und trägt dazu bei, die Teilchengröße der Nahrung im Allgemeinen und die der Ballaststoffe im Besonderen zu verringern, sodass sie schneller verflüssigt werden. Zu den Tipps, die ich meinen Patienten gebe, gehören diese:

- Entscheiden Sie sich für gekochtes Gemüse, anstatt für rohes – es vermischt sich beim Kauen besser und wird von der Magensäure schneller aufgespalten.

- Wählen Sie unter den rohen Früchten weiche, reife ohne Schale, die nur wenige Kerne enthalten.
- Essen Sie Suppen, trinken Sie Smoothies und/oder Säfte, die es Ihnen ermöglichen, größere Mengen an ballaststoffreichen Nahrungsmittel zu sich zu nehmen, etwa Obst, Blattgemüse und alle Produkte mit viel Schale, viel Struktur und vielen Kernen. Diese Nahrungsmittel sind als Ganzes – roh oder gekocht – eventuell schwer verträglich, insbesondere in großen Portionen.
- Entscheiden Sie sich für Vollkornprodukte mit feinerer Struktur wie etwa Instantflocken aus Vollkornmehl, Instant-Haferflocken, Vollkorn-Pfannkuchen oder Waffeln aus Mehl oder helles/weiches Vollweizen-Sandwichbrot. Die feine Struktur des Vollkornmehls passiert den Verdauungstrakt schneller als zähe, ganze gekochte Körner, etwa vom Weizen, als Hafergrütze oder Vollkorngerste.
- Nehmen Sie etwas ballaststoffarmes raffiniertes Getreide oder stärkehaltige Kohlenhydrate dazu, wenn der Verzehr von zu vielen Vollkornprodukten Ihre Blähbeschwerden verschlimmert; dazu gehören weißer Reis, Kartoffeln ohne Schale und weiße Brotsorten.
- Nehmen Sie Bohnen und Hülsenfrüchte in pürierter Form zu sich, etwa als Hummus oder fettfreies Bohnenmus anstelle von ganzen Bohnen.
- Wählen Sie Erdnussbutter oder andere Nussbuttersorten anstatt ganzer Nüsse oder Studentenfutter.
- Suchen Sie sich weiche, feuchte, fettarme Proteine aus, etwa Eier, Fisch, Meeresfrüchte, Tofu, fettarme Milchprodukte und Geflügel anstelle von fetteren zäheren Proteinen wie Steaks, Rippchen, Lammfleisch oder alles Frittierte.
- Schneiden Sie Ihr Essen klein und kauen Sie es ganz besonders gut.

In Kapitel 12 wird die Sanfte Ernährung für den Gastrointestinaltrakt detailliert und umfassend besprochen, die speziell für den Umgang mit Blähbeschwerden aufgrund einer Gastroparese konzipiert wurde; enthalten sind auch Listen der Nahrungsmittel mit der besten Konsistenz, nach Nahrungsmittelgruppen geordnet, sowie die Nahrungsmittel mit der problematischsten Konsistenz, die ebenfalls nach Nahrungsmittelgruppen geordnet sind. Das Kapitel enthält auch Ideen und Rezepte für Mahlzeiten. Schlagen Sie es schon mal auf, wenn Sie mit diesem Kapitel fertig sind und holen Sie sich ganz praktischen Rat, auf welchen

Grundnahrungsmitteln Sie Ihre Ernährung aufbauen sollten und welche Ihnen eventuell Probleme bereiten.

Bei einer Gastroparese spielt außer der Konsistenz Ihrer Nahrung auch die Menge, die Sie auf einmal essen, eine Rolle dabei, wie gebläht Sie sich fühlen. Wenn Sie vier oder fünf kleine Mahlzeiten am Tag zu sich nehmen, fühlen Sie sich besser, als wenn Sie dreimal täglich „ordentlich" essen. Früher wurde GP-Patienten zwar geraten, sechs- bis achtmal täglich zu essen, doch mir ist noch nie einer begegnet, der mehr als fünf ganz kleine Mahlzeiten täglich problemlos vertragen konnte; vier sind bei den Patienten, mit denen ich gearbeitet habe, üblicher. Das kommt daher, dass die meisten von ihnen dem Magen – selbst zwischen bescheidenen Mahlzeiten von entsprechender Konsistenz – geschlagene vier Stunden Zeit geben müssen, sich zu entleeren, bevor sie wieder beschwerdefrei essen können.

Die zeitliche Planung der Mahlzeiten spielt im Umgang mit Blähbeschwerden durch eine Gastroparese eine wichtige Rolle. Wenn Sie morgens gleich nach dem Aufwachen etwas essen können, dann empfehle ich Ihnen, das zu tun. So können Sie Ihre Mahlzeiten besser über den Tag verteilen und die Zeiträume dazwischen sind lang genug. Es ist nämlich genau der kumulative Effekt von zu kurz aufeinanderfolgenden Mahlzeiten, die zu Ihren sich tagsüber zunehmend verschlechternden Blähbeschwerden beitragen. Wenn Sie morgens um 6.30 aufwachen, aber nicht vor 10.30 frühstücken, lassen Sie die Gelegenheit verstreichen, eine komplette Mahlzeit unterzubringen – insbesondere eine, die Sie höchstwahrscheinlich vertragen, denn Ihr Magen hatte über Nacht mehr Zeit sich zu entleeren. Dazu kommt noch, dass die meisten Menschen in den Morgenstunden den größten Appetit haben; der im Laufe des Tages wieder nachlässt.

Beispiel für einen Essensplan bei GP

Frühstück: 6.30 bis 8.00
Die eine Hälfte des Mittagessens: 11.00 bis 12.00
Die andere Hälfte (oder ein Imbiss): 15.00 bis 16.00
Kleines Abendessen: 19.00 bis 20.00

Wenn Sie morgens aufwachen und sich gebläht fühlen, es Ihnen übel ist oder Sie sich meistens erbrechen müssen, dann bedeutet das vermutlich, dass Sie zu viel und/oder zu spät zu Abend gegessen haben. Versuchen Sie in diesem Fall, volle drei bis vier Stunden vor dem Zubettgehen gar nichts mehr zu essen und suchen Sie nach Möglichkeiten, Ihre Nahrungsaufnahme zeitlich vorzuziehen, entweder indem Sie früher und dann etwas mehr essen oder vor dem Abendessen einen Snack einschieben, sodass Ihre Abendmahlzeit weniger opulent ausfallen kann.

Wenn Sie abends gerne etwas Süßes naschen, ist der beste Zeitpunkt dafür bald nach dem Abendessen – sagen wir, bis 21.00 – und nicht direkt vor dem Zubettgehen. Dadurch wird das Risiko verringert, beim Hinlegen einen Reflux zu bekommen – oder sogar zu erbrechen. Auch hier sind fettarme Flüssigkeiten und Püriertes immer eine bessere Wahl als eine feste Substanz. Beispielsweise eine Tasse heiße Schokolade, etwa 150 g fettarmer Joghurt oder Kefir, weiches Eis am Stiel aus Früchten oder eine kleine Schale Früchtesorbet, eine kleine Schale fettfreie/fettarme Eiscreme oder gefrorenes Joghurt-Dessert, der sogenannte Frozen Yogurt, Apfelmus, fettfreier/fettarmer Pudding und Götterspeise. Mehr Ideen finden Sie in Kapitel 12.

Haben Sie auch dann noch mit Blähbeschwerden zu kämpfen, wenn Sie Ihre Nahrungsmittel in veränderter Konsistenz zu sich nehmen und Ihr Essensplan gut über den Tag verteilte Mahlzeiten vorsieht, gibt es ein paar weitere Tricks, die Sie ausprobieren können. Eine Möglichkeit, die sich bei meinen Patienten gut bewährt hat, ist der Wechsel zwischen festen und flüssigen Mahlzeiten im Laufe des Tages. Nimmt man nach einer festen Mahlzeit eine flüssige, wie etwa eine Suppe oder ein Smoothie, zu sich, kann der Magen vor der nächsten festen Mahlzeit leer werden, da die feste Nahrung etwas länger im Magen verbleibt als flüssige. Besteht Ihr Frühstück aus einer festen Mahlzeit – sagen wir, aus Eiern und Toast –, könnten Sie das Mittagessen in flüssiger Form zu sich nehmen. Alternativ könnten Sie den Tag auch mit einer flüssigen Mahlzeit beginnen – sagen wir, mit einem Smoothie aus Obst und Proteinen – und mittags eine feste Mahlzeit planen – beispielsweise die Hälfte eines Puten-Sandwichs mit einer Beilage von gedünsteten Babykarotten. Und so weiter. (Bitte beachten Sie, dass die Amerikaner ihre Hauptmahlzeit in der Regel am Abend einnehmen. Passen Sie die Vorschläge also entsprechend an, wenn Ihre Hauptmahlzeit das Mittagessen ist; Anm. d. Übers.)

Wenn es bei vier Mahlzeiten am Tag immer noch zu starken Blähbeschwerden kommt, Sie aber kein Normalgewicht halten und Ihren Nahrungsbedarf mit drei kleinen Mahlzeiten nicht decken können, dann versuchen Sie, folgendes Modell: Wechseln Sie zu drei Mahlzeiten am Tag und fangen Sie das Nahrungsdefizit durch klare, mit Nährstoffen angereicherte Getränke ein wenig auf. Viele Menschen mit einer Gastroparese trinken weiterhin sehr viel Wasser oder Tee für den Flüssigkeitsspiegel, doch das kann im Magen viel wertvollen Platz beanspruchen, der dann für nahrhaftes Essen nicht mehr zur Verfügung steht. Daher sollten Sie stattdessen versuchen, die klaren Flüssigkeiten, die Sie für Ihren Flüssigkeitshaushalt trinken, mit ein paar Nährstoffen anzureichern. Beispiele sind hier mit Proteinen angereichertes Kokoswasser oder Kaffeegetränke, Wasser, angereichert mit Proteinpulver mit Fruchtgeschmack oder ein flüssiger Mahlzeitenersatz oder ein Proteingetränk im Laufe des Tages (entsprechende Produkte gibt es im Handel). All diese Getränke eignen sich auch zum Einfrieren als Eis am Stiel für Leckereien zwischendurch oder als Eiswürfel, um Wasser damit anzureichern.

Eine Gastroparese wird normalerweise nicht von selbst besser – obwohl es natürlich von jeder Regel Ausnahmen gibt und Menschen oft feststellen, dass die Schwere der Symptome im Laufe der Zeit schwanken kann. Wenn Sie also herausgefunden haben, wie Sie Ihre Nahrungsmittel auswählen sollten und Ihre Mahlzeiten mithilfe der Sanften Ernährung für den Gastrointestinaltrakt so gestalten, dass Sie sich damit wohlfühlen, sollten Sie sich langfristig auf diese Art der Ernährung einstellen.

■ Diabetiker sollten ihren Blutzucker unter Kontrolle halten

Ein extrem hoher Blutzuckerspiegel, eine Hyperglykämie, kann bei Menschen, die an Diabetes Typ 1 oder 2 leiden, die Magenentleerung verlangsamen. Eine akute hyperglykämische Episode – etwa mit Blutzuckerspitzen von bis 200 mg/dl (Milligramm pro Deziliter) oder höher – reicht dafür bereits aus. (Zum Vergleich: Ein normaler Blutzuckerwert sollte eine Stunde nach dem Essen nicht höher als 155 mg/dl und zwei Stunden danach nicht höher als 140 mg/dl betragen.) Diese akuten Blutzuckerspitzen können vorkommen, wenn Sie vergessen haben, (Insulin zu spritzen oder) Ihr Blutzuckermedikament zu nehmen oder es falsch dosiert haben. Doch selbst wenn mit der Medikation alles in Ordnung ist, kann es zu einer Hyperglykämie kommen, wenn Sie eine große Portion von etwas

Zucker- und/oder Stärkehaltigem auf einmal zu sich nehmen – etwa Saft oder Limonade trinken, auf einer Party Kuchen oder Kekse essen, nachts die Süßigkeiten Ihrer Kinder plündern, oder wenn Sie an einem Feiertag eine kohlenhydrat-/zuckerreiche Mahlzeit zu sich nehmen.. Wenn Sie zu raschen Blutzuckerspitzen neigen, ist es vielleicht hilfreich, zu Nahrungsmitteln mit hohem Kohlenhydratanteil Protein- oder Fetthaltiges zu essen, um die Auswirkungen auf den Blutzucker abzuschwächen; meiden Sie mit Zucker gesüßte Getränke und Säfte und achten Sie darauf, wie viele stärkehaltige Nahrungsmittel und Süßes Sie im Lauf eines Tages zu sich nehmen.

- Schränken Sie medizinisch nicht notwendige Pillen und Nahrungsergänzungsmittel ein

Menschen mit einer Gastroparese sollten mit der Einnahme von Nahrungsergänzungsmitteln und Pillen, die therapeutisch nicht notwendig sind, sehr zurückhaltend sein. (Ich persönlich glaube, es gibt ohnehin keine pflanzlichen Präparate oder Nahrungsergänzungsmittel, die die Magenentleerung beschleunigen.) Denn Pillen haben Ummantelungen, die sich im Magen nur sehr schwer abbauen lassen. „Retard"-Medikamente können ganz besonders problematisch sein, denn ihre Ummantelungen sind speziell so konzipiert, dass sie sich im sauren Magenmilieu nicht auflösen, man nennt sie magensaftresistent. Viele dieser sich langsam auflösenden Pillen können zu einem Passage-Engpass am Magenpförtner, dem Pylorus, führen und dadurch die Magenentleerung noch weiter verzögern. Menschen mit einer Gastroparese haben auch ein erhöhtes Risiko für eine außergewöhnliche Art der Blockade, den sogenannten Pharmacobezoar, das heißt im Wesentlichen, dass eine große Menge unverdauten Pillenmaterials verklumpt und den Pylorus versperrt, sodass überhaupt nichts mehr in den Dünndarm gelangen kann. Das verursacht einen Rückstau, der zu schwerem Erbrechen führt und oft einer Aufnahme ins Krankenhaus bedarf.

Wenn Sie unter einer GP leiden und aus einem berechtigten medizinischen Grund doch Vitamine oder Nahrungsergänzungsmittel nehmen müssen, dann suchen Sie nach Flüssigkeiten, Kautabletten, gummiartigen/geleeartigen Präparaten, sublingualen Tabletten, die unter die Zunge gegeben werden oder Pulvern, die sich in Wasser auflösen, und bevorzugen Sie diese Verabreichungsformen, wann immer Sie sie bekommen können. Oft sind die für Kinder gedachten Vitaminpräparate ein prima Ersatz für Tabletten. Eine Möglichkeit, die Nährstoffzufuhr ohne Pillen zu erhöhen, ist, Fertiggerichte fürs Frühstück ausfindig zu machen, die mit Vitaminen und Mineralstoffen angereichert sind, etwa Getreideerzeugnisse mit mittlerem bis geringen Ballaststoffanteil (zum Beispiel Cornflakes; informieren Sie sich über die Inhaltsstoffe, die auf den Packungen angegeben sind), Instant-Haferflocken, feiner Grieß oder Grütze (Achten Sie auch hier auf die Inhaltsstoffe; Anm. d. Übers.). Denken Sie daran, dass die Bio-Versionen dieser Fertiggerichte fürs Frühstück tendenziell nicht zusätzlich mit Vitaminen und Mineralstoffen angereichert sind.

Operative Behandlungen der Gastroparese

Die chirurgische Behandlung der GP ist recht selten und wird im Allgemeinen nur in schweren Fällen vorgenommen, bei denen durch die Nahrung und angereicherte Getränke sowie selbst mithilfe von Medikamenten die Untergrenze eines gerade noch gesunden Gewichts nicht eingehalten werden kann. Es gibt ein paar Optionen, die Ihr Arzt eventuell in Betracht zieht, dazu gehören die Implantation eines Magenschrittmachers, der eine regelmäßigere Magenperistaltik unterstützt; die Jejunostomie, bei der eine Verbindung zwischen der Bauchdecke und dem oberen Dünndarmabschnitt, dem Leerdarm oder Jejunum geschaffen und durch diese Öffnung eine Darmsonde zur künstlichen Ernährung unter Umgehung des Magens gelegt wird; eine Pylorus-Dilatation, die Dehnung des Magenpförtners oder seine vollständige Entfernung, um Engpässe zu beseitigen, die die Magenentleerung verhindern; und die Botox-Injektion (Botulinumtoxin) – die über eine Endoskopie vorgenommen wird –, um den Pylorussphinkter, den Ringmuskel des Magenpförtners, zu entspannen, sodass die Nahrung leichter vom Magen aus weiterfließen kann. Ihr Arzt sagt Ihnen, ob für Sie eines dieser Verfahren infrage kommt.

>> *Die Geschichte von Sashas Gastroparese: Ein Tauziehen zwischen dem oberen und unteren Verdauungstrakt*

Sasha war eine hochgewachsene, athletische Frau von 24 Jahren, deren einziges gesundheitliches Problem von Kind an in einer Neigung zur Verstopfung bestand. Infolgedessen bemühte sie sich sehr um eine stark ballaststoffreiche Ernährung, zu der Grundnahrungsmittel wie das skandinavische Kleieknäckebrot zum Frühstück, Grünkohlsalat zum Mittagessen, rohe Karotten mit Hummus als Imbiss und ballaststoffreiches Getreide mit Beeren zum Abendessen gehörten. Ihre ballaststoffreiche Ernährung wirkte Wunder und sorgte für regelmäßigen Stuhlgang, ihr Darm entleerte sich täglich, oft sogar mehrmals, leicht und vollständig.

Nach einer kurzen Krankheit aufgrund eines Magen-Darm-Infekts vor etwa zwei Jahren kam es bei Sasha jedoch plötzlich zu einem sichtbaren Blähbauch sowie Übelkeitsgefühlen nach dem Essen – und in zunehmendem Maße konnten sie auch von Erbrechen begleitet sein. Zwei bis drei Wochen lang konnte sie sich völlig normal fühlen, doch dann flackerten die Beschwerden wieder auf; es kam vor, dass sie sich bis zu viermal in der Woche nach dem Abendessen übergeben musste. Sasha ging zu einem Gastroenterologen, der eine Gastroskopie, eine endoskopische Untersuchung des Magens und der Speiseröhre, und eine Koloskopie, eine endoskopische Untersuchung des Dickdarms machte – beide waren ohne Befund. Ein zweiter Gastroenterologe führte einen Atemtest durch, um eine bakterielle Überwucherung auszuschließen (s. Kapitel 8), er war ebenfalls negativ, doch sie bekam trotzdem Antibiotika und sollte sich FODMAP-arm ernähren (s. Kapitel 13). (FODMAP, soviel schon vorab, steht für fermentable oligo-, di- and monosaccharides and polyols, zu Deutsch fermentierbare Oligo-, Di- und Monosaccharide sowie Polyole, was etwa vergärbare Mehrfach-, Zweifach- und Einfachzucker sowie mehrwertige Alkohole bedeutet; Anm. d. Übers.). Nichts davon veränderte auch nur das Geringste, und die Blähbeschwerden, die Übelkeit und das regelmäßige Erbrechen hielten an.

Ein dritter Gastroenterologe diagnostizierte einen Reflux und verschrieb ihr einen Protonenpumpenhemmer (PPI). Das Medikament verbesserte die Schwere ihrer Übelkeit spürbar und senkte die Häufigkeit des Erbrechens, doch die Blähbeschwerden blieben bestehen, und Sasha übergab sich noch immer einmal pro Woche nach dem Abendessen. Sie begann, ihre Nahrungsmittel und Symptome mithilfe einer App zu verfolgen und landete schließlich in meiner Praxis.

Ich bat Sasha, mir ihre Ernährungstagebücher von der Zeit an zu zeigen, als die Blähbeschwerden und das Erbrechen am schlimmsten waren und es kristallisierte sich ein klares Muster heraus. An ihren schlechten Tagen hatte sie mit großer Wahrscheinlichkeit entweder einen Salat zu

Mittag oder ein umfangreicheres/fettreicheres Mittagessen und/oder eine Zwischenmahlzeit innerhalb von vier Stunden nach einer Mahlzeit zu sich genommen. Es spielte nicht immer eine Rolle, was sie an ihren schlechten Tagen am Abend aß, obwohl es schien, dass auf umfangreichere und fettreichere Abendessen ausnahmslos schwerere Blähbeschwerden, Übelkeit und Erbrechen folgten.

In mir regte sich der Verdacht, dass Sashas Magen sich zu langsam entleeren könnte und sowohl ihre gesunden, ballaststoffreichen sowie die schonenderen, fettreichen Mittagsmahlzeiten dazu führten, dass ihr ohnehin träger Magen sich noch langsamer entleerte. (Erinnern Sie sich, wovon in diesem Kapitel bereits die Rede war – sowohl Fette als auch Ballaststoffe verlangsamen die Geschwindigkeit der Magenentleerung). Infolgedessen schien es, als würde sie jedes Mal eine Blähattacke dieses „Nahrungsbabys" bekommen und von einer Übelkeitswelle heimgesucht werden, wenn sie einen Nachmittagsimbiss zu früh zu sich nahm – noch bevor das Mittagessen den Magen passiert hatte – oder jedes Mal, wenn das Mittagessen für ihren Magen schwer zu verflüssigen war.

Sashas Arzt veranlasste einen gastrischen Entleerungs-Scan, der bestätigte, dass sie tatsächlich an einer Gastroparese litt. Ich empfahl eine Sanfte Ernährung für den Gastrointestinaltrakt mit mäßigen Mengen von Ballaststoffen (s. Kapitel 12) und ermunterte sie dazu, kein rohes Gemüse, keine Kleiekräcker und mit Ballaststoffen angereicherte Getreideprodukte mehr zu essen. Ich empfahl drei fettarme Mahlzeiten und eine Zwischenmahlzeit pro Tag, zwischen denen jeweils vier Stunden liegen sollten. Ich animierte Sasha dazu, die meisten Ballaststoffe über reifes Obst ohne Schale, Vollgetreideprodukte von weicherer Konsistenz (wie Instant-Haferflocken oder Naturreis) und gekochtes Gemüse oder Gemüsesuppen zuzuführen.

Sasha ging es hinsichtlich des Blähbauchs, der Übelkeit und des Erbrechens mit der Sanften Ernährung für den Gastrointestinaltrakt viel besser und sie konnte ihre Symptome oft wochenlang unter Kontrolle halten, vorausgesetzt, dass sie selbst die Kontrolle über ihre Mahlzeiten hatte. (Wenn sie auf Reisen war, war das schwieriger.) Doch schon sehr bald begann sich ihr alter Erzfeind – die Verstopfung – wieder unangenehm bemerkbar zu machen. Weniger Ballaststoffe und weniger grobkörnige Nahrung besserten ihre Blähbeschwerden und die Übelkeit, führten jedoch zu Stuhlträgheit; Sasha hatte nun nur jeden zweiten Tag

Stuhlgang. An den Tagen dazwischen gingen sehr viel mehr Winde ab. Die Bedürfnisse ihres oberen und ihres unteren Verdauungstrakts standen zueinander in Konkurrenz und herauszufinden, wie man beiden gerecht werden konnte, würde ein wahrer Balanceakt werden.

Sashas Gastroenterologe und ich arbeiteten weiter mit ihr an einem Gleichgewicht ohne Beschwerden. Ihr Arzt verordnete ihr Magnesium in verschiedenen Formen und Dosierungen als mildes Abführmittel (s. Kapitel 7 und 14), bis er herausfand, welches am besten wirkte, und ich unterstützte sie darin, die Arten von Obst und Gemüse zu sich zu nehmen, die wegen ihrer abführenden Wirkung für eine superschnelle Passage sorgten, wie etwa mit Pflaumensaft angereicherte Smoothies, Salate aus gekochten Roten Beten und Gemüseburger mit pürierter Avocado. Wie viele Menschen, die mit einem chronischen Magen-Darm-Leiden zu tun haben, muss Sasha vorausplanen, damit passende Mahlzeiten und Zwischenmahlzeiten zur Verfügung stehen, mit deren Hilfe sie ihre Symptome unter Kontrolle halten kann.

Ab und zu ist Sasha von ihren Einschränkungen frustriert und beschließt, sich alles zu gönnen, was sie essen möchte, damit sie sich wieder „normal" fühlen kann. Wenn sie das macht, bezahlt sie es teuer mit Blähbeschwerden, Übelkeit und Erbrechen. Doch meistens hält sie sich an ihren Plan und es geht ihr gut. Ihr Arzt hat ihr Prokinetika angeboten, die ihr mehr Spielraum bei der Auswahl ihrer Ernährung geben könnten, doch im Augenblick, sagt Sasha, würde sie lieber versuchen, allein durch die Ernährung mit ihren Symptomen zurechtzukommen. Wenn sich das einmal ändert, weiß sie, dass sie ein paar medikamentöse Alternativen hat, mit denen sie es versuchen kann.

Dyssynergie im Bereich von Abdomen und Zwerchfell (APD, von engl. *abdomino-phrenic dyssynergia*)

Dyssynergie ist ein allgemeiner Begriff, der eine Störung des Zusammenwirkens zusammengehörender Funktionseinheiten, etwa von Muskelbewegungen eventuell aufgrund fehlerhafter Nervensignale, beschreibt. Es gibt verschiedene Arten von Dyssynergie, die sich auf das Verdauungssystem auswirken können. Eine davon verursacht sehr typische Blähbeschwerden, die vom Magen ausgehen (und eigentlich auch vom Dünndarm). Sie wird im englischsprachigen Raum als *abdomino-phrenic dys-synergia*, etwa Abdomino-phrenische Dyssynergie bezeichnet, und wir nennen sie ab jetzt APD.

Ist Ihr Magen leer, hat er etwa die Größe einer Faust. Doch der Magen kann sich erstaunlich ausdehnen und eine sehr große Menge an Nahrung, etwa das Volumen von einem Liter, auf einmal aufnehmen. Da der gefüllte Magen in der Bauchhöhle immer größer wird, muss sich ein Muskel, das Zwerchfell (Diaphragma), das direkt über der Bauchhöhle liegt, heben, um Platz für den sich ausdehnenden Magen zu machen. Aus demselben Grund sollen sich auch die Muskeln der Bauchwand etwas entspannen.

Im Falle einer APD hebt sich das Zwerchfell nicht wie vorgesehen; es kann sich sogar genau dann nach unten in die Bauchhöhle schieben, wenn Magen und Dünndarm sich mit Nahrung zu füllen beginnen und Platz brauchen, um sich auszudehnen. Gleichzeitig beginnen sich die Muskeln, die die Bauchdecke stützen, übermäßig zu entspannen. Sie essen zum Beispiel vielleicht gerade eine Kleinigkeit – sagen wir, einen Müsliriegel – und die Muskeln der Bauchwand dehnen sich so stark aus, wie Sie es beim Verzehr einer kompletten Feiertagsmahlzeit erwarten würden. Infolgedessen drücken der mit Nahrung gefüllte Magen und der Dünndarm nach außen gegen die Bauchwand, die sich nun auf eine so übermäßige Weise entspannt hat, dass es zu einer Auswölbung kommt. Das Ergebnis ist ein sehr ausgeprägter, aufgetrieben aussehender Bauch, der dem einer schwangeren Frau ähnelt.

Eine APD kommt bei Menschen mit Angststörungen und Depressionen vergleichsweise häufiger vor. Zwar können Männer und Frauen an einer APD leiden, doch junge Frauen sind unverhältnismäßig oft davon betroffen. Frauen, in deren Anamnese schwere Angststörungen, ein anderes seelisches Trauma, sexueller Missbrauch und/oder Essstörungen zu finden sind, entwickeln eventuell mit größerer Wahrscheinlichkeit eine APD als andere Menschen. In manchen Fällen – nicht in allen – geht eine APD auch mit einer Dyssynergie der Beckenbodenmuskeln einher, durch die es zu Verstopfung kommt, Darmgase nur schwer entweichen und Stuhl unter Schwierigkeiten, nur durch Beugen nach vorn, starkes Drücken und mit großer Anstrengung abgesetzt werden kann. Das kommt daher, dass zur Defäkation (Stuhlentleerung) Druck in der Bauchwand benötigt wird, damit genügend Kraft entsteht, um den Stuhl nach außen zu transportieren. Eine übermäßig entspannte Bauchwand kann dieses Maß an Druck nicht aufrechterhalten. Mehr über die Verstopfung durch eine Dyssynergie des Beckenbodens erfahren Sie in Kapitel 7.

Das Blähgefühl bei APD

Bei der APD kommt es zu der Art von Blähbeschwerden, die am meisten einem schwangeren Bauch ähneln. Oft beginnen sie im Abdomen ziemlich weit oben und zeigen sich als Schwellungen im Dreieck unter dem Brustkorb mit einem gleichmäßig gerundeten, angefüllt aussehenden Bauch darunter. Diese Art von Blähbauch kann buchstäblich wie ein „Nahrungsbaby" aussehen. Der geblähte Bauch ist im Allgemeinen nicht gespannt oder straff.

Ein weiteres Charakteristikum der APD ist das gelegentliche Auftreten einer Art Rille, die aussieht, als habe sie sich absichtlich direkt unter dem Brustkorb gebildet, bevor sich der geschwollene Bauch vorwölbt. In unserer Praxis sehen wir diese Art am häufigsten bei schlanken jungen Frauen, die Selfies mitbringen, die sie nach dem Essen gemacht haben, auf denen ein sehr aufgeblähter, wie schwanger aussehender Bauch zu sehen ist, der im Widerspruch zu ihrem ansonsten schmalen Körperbau steht.

Ein weiterer spezifischer Aspekt von Blähbeschwerden durch eine APD ist, dass sie sogar durch Wassertrinken oder relativ kleine Nahrungsportionen ausgelöst werden können. Alles, was in den Magen und den Dünndarm gelangt – Essen, Flüssigkeiten oder Luft –, kann zu Blähbeschwerden führen, obwohl deren Schwere sicher auch von der Menge der Mahlzeit (oder des Getränks) abhängt sowie von der Beschaffenheit der Nahrung selbst. Voluminöse, ballaststoffreiche Mahlzeiten führen bei Vorliegen einer APD zu einer ausgeprägteren Aufblähung als dichtere von weicherer Konsistenz. Meistens beschreiben Menschen die Blähbeschwerden durch eine APD eher als unangenehm (und psychisch quälend) und nicht als deutlich schmerzhaft.

Eine APD diagnostizieren

Wenn Sie den Verdacht haben, dass Sie an einer APD leiden könnten, ist es hilfreich, ein Foto von Ihrem Blähbauch zu machen, wenn er am schlimmsten ist und es zum Termin bei einem Gastroenterologen mitzubringen, denn möglicherweise haben Sie dann gerade keinen, und ohne Foto kann er die Symptome nur aufgrund Ihrer Beschreibung nicht beurteilen. Auch wenn viele Ärzte allgemeinen Klagen über Blähbeschwerden ablehnend gegenüberstehen mögen, werden Sie mit größerer Wahrscheinlichkeit ernst genommen, wenn Sie ein Foto des charakteristischen „Schwangerschaftsbauches" vorlegen können.

Klinische Untersuchung

Zur Diagnose einer APD gehört normalerweise eher die körperliche Untersuchung durch einen Arzt als objektive Kriterien, wie sie zum Beispiel durch Labortests ermittelt werden. Ein Arzt könnte bei einer Untersuchung Ihres aufgeblähten Bauchs feststellen, dass er sich relativ „hohl" anfühlt – das heißt, nicht mit einer Menge Essen oder Gas gefüllt ist, die zum Schweregrad der sichtbaren Vorwölbung passen würden. Ihr Arzt könnte sich Ihre mitgebrachten Fotos ansehen, die zu verschiedenen Tageszeiten gemacht wurden – beim Aufwachen, nach einem Frühstück und/oder nach anderen Mahlzeiten im Laufe des Tages. Vielleicht gibt er Ihnen in der Praxis auch eine kleine Menge zu trinken, um zu sehen, ob sich die erwartete sofortige übermäßige Aufblähung des Bauches als Reaktion auf die geringe Flüssigkeitsmenge provozieren lässt.

Anorektale Manometrie

Dabei handelt es sich um eine Untersuchung, mit der Ärzte die Funktion der Beckenbodenmuskeln – der Muskeln, die für die Defäkation, den Stuhlgang, verantwortlich sind – beurteilen und die auch genutzt werden kann, um das Vorliegen einer APD feststellen. Diese Untersuchung wird als anorektale Manometrie bezeichnet. Dabei schiebt der Gastroenterologe eine dünne Sonde (ca. 10 cm weit) in den Enddarm, an deren Spitze sich ein aufblasbarer Ballon befindet. Die Sonde verfügt über Drucksensoren. Durch die Sonde wird ein wenig Luft eingeleitet, um den Ballon aufzublasen, und Sie werden gebeten, Ihre Muskeln im Laufe des Tests nach Aufforderung anzuspannen, wie für den Stuhlgang zu pressen oder sie zu entspannen. Dabei wird gemessen, ob die an der Defäkation beteiligten Nerven und Muskeln ordnungsgemäß funktionieren.

Manche Ärzte machen noch einen zusätzlichen Schritt, um festzustellen, ob eine APD vorliegt; sie untersuchen, wie sehr sich Ihr Bauch während der Manometrie aufbläht, als Reaktion auf die Einleitung von ein wenig Luft oder wenn Sie pressen, als würden Sie versuchen, Stuhl abzusetzen. Manche Ärzte machen das, indem sie eine Hand auf Ihren Bauch legen, um zu fühlen, wie stark sich der Bauch wölbt. In unserer Praxis stellt der Gastroenterologe mithilfe eines Maßbandes fest, um wie viele Zentimeter Ihr Bauchumfang während der Untersuchung zugenommen hat. (Unter normalen Umständen sollte er so gut wie nicht zunehmen.) Doch hier kommt die klinische Beurteilung eines Arztes ins Spiel; gegenwärtig gibt es keine objektiven Kriterien dafür, inwieweit eine Zunahme des Bauchumfangs noch als normal und ab wann sie als nicht mehr normal gilt. Von daher sucht man sich am besten einen Arzt, der mehr Erfahrung mit der APD hat. Solche Ärzte erkennen eine APD leichter, wenn sie sie sehen.

Eine APD behandeln

Die APD gehört nicht zu den Krankheiten, die besonders gut erforscht sind, und zurzeit gibt es keine alleinige Behandlung nach Goldstandard dafür. Gegenwärtig wird sehr individuell behandelt und im Allgemeinen werden mehrere Methoden kombiniert: Medikamente, Ernährungsumstellung und Physiotherapie.

Die medikamentöse Behandlung bei APD

■ Oberflächenaktive Medikamente

Da alles, was den Magen füllt – auch Gas und Luft, die geschluckt wird –, Blähbeschwerden auslösen kann, die mit einer APD einhergehen, verringern Medikamente, die große Gasblasen in klitzekleine Bläschen zerteilen, das Ausmaß der Aufwölbung Ihres Bauches. Diese Medikamente werden als oberflächenaktive Mittel bezeichnet. Freiverkäufliche Arzneimittel mit dem Wirkstoff Simeticon wie zum Beispiel Lefax oder Sab simplex können hilfreich sein, insbesondere, wenn man sie eher vor dem Essen als nachträglich einnimmt. Weniger Gas bedeutet weniger Völlegefühl und das bedeutet, einen weniger aufgetriebenen Bauch. Oberflächenaktive Medikamente werden nicht in den Blutstrom aufgenommen, sie verbleiben vielmehr im Verdauungstrakt. Daher sind sie ausgesprochen sicher und werden gut vertragen, selbst bei regelmäßigem Gebrauch über eine lange Zeit. Bei einigen meiner APD-Patienten ist die Einnahme vor jeder Mahlzeit üblich.

Medikamente, die die Nervensignale anpassen

Die APD ist eine Funktionsstörung von Nervensignalen, die zu einem geblähten Aussehen führt. Daher können bei manchen Menschen Medikamente helfen, die jenen anormalen Nervenreflex unterbrechen, der eine übermäßige Muskelentspannung der Bauchdecke bewirkt. Zu den Präparaten dieser Kategorie gehören diejenigen, die zur Behandlung von anderen Störungen bei einem Reizdarmsyndrom (RDS) und funktionellen gastrointestinalen Leiden eingesetzt werden (Ihr Arzt sollte sie kennen), manche Antidepressiva und manche neurologischen Medikamente. Es erscheint zwar paradox, doch bestimmte Muskelrelaxanzien mit dem Wirkstoff Baclofen (im deutschen Sprachraum unter den Handelsnamen Lebic (D), Lioresal (D, A, CH) vertrieben sowie Generika (D, CH); Anm. d. Übers.) scheinen manchen Menschen auch zu helfen. Da alle diese Medikamente Nebenwirkungen haben können, sollten Sie Risiken und Nutzen mit Ihrem Arzt besprechen.

Physiotherapie und Biofeedback

Physiotherapie in Kombination mit einer Biofeedback-Therapie (der Elektromyografie [EMG]) kann zur Stärkung einer schwächeren Bauchwandmuskulatur und zur „Umschulung" der an der Verdauung beteiligten Nerven und Muskeln eingesetzt werden. Beim Biofeedback befestigt ein entsprechend ausgebildeter Therapeut eventuell Sensoren an den Bauchmuskeln und leitet Sie dann zu einer Reihe von Übungen an, mit denen Sie diese Muskeln entspannen und anspannen. Führen Sie sie nach Anweisung durch, erzeugen die Sensoren entweder eine grafische Darstellung auf einem Videobildschirm oder ein akustisches Signal – etwa eine besondere Art von Piepton –, wodurch Sie sich eine normalerweise unbewusste Muskelfunktion bewusster machen können.

Dann leitet er Sie zu verschiedenen Bewegungen und Kontraktionen an, die auf eine Erhöhung der Muskelspannung abzielen. Wenn Sie die gewünschte Reaktion zeigen, wird dies auf dem Bildschirm sichtbar oder in Form einer bestimmten Tonhöhe hörbar. Dadurch erfahren Sie, ob Sie die jeweilige Übung richtig gemacht haben und können die Bewegung weiter üben, bis Sie sie besser kontrollieren können. Oft bekommen Sie Übungen für zu Hause, um den Muskel zu stärken und Spannung und Tonus aufzubauen.

Die Behandlung einer APD durch die Ernährung

Die Ernährung kann die einer APD zugrunde liegenden Ursache, einen anormalen Darmmuskelreflex, nicht heilen, trotzdem kann die Veränderung Ihrer Ernährungsgewohnheiten dazu beitragen, die Blähsymptome und den aufgeblähten Bauch zu verringern.

■ Essen für einen flacheren Bauch

Auf eine Ernährungsweise umzusteigen, die Nahrungsmittel von weicher Konsistenz umfasst, heißt, dass Sie kleinere, weichere Mahlzeiten anstatt größere, feste zu sich nehmen und kleine Mengen Flüssigkeit anstatt große trinken, um die Ausdehnung des Magens sowie das Erscheinungsbild des Blähbauchs zu verringern. Flüssigkeiten und feste Mahlzeiten/Zwischenmahlzeiten getrennt voneinander zu sich zu nehmen, ist auch hilfreich.

Ein Frühstück kann sich zum Beispiel über die Dauer von zwei Stunden erstrecken, wobei Sie immer nur jeweils ein paar Bissen essen und Kaffee oder Tee in kleinen Schlucken trinken, damit der Magen im Laufe der Mahlzeit die Möglichkeit hat, sich zu entleeren. Sie können einen Tee oder ein anderes Getränk über eine oder zwei Stunden hinweg trinken, bevor Sie zu Mittag essen, bei dem Sie sich eventuell zwei Stunden Zeit für ein Sandwich von weicher Konsistenz oder ein Sushi nehmen. Vielleicht gibt es einen kleinen, weichen Imbiss am Nachmittag – eine Banane oder einen Joghurt – und dann eine Pause bis zu einem langsamen, gemächlichen Abendessen. (Sie können die Mahlzeit auch nach der Hälfte unterbrechen und später weiteressen, anstatt ein oder zwei Stunden lang am Tisch zu sitzen!) Verteilen Sie Ihre Nahrungszufuhr auf diese

Weise, sollten Sie keine Probleme mit Hungergefühlen bekommen. Wenn Sie übermäßig hungrig sind, können Sie Ihre Portionen unmöglich unter Kontrolle halten und langsam essen, und rasch verschlungene große Mahlzeiten führen bei Vorliegen einer APD mit Sicherheit zu schlimmen Blähbeschwerden.

Wenn Sie mit einem gestörten Essverhalten zu kämpfen haben – entweder sehr eingeschränkt essen oder esssüchtig sind – ist es wichtig, dass Sie sich um Ihre Essstörung kümmern, damit es zu einer deutlichen Verbesserung der Blähbeschwerden kommt. Viele meiner Patienten, die sehr kalorienreduziert essen, versuchen, den Magen mit großen Mengen kalorienfreier Flüssigkeiten oder großen Portionen von kalorienarmem Gemüse zu füllen. Dieses Verhalten verschlimmert das Erscheinungsbild des Blähbauchs durch eine APD, denn dieser vollgefüllte Bauch braucht lange, um sich zu entleeren, und sieht in der Zwischenzeit sehr gebläht aus. Die chronische Esssucht wirkt sich ähnlich aus, da sie zu einem ernsthaft überfüllten Bauch führt, der Stunden braucht, um wieder leer zu werden und dazwischen sehr gebläht aussieht. Eine chronische Esssucht kann auch insofern einen „Trainingseffekt" für die Muskeln der Magenwand haben, als sie sich infolge des regelmäßig übervollen Bauches

---

Beispiel eines Essensplans bei APD

Kaffee oder Tee langsam über eine Stunde hinweg in kleinen
  Schlucken trinken: 6.30 bis 7.30 Uhr
Das Frühstück über zwei Stunden hinweg ausdehnen:
  8.00 bis 10.00 Uhr
Flüssigkeitshaushalt in kleinen Schlucken auffüllen:
  10.30 bis 12.00 Uhr
Ein kleines Mittagessen über ein bis zwei Stunden hinweg aus-
  dehnen: 12.30 bis 14.30
Flüssigkeitshaushalt in kleinen Schlucken auffüllen:
  15.30 bis 17.00 Uhr
Kleiner, weicher Imbiss: 17.00
Ein kleines Abendessen über ein bis zwei Stunden hinweg aus-
  dehnen: 18.30 bis 20.30

reaktiv entspannen und sich jedes Mal, wenn Sie essen, auch wenn es normal große Mahlzeiten sind, nahezu automatisch auf eine übermäßige Ausdehnung einstellen. (Die Physiotherapie kann dazu beitragen, diese Muskeln zu stärken und neu zu trainieren, doch das führt nur dann zum Erfolg, wenn das zugrunde liegende esssüchtige Verhalten aufhört).

Die Auswahl von Nahrungsmitteln aus der im vorigen Abschnitt über die Gastroparese (sowie ausführlicher in Kapitel 12) beschriebenen Sanften Ernährung für den Gastrointestinaltrakt ist die beste Möglichkeit, die Dehnung des Magens zu verringern und seine Entleerung zu beschleunigen – was beides dazu beiträgt, das geblähte Erscheinungsbild einer APD unter Kontrolle zu halten. Im Gegensatz zu der bei einer GP empfohlenen Ernährungsweise kann die Ernährung bei APD jedoch flüssiger sein. Blättern Sie zu Kapitel 12, wenn Sie mit diesem Kapitel fertig sind; dort finden Sie mehr praktische Ratschläge, auf welche Grundnahrungsmittel Sie sich konzentrieren können und auf welche Sie eher verzichten sollten, weil Sie Ihnen Probleme bereiten können.

Die Veränderung der Konsistenz Ihrer Nahrung und die Verringerung der Menge, die Sie auf einmal zu sich nehmen, wirken sich bei einer APD hinsichtlich des Ausmaßes der Blähbeschwerden oft deutlich aus. Da die Gasbildung im Bauch jedoch ebenfalls zu einer übermäßigen Ausdehnung der Bauchmuskulatur führen kann, finden es manche Menschen hilfreich, die Menge an stark fermentierbaren (Darmgase bildenden) Nahrungsmitteln – wie etwa Bohnen, Rosenkohl und Ballaststoffriegel – ebenfalls einzuschränken. Wenn Sie an einer APD leiden und das Gefühl haben, dass Gas zu Ihrem Blähbauch beiträgt, versuchen Sie es einmal damit, Ihre täglichen Nahrungsmittel mit den Listen der stark FODMAP-haltigen Nahrungsmittel in Kapitel 13 abzugleichen. Stellen Sie fest, dass viele Ihrer Grundnahrungsmittel und Zwischenmahlzeiten für unterwegs unter diese Kategorie fallen, versuchen Sie, einige davon durch FODMAP-arme Alternativen zu ersetzen und schauen Sie, ob das hilft.

KAPITEL 4

Der saure und geblähte Magen: ein Problem mit vielen Gesichtern

Manche Arten von Blähbeschwerden vermitteln das Gefühl, sie seien eher chronischer Natur, andere hingegen sind ausgesprochen situationsbedingt. Die sauren Blähungen aus dem Magen sind eine solche äußerst situationsbezogene Art; typischerweise kommt es dazu, wenn empfindliche Menschen

■ zwischen den Mahlzeiten lange nichts essen und dadurch für ein starkes Hungergefühl sorgen,
■ umfangreiche und/oder sehr fettreiche Mahlzeiten zu sich nehmen,
■ Alkohol trinken, insbesondere auf nüchternen Magen.

Meine Patienten haben oft Mühe, den Auslöser ihrer sauren Blähungen aus dem Magen herauszufinden, denn an einem Tag haben sie mit einem bestimmten Essen überhaupt keine Probleme, an einem anderen Tag führt es aber zu Beschwerden. Versteht man den situativen Kontext, der eine solche Attacke auslöst, hat man oft das fehlende Puzzlestück schon gefunden.

Säurebedingte Verdauungsstörung

Die Verdauungsstörung ist keine medizinische Diagnose, sondern eher eine Beschreibung unangenehmer Symptome, die Sie nach dem Essen bekommen können und Blähungen gehören zu den häufigen Symptomen, die unter den Oberbegriff Verdauungsbeschwerden fallen; die anderen werden nachfolgend beschrieben. Die Verdauungsstörung ist meist die Folge einer medizinisch relevanten zugrunde liegenden Erkrankung, etwa einer Gastritis (Magenschleimhautentzündung), von Magengeschwüren, eines Zwerchfellbruchs (Hiatushernie) und/oder eines Refluxes. Blähbeschwerden, die im Zusammenhang mit einem Reflux oder Verdauungsstörungen auftreten, bezeichne ich als saure Magenblähungen oder saure Blähungen aus dem Magen. Der Begriff verknüpft säurebedingte Probleme, die steuern das Adjektiv sauer bei, mit Blähbeschwerden. Das brachte viele Vermarkter von Antazida, den Produkten gegen zu viel Magensäure, dazu diese Art von Blähbeschwerden als Sodbrennen zu bezeichnen. Gibt es keine erkennbare Krankheit, die Ihre, einer Verdauungsstörung ähnlichen Symptome verursachen, diagnostiziert Ihr Arzt vielleicht eine funktionelle Dyspepsie (s. Kapitel 5).

Eine Verdauungsstörung wird im Allgemeinen durch recht umfangreiche Mahlzeiten hervorgerufen, die sehr viel Fett enthalten, sehr stark gewürzt sind und/oder zu hastig gegessen werden. Durch den Genuss von Alkohol vor einem solchen Essen kann sich dieses Risiko sogar noch erhöhen.

Das Blähgefühl bei säurebedingten Verdauungsstörungen

Manchmal treten Blähbeschwerden unmittelbar nach einer Mahlzeit auf. Typischerweise sind sie schlimmer nach einer großen oder fettreichen Mahlzeit oder wenn Sie lange nichts gegessen haben – etwa, wenn Sie das Frühstück auslassen und erst mittags oder noch später den ersten Happen zu sich nehmen. Die Menschen beschreiben das Gefühl so, als würde ihr Bauch wie ein Luftballon anschwellen, und ziemlich häufig geht auch Aufstoßen damit einher. Manchmal kommen dabei sogar kleine Mengen Mageninhalt mit hoch; die meisten Menschen verstehen das als „ein bißchen Erbrechen in den Mund". Die Blähbeschwerden sind insofern sehr unangenehm, als die Betroffenen ein übermäßiges Völlegefühl haben. Der gesamte Bauch kann sichtbar aufgetrieben sein, doch häufiger konzentriert sich das Missbehagen auf den oberen Magenbereich, hinter dem Brustbein.

Blähbeschwerden aufgrund einer Verdauungsstörung gehen oft mit einem sauren Reflux einher, der sich als Sodbrennen, Übelkeit, Halsschmerzen oder durch einen sauren/metallischen Geschmack im Mund bemerkbar machen kann. Haben Sie Sodbrennen, verursacht Ihnen diese Art von Blähbeschwerden sogar eher Schmerzen als nur Unbehagen und ein übermäßiges Völlegefühl. In seltenen Fällen könnte es auch zu Erbrechen kommen.

Eine säurebedingte Verdauungsstörung diagnostizieren

Die Verdauungsstörung ist an und für sich keine klinische Diagnose. Und doch sind die Symptome so vorhersagbar, dass die meisten Ärzte sie sofort erkennen.

Endoskopie

Wie in Kapitel 3 (S. 41) beschrieben, ist die Endoskopie eine Untersuchungsmethode, bei der der Gastroenterologe einen mit einer Kamera bestückten Schlauch durch den Mund über die Speiseröhre in den Magen einführt und so diese Organe von innen ansehen kann. Die Untersuchung dauert nur etwa 15 Minuten und wird unter Sedierung (durch eine Beruhigungstablette wird der Patient schläfrig) gemacht. Mithilfe der Endoskopie kann Ihr Arzt sehen, ob bei Ihnen eine Reizung oder Entzündung des oberen Magenbereichs (Gastritis) oder Geschwüre vorliegen oder ob sich der Nachweis einer säurebedingten Schädigung am Magen oder an der Speiseröhre erbringen lässt. Bei dieser Gelegenheit können auch Gewebeproben entnommen werden, damit festgestellt werden kann, ob Sie mit dem Bakterium Helicobacter pylori infiziert sind, welches Symptome einer Verdauungsstörung auslösen kann.

Atemtest oder Stuhluntersuchung bei H. pylori

Manchmal veranlassen die Ärzte einen rasch durchzuführenden und nicht invasiven Atemtest oder eine Stuhluntersuchung, anstatt gleich eine Endoskopie zu machen, um festzustellen, ob eine H. pylori-Infektion vorliegt. Ist das Ergebnis positiv, behandeln sie Sie vielleicht zuerst mit Antibiotika, um zu sehen, wie Ihre Symptome darauf ansprechen, bevor sie die invasive Endoskopie in Erwägung ziehen. War dieser Magenkeim die Ursache für Ihre Blähbeschwerden und das Missbehagen im oberen Abdominal-Bereich, sollten die Symptome nach der antibiotischen Behandlung verschwinden. Manchmal jedoch führt die Beseitigung des H. pylori langfristig tatsächlich zu einer Verschlimmerung des Refluxes. Dies ist allerdings eine knifflige Zwickmühle, und in unserer Praxis suchen wir aus genau diesem Grund nicht automatisch gleich nach dem H. pylori. Stattdessen versuchen wir es oft zuerst mit einer Ernährungsumstellung und einigen einfachen frei verkäuflichen Präparaten, bevor wir zur Jagd auf dieses raffinierte Bakterium blasen.

Für den H. pylori-Atemtest kommen Sie nüchtern in die gastroenterologische Praxis und bekommen dann eine harnstoffhaltige Pille. Während des Tests, der nur etwa 15 Minuten dauert, atmen Sie in einen Schlauch, sodass die MTA Proben der in Ihrer Atemluft enthaltenen Gase auffangen und analysieren kann. Sind Sie mit H. pylori infiziert, enthält die Luft, die Sie ausatmen, alle Hinweise, die zur Diagnose nötig sind. Die Blutuntersuchung auf H. pylori steht nicht mehr so hoch im Kurs, denn damit kann nicht zwischen einer akuten und einer vergangenen, bereits überwundenen Infektion unterschieden werden.

Eine säurebedingte Verdauungsstörung behandeln

Die medizinische Behandlung der Verdauungsstörung

Zur Behandlung der Blähbeschwerden aufgrund einer Verdauungsstörung stehen zahlreiche wirksame frei verkäufliche und verschreibungspflichtige Medikamente zur Verfügung.

■ Antazida

Diese Präparate sind frei verkäuflich und bieten eine schnell wirkende, doch kurzlebige Erleichterung bei sauren Blähungen aus dem Magen. Sie neutralisieren die Magensäure und unterstützen das Aufstoßen, wodurch der Druck durch das Gas, der zu den Blähbeschwerden beiträgt, abgeschwächt werden kann. Bei den Antazida gibt es viele Alternativen. Kalziumkarbonat-Kautabletten wie beispielsweise Alka Seltzer® gehören wohl zu den bekanntesten. (Sie erfüllen auch eine doppelte Funktion als Kalziumergänzungsmittel, was eine großartige Nachricht für Frauen ist, die sich eventuell Sorgen über die Gesundheit ihrer Knochen machen.) Wenn Sie gerne Kaugummi kauen, verwenden Sie einen ohne Pfefferminze. Sprechen Sie Ihren Apotheker auch auf ein entsprechendes Produkt an, das ein Antazidum und Kalziumkarbonat enthält. Antazida in flüssiger Form, die Magnesiumhydroxid und/oder Aluminiumhydroxid enthalten wie etwa Gaviscon oder Maaloxan, sind ebenfalls wirksam; letzteres enthält auch einen Inhaltsstoff mit Namen Simeticon, der Gasblasen zum Platzen bringt und die Blähbeschwerden zusätzlich lindert. Leiden Sie jedoch an einer Nierenerkrankung, sind Antazida auf Magnesium-Basis eventuell nicht Ihre beste Wahl.

Natriumbikarbonat (auch als Backnatron bekannt) kann die Magensäure ebenfalls wirksam abpuffern. Durch Mischen von Natron mit Wasser können Sie Ihr eigenes Antazidum herstellen, das Erwachsene gefahrlos nehmen können, aber für kleine Kinder nicht geeignet ist. Ein entsprechendes Mischungsverhältnis wäre hier ein Viertel Teelöffel Natron auf eine Tasse Wasser. Eine Alternative sind Alka-Seltzer Plus® Tabletten, die Natriumbikarbonat kombiniert mit Aspirin zur sanften Schmerzbekämpfung enthalten. Wenn Sie allergisch auf Aspirin (und den Wirkstoff Acetylsalicylsäure, Anm. d. Übers.) sind oder eine Unverträglichkeitsreaktion darauf haben oder wenn Sie schon Magengeschwüre durch zu viele nicht-steroidale Schmerzmittel, die sogenannten NSAR, gehabt haben, sind diese eventuell nicht Ihre beste Wahl.

Ein weiterer häufiger säurebindender Inhaltsstoff, Wismutsubsalicylat, wirkt gleichzeitig auch bei Durchfällen, die zusätzlich zu den Symptomen einer Verdauungsstörung im oberen Gastrointestinaltrakt auftreten; es ist unter dem Namen Pepto-Bismol im Handel. Der Wirkstoff kann den Stuhl schwarz färben, seien Sie also nicht beunruhigt, wenn Sie das ein bis zwei Tage nach der Einnahme feststellen. Wenn Sie allergisch auf Aspirin (Acetylsalicylsäure) sind, sollten Sie das Präparat nicht nehmen.

▨ H₂-Blocker

Eine Wirkstoffklasse, die sogenannten H$_2$-Blocker, greift in die durch Histamin stimulierte Bildung der Magensäure ein; gebräuchliche Medikamente sind hier unter anderem Pepdul (Wirkstoff Famotidin) und Präparate mit dem Wirkstoff Ranitidin, die im deutschsprachigen Raum unter zahlreichen Handelsnamen vertrieben werden [Pylorisin (A), Ranic (A), Ranicux (D), Ranimed (CH), Raniprotect (D), Ranitic (D), Sostril (D), Ulcidin (CH), Ulsal (A), Zantac (A), Zantic (D, CH), zahlreiche Generika (D, A, CH); Anm. d. Übers.]. Während die oben beschriebenen Antazida ihre Wirkung innerhalb von Minuten entfalten, dauert es bei den H$_2$-Blockern etwa 30 Minuten. Sie hält jedoch wesentlich länger an als bei den Antazida – bis zu zehn Stunden, anstatt nur etwa eine Stunde. Empfindliche Menschen können sie im Voraus nehmen, um Symptome zu vermeiden – etwa abends vor dem Zubettgehen oder morgens vor dem Frühstück. Zur Erzielung einer sofortigen und lang anhaltenden Linderung bei Verdauungsstörungen können Antazida zusammen mit einem H_2-Blocker genommen werden; die Wirkung des Antazidums setzt umgehend ein und die des H_2-Blockers beginnt, wenn die Wirkung des Antazidums allmählich nachlässt. Da H_2-Blocker weitaus weniger Langzeitnebenwirkungen haben als eine andere Klasse von säureunterdrückenden Präparaten, die Protonenpumpenhemmern (PPI), gelten sie als viel sicherer für den Langzeitgebrauch. Das betrifft auch Menschen, die nur gelegentlich eine Verdauungsstörung haben und diese mit einem freiverkäuflichen Arzneimittel vorbeugend behandeln wollen.

■ Protonenpumpenhemmer (PPI)

Wenn Sie an einer chronischen Verdauungsstörung leiden und mit der Refluxkrankheit (GERD) diagnostiziert wurden, könnte Ihr Arzt Ihnen einen Protonenpumpenhemmer (PPI, von engl. *proton-pump inhibitor*) verschreiben. (GERD steht für engl. *gastroesophageal reflux disease*, die gastroösophageale Refluxkrankheit, umgangssprachlich auch als Sodbrennen bezeichnet; Anm. d. Übers.) Die generischen Bezeichnungen aller Wirkstoffe dieser Art haben das Suffix -prazol. (Markennamen sind unter anderem Nexium [Wirkstoff Esomeprazol], Antra MUPS (D), Ecomep (CH), Losec (A) [Wirkstoff Omeprazol], Pariet (D) [Wirkstoff Rabeprazol], Gastrozol (D, A), Panprax (CH) [Wirkstoff Pantoprazol] Die Wirkung der Protonenpumpenhemmer besteht darin, dass sie die Menge der von Ihrem Magen gebildeten Magensäure drastisch – und in weitaus höherem Maße als H_2-Blocker – reduzieren. Sie verringern auch sehr wirksam die Häufigkeit und Schwere von sauren Magenblähungen, doch unter den richtigen Umständen (oder den falschen, je nachdem, von welcher Seite Sie es betrachten) kann es weiterhin zu dem schnellen Ausbruch meist sehr starker Schmerzen kommen. Zum Beispiel könnte eventuell selbst Ihr PPI einem opulenten Abendessen mit Steaks und viel Alkohol sowie dem anschließenden Zigarrengenuss nicht mehr gewachsen sein.

Sind Sie nicht mit GERD diagnostiziert worden, wäre die Behandlung von gelegentlichen sauren Magenblähungen mit einem Protonenpumpenhemmer so, als würden Sie eine Fliege mit dem Vorschlaghammer totschlagen. Da diese Präparate mit mehr Nebenwirkungen einhergehen können als andere Medikamente zur Eindämmung der Säurebildung, wären sie bei der Behandlung von Symptomen eines sauren Magens nicht die erste Wahl. Sobald Sie beginnen, sie regelmäßig zu nehmen, kann es auch schwierig sein, sie wieder abzusetzen; die Symptome können sich eine Zeit lang verschlechtern, wenn Sie abrupt mit der Einnahme aufhören. Unter anderem erhöht der langfristige Gebrauch von Protonenpumpenhemmern eventuell das Osteoporoserisiko, daher sind Kalzium- und Vitamin D-Ergänzungsmittel wichtig, wenn Sie diese Medikamente länger als nur ein paar Monate nehmen. Außerdem können Sie durch die Präparate anfällig für eine sogenannte bakterielle Überwucherung werden (auch als SIBO bezeichnet, s. Kapitel 8). Diese Risiken sind für Menschen mit GERD im Allgemeinen zumutbar, da ein wichtiger Nutzen überwiegt: Das Risiko von Speiseröhrenkrebs durch eine chronische Schädigung aufgrund der Säure ist geringer. Doch diese Risiken sind eventuell für Menschen, die nicht an GERD leiden, nicht angemessen, da sie ihre Blähsymptome rechtzeitig mit zum Beispiel Alka-Seltzer und einigen Veränderungen bei der Ernährung perfekt handhaben können.

Die Behandlung einer säurebedingten Verdauungsstörung durch die Ernährung

Bei Menschen mit sauren Magenblähungen wirkt eine Ernährungsumstellung wahre Wunder. Sind Sie davon betroffen, kann Ihnen ein wenig Vorbeugung oft die Einnahme eines Medikaments ersparen. Das Ziel, diese Beschwerden durch die Ernährung zu verhindern, erreichen Sie, indem Sie Ihre Mahlzeiten und Zwischenmahlzeiten so planen, dass Ihr Magen nie zu leer und nie zu voll ist.

Ein zu voller Magen kann Ihnen Probleme bereiten. Es dauert lange, bis er sich entleert und macht Sie besonders empfänglich für einen Reflux während dieser längeren Entleerungszeit. Und enthält eine solche umfangreiche Mahlzeit auch noch viel Fett, kommt es praktisch zwangsweise zu einer Entspannung des Muskels, der den Magen und die Speiseröhre voneinander trennt; damit wird das Zurückfließen von Säure in die Speiseröhre möglich und zu Ihren ohnehin schon leidigen Blähbeschwerden kommt das Sodbrennen noch dazu.

Doch meiner Erfahrung nach kann ein zu leerer Magen ebenfalls problematisch sein. Über Jahre hinweg habe ich meinen Patienten dieses Mantra Tausende Male vorgebetet: „Ein leerer Magen ist ein saurer Magen." Zu den zuverlässigsten Möglichkeiten, eine Blähattacke durch einen sauren Magen auszulösen, gehört ein zu langer Zeitraum zwischen den Mahlzeiten. Wenn Sie dann endlich essen, kommt es häufig zu einer verdauungsbedingten Überreaktion, egal, was Sie gegessen haben, und diese kann sich in Form von Blähbeschwerden, Aufstoßen, Völlegefühl im Magen, stechenden Schmerzen oder einem allgemeinen Gefühl eines unruhigen Magens zeigen. Entscheiden Sie sich zufällig auch noch dafür, den leeren Magen mit einer großen Portion Salat zu füllen, kann das zu noch mehr Blähbeschwerden und Missbehagen führen als eine Mahlzeit von weicherer Konsistenz, die zur Verdauung weniger Zeit und weniger Säure braucht.

Alle drei Stunden eine kleine Mahlzeit oder eine reichhaltige Zwischenmahlzeit

Am besten vermeiden Sie einen extrem leeren oder extrem vollen Magen, wenn Sie alle drei Stunden eine kleine Mahlzeit oder eine herzhafte Zwischenmahlzeit zu sich nehmen. Sie sollten spätestens alle vier Stunden etwas essen. Häufiger zu essen beruhigt nicht nur den Bauch, es hilft außerdem, den Hunger im Griff zu halten, sodass Sie sich bei der nächsten Mahlzeit mit größerer Wahrscheinlichkeit nicht überessen. Versuchen Sie, so gut Sie können, Ihre Nahrungsaufnahme möglichst gleichmäßig auf die täglichen Mahlzeiten und Zwischenmahlzeiten zu verteilen, sodass die Menge beim Abendessen nicht sehr viel größer ist, als die, die Sie zum Frühstück oder zum Mittagessen zu sich genommen haben.

Dazu sollten Sie sich überlegen, was als Zwischenmahlzeit infrage kommt. Eine einzelne Banane zwischen Mittag- und Abendessen reicht vielleicht nicht annähernd aus, um Ihren Hunger im Griff zu halten – und damit die Portionsgröße, wenn Sie sich zum Abendessen an den Tisch setzen. Sie sollten auch darauf achten, beim Frühstück nicht nachlässig zu sein, was sich viele meiner Patienten angewöhnt haben. Wenn Sie sich je mit dem Gefühl, halb verhungert zu sein, zum Essen setzen, weil Sie ein zu leichtes Mittagessen zu sich genommen oder überhaupt nicht gefrühstückt haben, ist die Wahrscheinlichkeit groß, dass Sie nach dieser Mahlzeit mit einem sauren Blähbauch vom Tisch aufstehen. Und schließlich, wenn Sie mehr als vier Stunden nichts gegessen haben, achten Sie darauf, direkt vor der nächsten Mahlzeit eine säuresenkende Kautablette zu nehmen, die Kalziumkarbonat enthält, damit ein wenig von der Magensäure neutralisiert und die Wahrscheinlichkeit von Blähbeschwerden nach dem Essen verringert wird.

Nehmen Sie sich vor üppigen, fetten Mahlzeiten von fester Konsistenz in Acht

Diese Eigenschaften passen vielleicht prima zu einem Türsteher, doch wenn Sie zu sauren Magenblähungen neigen, charakterisieren Sie die schlimmste Ernährungsform. „Umfangreiche" Mahlzeiten bedeuten große Portionen. Sich zu überessen ist eine todsichere Methode, um eine Attacke von sauren Magenblähungen zu provozieren. Wenn Sie dazu neigen, es bei den Mahlzeiten zu übertreiben, ist es wichtig, so regelmäßig zu essen, dass Sie sich nie mit einem Hungergefühl an den Tisch setzen. Wenn Sie bei Mahlzeiten im Restaurant nicht an sich halten können, bitten Sie darum, dass man Ihnen gleich mit dem Essen eine Mitnahmeverpackung bringt, in die Sie die Hälfte der Vorspeise füllen können, bevor Sie überhaupt anfangen zu essen. Und schließlich, sprechen Sie mir nach: „Hara Hachi Bu." (Auf Deutsch: Hör auf zu essen, wenn der Magen zu 80 Prozent voll ist.) Das ist der japanische Ernährungstrick, nur so viel zu essen, bis Sie zu 80 Prozent satt sind. Diese Technik ermöglicht es Ihrem Gehirn, mit dem Magen gleichzuziehen, sodass Sie nicht schon zu viel gegessen haben, bevor Sie Ihrem System genug Zeit gelassen haben, das Gefühl der Sättigung zu registrieren. Die Kunst, soweit zu kommen, dass man nach 80 Prozent Sättigung aufhören kann, erfordert Übung, doch wenn Sie Ihre Aufmerksamkeit dauerhaft auf dieses Ziel richten, sobald Sie sich an den Tisch setzen, werden Sie wahrscheinlich langsamer essen und damit wird die Wahrscheinlichkeit geringer, dass Sie sich überessen.

Es ist bekannt, dass fettreiche Mahlzeiten einen Reflux verursachen und sie können die saure Magenblähung auslösen, die oft damit einhergeht. Fettiges Essen zum Mitnehmen, Pizza mit extra viel Käse, Cheeseburger mit Pommes frites, Nudeln in Sahnesoße, Frittiertes und gegrillte Rippchen gehören zu den fettreichen Grundnahrungsmitteln der amerikanischen Ernährungsweise, die wahrscheinlich für eine Attacke von saurer Magenblähung sorgen. Ich will damit nicht sagen, dass alle fettreichen Nahrungsmittel tabu sein müssen, wenn Sie zu diesem Leiden neigen, doch was ich wirklich empfehle, ist, sie als „Garnierung" einer ansonsten fettarmen Mahlzeit zu verzehren. Eine Scheibe Käse auf einem Puten-sandwich unterscheidet sich schon sehr von einer Vorspeisenportion frit-tierter Mozzarella-Sticks. Ein paar Scheiben Speck sind auf einem Sand-wich mit Schinken, Salat und Tomate etwas ganz anderes als auf einem fettigen Cheeseburger. Eine oder zwei Kugeln Eiscreme ohne alles auf einem Teller ist nicht dasselbe, wie eine oder zwei Kugeln Eiscreme auf einem großen Stück Schokokuchen ohne Mehl. Wie schon gesagt, nutzen Sie fettreichere Nahrungsmittel, um ansonsten fettarme Mahlzeiten zu garnieren, anstatt deren Fettgehalt damit zu verdoppeln.

„Feste" Mahlzeiten beziehen sich auf die Konsistenz dessen, was Sie essen. Erinnern Sie sich an das Bild, das ich in Kapitel 3 benutzt habe, mit dem ich Ihren Magen als Mischmaschine beschrieb. Die „Mischmaschine Magen" muss viel länger heftig mischen, um Nahrungsmittel von grober Konsistenz, etwa Salate, Rohkost, Popcorn und Nüsse zu verflüssigen, als Alternativen von weicher Konsistenz wie gekochtes Gemüse, weiche Maistortillas und Erdnussbutter. Längeres Mischen kann die Wahrschein-lichkeit eines Refluxes und die damit einhergehenden Blähsymptome des oberen Abdomens erhöhen. Wenn Sie ohne etwas Knuspriges nicht leben können und gerne versuchen würden, einige Nahrungsmittel von grober Konsistenz in Ihrer Ernährung beizubehalten – hier sind meine Empfeh-lungen, wie Sie das angehen können:

- Meiden Sie Salate in Vorspeisenportionen oder andere große Portionen von rohem Gemüse. Halten Sie sich an Beilagensalate und Portionen in Häppchengröße.
- Essen Sie Ihr Salathäppchen lieber zum Schluss der Mahlzeit – wie die Franzosen es machen – als am Anfang, wenn Ihr Magen am sauersten ist.
- Bereiten Sie Salate aus weicheren „Baby-Grüngemüse" zu, etwa aus Spinat oder Kopfsalat, anstatt aus härteren Blattgemüsen wie Grün-kohl, Weißkohl, Friséesalat, Römersalatherzen und Eisbergsalat.
- Achten Sie darauf, wie Sie andere Nahrungsmittel von grober Konsis-tenz wie Nüsse und Popcorn vertragen. Bei großen Portionen sind Schwierigkeiten typischerweise vorprogrammiert, in kleinen Portionen vertragen Sie sie dagegen vielleicht, insbesondere, wenn Sie beim Es-sen einen regelmäßigen Drei-Stunden-Turnus beachten. Wenn Ihnen selbst kleine Portionen Probleme bereiten, suchen Sie nach den wei-

cheren Versionen dieser Nahrungsmittel, die in Kapitel 12 beschrieben werden.

- Kauen Sie alle Nahrungsmittel von fester Konsistenz ganz besonders gut. Tun Sie einfach so, als würden Sie sie für ein Kleinkind vorkauen; bevor Sie sie schlucken, sollten sie immer weich und fast püreeartig sein.

Wenn die Strategien bezüglich der Portionsgröße und des zeitlichen Ablaufs Ihrer Mahlzeiten, wie sie in diesem Kapitel beschrieben wurden, Ihre saure Magenblähungen nicht in zufriedenstellendem Maß bessern, würde ich es mit der in Kapitel 12 beschriebenen Sanften Ernährung für den Gastrointestinaltrakt versuchen.

Kein Alkohol auf leeren Magen

Alkohol reizt den Magen direkt und entspannt auch den Pylorus, den Pförtnermuskel, der den Magen von der Speiseröhre trennt. Trinken Sie Alkohol auf einen leeren, relativ sauren Magen und haben danach einen Reflux, geht es Ihnen richtig schlecht, und die sauren Blähbeschwerden können schon nach ein paar kleinen Schlucken auftreten. Wenn Sie Alkohol trinken möchten, ist es wichtig, zuerst eine Kleinigkeit zu essen. Essen senkt den Magensäurespiegel und kleidet eventuell auch Ihre Magenschleimhaut aus. Sie sollten sich beim Trinken auch zurücknehmen und übermäßigen Alkoholgenuss vermeiden. Und schließlich, wenn Sie nach einer ausgedehnten, alkoholseligen Partynacht im Bett liegen, sollten Sie klugerweise etwas Alka-Seltzer und einen H_2-Blocker auf dem Nachtkästchen liegen haben, um sie sich in den Mund zu stecken, bevor Sie in den Schlaf sinken. Am nächsten Morgen werden Sie mir für diesen Rat dankbar sein.

Es gibt noch eine andere Art von Blähbeschwerden, die genau wie die in diesem Kapitel beschriebene saure Magenblähung durch Essen hervorgerufen wird, doch im Gegensatz zu dieser reagiert sie nicht zuverlässig auf die Unterdrückung der Säure. Kommt Ihnen das bekannt vor, lesen Sie Kapitel 5, um zu sehen, ob die Beschreibung Ihrer persönlichen Blähbeschwerden besser zu einer „funktionellen Dyspepsie" passt.

KAPITEL 5

Der belastete, gestresste, aber nicht geblähte Bauch: Funktionelle Dyspepsie

Manche Arten von Blähbeschwerden, deren Ursachen im Magen liegen, können zu einem sehr viel schlechteren Befinden führen, als das äußere Erscheinungsbild vermuten lässt. In Kapitel 3 haben wir einige solcher Beschwerden besprochen, die zu einer sichtbaren Zunahme des Bauchumfangs führen – einer Vorwölbung, die die Betroffenen fast wie schwanger aussehen lässt. Doch es gibt eine Art, die mit einem inneren Druck- und Völlegefühl einhergeht, bei der der Bauch aber keine dazu passende große äußerliche Veränderung zeigt. Und im Gegensatz zur in Kapitel 4 beschriebenen sauren Magenblähung, die Symptome im selben oberen Abdominal-Bereich verursacht, sind diese Blähbeschwerden nicht mit säurebedingten Problemen wie Reflux oder Sodbrennen verbunden. Hier handelt es sich um etwas, das Fachleute als funktionelle Dyspepsie bezeichnen; wir benutzen dafür einfach das Kürzel FD.

Die funktionelle Dyspepsie (FD)

Der Begriff funktionell weist darauf hin, dass bei der FD die Nerven und Muskeln des Magens nicht ordnungsgemäß arbeiten, obwohl sie nicht durch eine strukturelle Krankheit beeinträchtigt sind. Sie mögen zum Beispiel ein quälendes Unbehagen im Oberbauch spüren, doch Ihr Arzt findet keinen Hinweis auf Geschwüre, Entzündungen oder einen Reflux, die dieses Gefühl verursachen könnten. Sie spüren vielleicht eine Anspannung, einen Druck oder hören das gluckernde Geräusch von umherwanderndem Gas, doch bei der Untersuchung kann Ihr Arzt kein übermäßiges Gas feststellen. Sie haben nach dem Verzehr kleiner Mengen eventuell ein Völlegefühl, doch die Entleerungszeit Ihres Magens erweist sich als normal. Alles scheint in Ordnung zu sein – woher also könnten diese Beschwerden kommen?

Es gibt viele Erklärungen für die ausgeprägten Oberbauchbeschwerden, die Menschen mit einer FD empfinden. Eine wahrscheinliche Ursache ist, dass sich Ihr Magen nach einer Mahlzeit nicht richtig ausdehnen kann. Ein leerer Magen ist etwa faustgroß. Doch wenn wir zu essen beginnen, sollte er sich erheblich ausdehnen können, um eine große Menge Nahrung aufzunehmen. Der Magen von FD-Patienten kann sich jedoch vielleicht nicht genügend entspannen, wenn sich Essen über die Speiseröhre ankündigt, und davon wird insbesondere der Bereich des Oberbauchs in Mitleidenschaft gezogen, sodass Sie selbst nach einer bescheidenen Nahrungsmenge ein unangenehmes Völlegefühl verspüren.

Eine andere Ursache für die Blähbeschwerden durch eine FD ist möglicherweise eine Störung des Nahrungsflusses durch den gesamten Magen. Dieser Nahrungsfluss sollte stetig und in gleichmäßigem Tempo erfolgen. Bei einer Messung mit dem gastrischen Entleerungs-Scan ist die Entleerungszeit Ihres Magens vielleicht normal (die Beschreibung dieser Untersuchung finden Sie in Kapitel 3), doch die Nahrung, die Sie zu sich nehmen, verweilt möglicherweise ein wenig zu lange im oberen Magenabschnitt, bevor sie zum unteren Abschnitt weiterwandert. Dann gäbe es noch die Variante, dass die Nahrung durch die gestörte Magendehnung sogar sehr rasch in den unteren Magenabschnitt gelangt, weil oben kein Platz für sie ist. In letzterem Fall könnte es zu schmerzhaften Blähbeschwerden im unteren Magenbereich kommen.

Schließlich und endlich können Menschen mit einer FD in ungewöhnlich hohem Maße empfindlich auf Dinge reagieren, die den Magen stimulieren, etwa Nahrungsmittel, Verdauungsgase oder Gewürze. Während jemand, der nicht an einer FD leidet, eine geringe, den oberen Magenbereich passierende Menge Gas gar nicht spüren würde, empfindet jemand mit einer FD, der eine verstärkte Schmerzreaktion im Verdauungstrakt hat, dieselbe Menge Gas vielleicht als unglaublich unangenehm.

Das Blähgefühl bei einer funktionellen Dyspepsie

Blähbeschwerden durch eine FD verdichten sich meist im Oberbauch, gleich hinter dem Brustbein. Meine Patienten beschreiben sie als unangenehmes Völle-, Spannungs- und Druckgefühl, das nach dem Essen im Allgemeinen unverändert oder schlechter ist. Das Völlegefühl passt nicht immer zu der Menge, die Sie gegessen haben, selbst wenn Sie wenig essen, können Sie sich zu voll fühlen. Jedoch werden die Symptome durch sehr große Portionen oder fettreiche Mahlzeiten auf jeden Fall sehr verschlimmert. Die Intensität der Blähbeschwerden variiert stark; manche Menschen nehmen vielleicht nur ein chronisches, leichtes Unbehagen wahr, während andere über heftige Schmerzen klagen. Manche verspüren auch Übelkeit, doch im Allgemeinen kommt es nicht zu Erbrechen.

Ein großer Unterschied zwischen der FD und den meisten anderen Arten von Blähbeschwerden, die vom Magen ausgehen, besteht darin, dass das Empfinden sehr viel schlimmer ist als das äußerliche Erscheinungsbild. Sie spüren vielleicht ein unglaubliches Völle- und Druckgefühl, doch wenn ein Freund oder eine Freundin Ihre Taille kontrolliert, dann behauptet er oder sie steif und fest, dass Sie aussehen wie immer.

Ein weiteres Merkmal der Blähbeschwerden durch eine FD ist, dass diese nicht mit Sodbrennen einhergehen und nur bedingt auf Säureblocker wie zum Beispiel Nexium, Zantac (A), Sostril (D), Zantic (D, CH) und andere sowie Pepcid akut reagieren – oder überhaupt nicht darauf ansprechen. Bei manchen Patienten kommt es zwar zu einer geringfügigen, doch nicht vollständigen Linderung von Symptomen, wenn sie Antazida-Kautabletten nehmen, die Kalziumkarbonat enthalten, doch das liegt meist daran, dass diese Präparate zufällig auch Aufstoßen hervorrufen, und dadurch das schmerzhafte Druckgefühl etwas erleichtert wird.

Und schließlich: Blähbeschwerden durch die FD gehen nicht mit veränderten Stuhlgewohnheiten einher, werden aber durch Stuhlgang auch nicht besser. Selbst Menschen mit einer FD, die zudem an chronischer Verstopfung leiden, geht es im Bereich des oberen Magens nicht viel besser, wenn sich der Stuhlgang wieder normalisiert. Auch Hormone beeinflussen solche Blähbeschwerden nicht besonders; bei Frauen scheinen sie sich in allen Phasen ihres Menstruationszyklus nicht bemerkenswert zu verändern.

Die funktionelle Dyspepsie diagnostizieren

Die funktionelle Dyspepsie wird wie alle anderen funktionellen Störungen, die das Verdauungssystem betreffen, aufgrund einer Gruppe von Symptomen diagnostiziert, auf die sich eine Ärztekommission aus der ganzen Welt verständigt hat. Die FD ist eine klinische Diagnose, das heißt, es gibt keine gute Untersuchungsmethode dafür und wird manchmal gestellt, nachdem andere wahrscheinliche Möglichkeiten durch verfügbare Untersuchungsmethoden ausgeschlossen wurden.

Wenn Untersuchungen zum Beispiel zeigen, dass Sie einen Reflux, Geschwüre oder eine Helicobacter pylori-Infektion haben, würde die Diagnose FD nicht gestellt werden, denn es gibt eine zugrunde liegende Krankheit, die für Ihre Blähbeschwerden verantwortlich sein könnte. Zeigen Untersuchungen, dass bei Ihnen eine verzögerte Magenentleerung (oder Gastroparese, s. Kapitel 3) vorliegt, würde die Diagnose FD ebenfalls nicht gestellt werden, weil Ihr frühes Sättigungsgefühl einer anormal langsamen Magenentleerung geschuldet sein könnte.

Angenommen, die Ärzte haben eine zugrunde liegende Krankheit als Ursache Ihrer Symptome ausgeschlossen, stellen sie die Diagnose FD aufgrund dessen, dass Sie von chronischen, anhaltenden Oberbauchbeschwerden berichten, die nichts mit Ihren Stuhlgewohnheiten zu tun haben. Doch bevor es zu dieser Diagnose kommt, werden Sie sich voraussichtlich einigen Untersuchungen unterziehen müssen.

Endoskopie
Wenn Sie mit Oberbauchschmerzen in die Praxis kommen, will Ihr Arzt wahrscheinlich überprüfen, ob es sich um ein säurebedingtes Problem handelt. Im Allgemeinen ist eine Endoskopie der erste Schritt in diesem Prozess. Wie in Kapitel 3 beschrieben, handelt es sich dabei um ein Verfahren, das unter milder Sedierung durchgeführt wird. Der Gastroenterologe führt einen Schlauch mit einer daran befestigten Kamera durch den Mund über die Speiseröhre in den Magen ein, damit er sich diese Organe komplett von innen ansehen kann. Die Untersuchung dauert nur etwa 15 Minuten. Durch die endoskopische Überprüfung von Magen und Speiseröhre und die parallele Entnahme von Gewebeproben, die als Biopsie bezeichnet wird, kann Ihr Arzt feststellen, ob Entzündungen oder Geschwüre vorliegen. Diese Gewebeproben können auch auf das lästige

Bakterium Helicobacter pylori untersucht werden, das Entzündungen und Geschwüre verursacht. Bei einer FD sehen Speiseröhre und Magen völlig normal aus.

Atemtest zur Feststellung von Helicobacter pylori

Manchmal wird vor einer Endoskopie zuerst ein schnell durchzuführender und nicht invasiver Atemtest gemacht, um das Vorliegen einer Helicobacter pylori-Infektion festzustellen. Ist er positiv, bekommen Sie eventuell Antibiotika, damit Ihr Arzt sieht, wie Ihre Symptome darauf ansprechen, bevor er die invasive (und auf jeden Fall teurere!) Endoskopie in Betracht zieht.

Für den Atemtest kommen Sie nüchtern in die gastrologische Praxis, bekommen eine Pille oder ein Pulver, aufgelöst in einer harnstoffhaltigen Flüssigkeit. Während des 15-minütigen Tests atmen Sie in ein Rohr, sodass die medizinisch-technische Assistentin (MTA) die Atemproben sammeln und analysieren kann. Bei einer H. pylori-Infektion enthält Ihre Ausatemluft alle Hinweise, die zur Diagnosestellung erforderlich sind. Die Blutuntersuchung auf H. pylori wird nicht mehr empfohlen, weil damit nicht zwischen einer akuten und einer vergangenen, bereits abgeklungenen Infektion unterschieden werden kann.

Testen des pH-Wertes in der Speiseröhre

Ihr Arzt möchte eventuell überprüfen, ob ein Reflux, ein Säurerückfluss, für Ihre Symptome verantwortlich ist, und dafür stehen zwei Möglichkeiten offen. Bei beiden wird über einen gewissen Zeitraum der pH-Wert in Ihrer Speiseröhre bestimmt.

Zum 24-Stunden-pH-Test gehört die Kontrolle des Säurespiegels in der Speiseröhre über 24 Stunden, die Ösophagus-pH-Metrie – dies ist oft die Untersuchung der Wahl. Sie wird in der gastroenterologischen Praxis durchgeführt, wobei ein dünner Schlauch durch die Nase in die Speiseröhre vorgeschoben wird. An der in den Körper eingeführten Schlauchspitze befindet sich ein kleiner Sensor, der den pH-Wert in Ihrer Speiseröhre misst. Das andere Ende des Schlauches, das sich außerhalb des Körpers befindet, wird an ein tragbares elektronisches Aufzeichnungsgerät angeschlossen, das Sie 24 Stunden bei sich tragen. Am folgenden Tag wird der Schlauch in der Praxis wieder entfernt, und der Arzt wertet die Aufzeichnungen des Gerätes aus. Anhand der Daten kann er sagen, ob es sich bei Ihnen um einen Reflux handelt. Haben Sie eine FD, fällt dieser Test normal aus und zeigt keine Anzeichen eines Refluxes.

Es gibt noch einen weiteren Test, mit dessen Hilfe ein Reflux festgestellt werden kann (die BRAVO Kapsel-pH-Metrie), dessen zusätzlicher Vorteil es ist, dass er den pH-Wert in der Speiseröhre ganze 48 Stunden überwacht – also doppelt so lang wie der eben beschriebene Test – und damit die Chancen erhöht, einen Zusammenhang zwischen Ihren Symptomen und dem pH-Wert der Speiseröhre zu finden. Er wird während der Endoskopie gemacht, Ihr Arzt befestigt eine kleine Kapsel in der Schleimhaut Ihrer Speiseröhre. Diese überträgt Daten auf ein tragbares Aufzeichnungsgerät, das Sie zwei Tage lang bei sich haben. Außerdem führen Sie während des Tests ein Ernährungstagebuch und erfassen alle Ihre Symptome, wie etwa Sodbrennen. Dieser Test kann helfen zu unterscheiden, ob die Schmerzen oder Beschwerden in Ihrem Oberbauch mit einem Reflux oder mit einer funktionellen Dyspepsie zusammenhängen, denn Ihr Arzt kann anhand der Aufzeichnungen des Geräts überprüfen und feststellen, ob Sie zu den Zeiten, als Sie von Oberbauchschmerzen berichteten, tatsächlich einen Reflux hatten.

Der gastrische Entleerungs-Scan

Hat Ihr Arzt aufgrund Ihrer Beschreibung den Verdacht auf eine verzögerte Magenentleerung, weil Sie Übelkeit empfinden oder selbst bei ganz geringer Nahrungsaufnahme sehr schnell ein Völlegefühl haben, veranlasst er eventuell einen gastrischen Entleerungs-Scan (GES), der auch unter dem Namen gastrische Entleerungs-Szintigrafie bekannt ist. Damit wird bestimmt, wie lange feste Nahrung oder Flüssigkeiten für die Magenpassage brauchen; eine detaillierte Beschreibung finden Sie in Kapitel 3 im Abschnitt Gastroparese.

Bei Menschen mit einer FD entleert sich der Magen in normaler Geschwindigkeit, doch manchmal finden sich in einem unauffälligen Entleerungstest Hinweise auf eine FD, weil er die Fließgeschwindigkeit des Speisebreis durch den gesamten Magen erkennen lässt. Zum Beispiel könnte der Radiologe anhand des 4-Stunden-Tests feststellen, dass der Speisebrei oder eine Flüssigkeit auffällig lang braucht, um vom oberen Magenabschnitt in den unteren zu gelangen.

Die funktionelle Dyspepsie behandeln

Die medizinische Behandlung der funktionellen Dyspepsie

Es gibt eine Vielzahl von frei verkäuflichen und verschreibungspflichtigen Medikamenten, die – einzeln oder in verschiedenen Kombinationen miteinander genommen – helfen, mit den Blähbeschwerden durch eine FD umzugehen. Je nach Art Ihrer Symptome empfiehlt Ihnen Ihr Arzt die geeigneten Alternativen, mit denen Sie es versuchen können. Die Namen des Wirkstoffs stehen in Klammern.

▪ Frei verkäufliche Präparate (OTC-Präparate)

Die kostengünstigsten, sichersten und zugänglichsten Präparate zur Linderung von Blähbeschwerden sowie Völle- und Spannungsgefühlen im Oberbauch sind oberflächenaktive Medikament (sogenannte Entschäumer) wie Lefax oder Sab simplex oder ihre Generika (Wirkstoff: Simeticon). Sie können große Gasblasen, die den Magen dehnen, in kleinere Gasblasen zerteilen, die den Verdauungstrakt schneller passieren können. In manchen Medikamenten, die mehrfach wirken, befindet sich eine Kombination von Simeticon und säureneutralisierenden Inhaltsstoffen. Meiden Sie dabei solche, die zum Beispiel nach Minze schmecken, da diese einen Reflux verursachen kann. Ihr Apotheker kann Ihnen bei der Wahl der entsprechenden Präparate behilflich sein.

Oberflächenaktive Medikamente werden nicht in den Blutstrom aufgenommen, sie verbleiben vielmehr im Verdauungstrakt. Daher sind sie ausgesprochen sicher und gut verträglich. Wir raten unseren Patienten mit einer FD, sie präventiv vor einer Mahlzeit zu nehmen, anstatt zu warten, bis sie sich bereits aufgebläht fühlen. Man kann diese Präparate mehrmals täglich vor dem Essen nehmen.

▪ Serotonin-Blocker

Bestimmte Medikamente binden an die Rezeptoren für ein Hormon mit Namen Serotonin und ahmen seine regulierende Wirkung auf die Nerven des Verdauungssystems nach. Sie bessern nachweislich die Symptome einer FD. Sie können insbesondere die Dehnbarkeit des Magens erhöhen und die überempfindliche Schmerzreaktion des Abdomens dämpfen. Diese Präparate werden für eine Vielzahl von anderen Krankheiten entwickelt und verschrieben, doch sie können auch nützen, wenn sie außerhalb der von der Arzneimittelbehörde zugelassenen Indikationen eingesetzt werden (off-label-use), wie eben bei Symptomen einer FD.

Eines dieser Medikamente ist Zofran (Wirkstoff Ondansetron), das normalerweise als Antiemetikum, also gegen Übelkeit und Erbrechen, vermarktet wird. Es hilft speziell Menschen mit einer FD gegen ihre chronische Übelkeit. Es kann etwas Verstopfung verursachen, doch diese Nebenwirkung ist zu bewältigen. Ein weiteres Beispiel ist das Anxiolytikum (zur Verminderung übermäßiger oder krankhafter Ängste), das in Deutschland unter den Handelsnamen Anxut, Busp und Bespar (Wirkstoff Buspiron) verkauft wird; es wirkt leicht beruhigend auf die Magenmuskeln, entspannt den oberen Abschnitt des Magens und verbessert die Magendehnungsreaktion beim Essen. Typischerweise wirkt es am besten, wenn man es etwa 15 Minuten vor einer Mahlzeit einnimmt. Ein Migränemedikament, das im deutschsprachigen Raum unter dem Namen Imigran (Wirkstoff Sumatriptan) im Handel ist, erweist sich bei der Besserung von Symptomen einer FD ebenfalls als vielversprechend. Es hat jedoch eventuell mehr Nebenwirkungen als die vorher genannten Alternativen und ist im Allgemeinen bei der Behandlung nicht das Mittel der ersten Wahl.

Antidepressiva

Wenn Ärzte bei funktionellen Problemen des Verdauungssystems Antidepressiva empfehlen, missinterpretieren das Patienten manchmal dahingehend, dass ihr Arzt sie für verrückt hält oder meint, die Symptome spielten sich „alle nur in ihrem Kopf" ab. Das ist nicht so! Spezielle Medikamente aus der Gruppe der trizyklischen Antidepressiva (TZA) scheinen sich durch die Regulierung des Spiegels zweier an der Schmerzreaktion beteiligten Hormonen – Serotonin und Noradrenalin – direkt auf den Verdauungstrakt auszuwirken. Entsprechende Präparate, die zu diesem Zweck verschrieben werden, etwa Elavil und Laroxyl (Wirkstoff Amitryptilin) werden weltweit vertrieben, im deutschsprachigen Raum ist der Wirkstoff unter anderem unter dem Namen Saroten im Handel. Aufgrund ihrer potenziellen Nebenwirkungen, zu denen auch die Verstopfung gehört, werden Antidepressiva von manchen Menschen nicht gut vertragen.

Prokinetika

Prokinetische Präparate sind konzipiert, um die Peristaltik anzuregen, sie sorgen dafür, dass der Magen sich häufiger kontrahiert und dadurch schneller entleert. Somit verringern sich die Blähbeschwerden, das Völlegefühl, der Appetitmangel und die Übelkeit. Ein solches Medikament ist zum Beispiel Motilium (Wirkstoff Domperidon), das nachweislich bezüglich der Verringerung der Symptome am erfolgversprechendsten ist.

Die Behandlung einer funktionellen Dyspepsie durch die Ernährung

Eine Ernährungsumstellung allein ist nicht der Königsweg bei Blähbeschwerden und Missbehagen durch eine FD; eine Veränderung Ihrer Essgewohnheiten kann jedoch in Bezug auf die Schwere der Beschwerden und Schmerzen sehr viel bewirken.

Essen Sie kleine, fettarme Mahlzeiten von weicher Konsistenz

Wenn Sie an einer FD leiden, sollten Sie Ihre Nahrungsmittel und die Konsistenz Ihrer Mahlzeiten daraufhin auswählen, wie viel Ausdehnung auf einmal Sie Ihrem Magen dabei zumuten und wie sie diese in Grenzen halten. Kleinere Portionen führen zu einer geringeren Dehnung als große, daher kommt es zu weniger Blähbeschwerden, wenn Sie alle drei bis vier Stunden kleine Mengen, anstatt drei „ordentliche" Mahlzeiten am Tag zu sich nehmen. Der Imbiss nach dem Abendessen, sozusagen das „Betthupferl", ist eine häufig gepflegte Angewohnheit, die die Blähbeschwerden bei einer FD verschlimmern kann. Ich habe festgestellt, dass die Betroffenen abends oft zu viel essen, weil sie tagsüber zu wenig gegessen haben; die Patienten verfallen häufig in dieses Muster, weil sie Angst haben, während der Arbeit Symptome zu bekommen, doch das wird zu einem Teufelskreis. Daher ist es besonders wichtig herauszufinden, wie Sie Ihre Essgewohnheiten tagsüber so verträglich gestalten können, dass Ihr Hunger am Abend früher gestillt ist und Sie zufriedener sind.

Wenn es für Sie schwierig ist, ausreichend Kalorien aufzunehmen, damit diese kleineren Mahlzeiten Sie entsprechend sättigen, können Sie zwischendurch nahrhafte Getränke für den Flüssigkeitshaushalt in kleinen Schlucken zu sich nehmen. Beispiele sind hierfür durch Proteine angereichertes Kokoswasser oder Kaffeegetränke, Wasser, dem Sie Proteinpulver mit Fruchtgeschmack hinzufügen oder ein flüssiger Mahlzeitenersatz oder ein Proteingetränk.

Die Konsistenz Ihrer Nahrung spielt auch eine Rolle dabei, wie viel Dehnung Sie Ihrem ziemlich unbeweglichen, ganz besonders reizempfindlichen Magen zumuten. Volumenbildende Nahrungsmittel, die viele Ballaststoffe von grober Konsistenz enthalten, können bei einer FD sehr starke und schmerzhafte Blähbeschwerden verursachen; einige Beispiele sind Salate (und rohe Gemüse im Allgemeinen), Krautsalate und Nüsse sowie Müsliriegel mit ganzen Nüssen, Studentenfutter, Knuspermüsli und große Portionen von festen oder zähen Trockenfrüchten. Ein an einer FD leidender Bauch mag lieber etwas Weiches, Geschmeidiges, Cremiges und Püriertes. Die Nahrungsmittel, die Sie am besten vertragen, sind vermutlich solche wie Bananen, Erdnussbutter, Apfelmus, Papayas, Joghurt, Obst-Smoothies, Instant-Haferflocken, pürierte Gemüsesuppen, Omeletts, Avocados, fettarmer Aufschnitt, etwa von der Pute, und Sushi. In Ihrer Ernährung ist jedoch ganz sicher auch Platz für ein paar knusprige Nahrungsmittel, solange sie sich beim Kauen leicht verflüssigen lassen. Reiswaffeln, Kräcker und viele Marken von Frühstücksflocken sollten diesem Anspruch ziemlich gut gerecht werden.

In Kapitel 12 wird eine Sanfte Ernährung für den Gastrointestinaltrakt, die ich bei einer FD empfehle, ziemlich detailliert und umfassend besprochen; das Kapitel beinhaltet auch Listen mit den magenschonendsten und problematischsten Nahrungsmitteln, geordnet nach Nahrungsmittelgruppen. Vorschläge für Mahlzeiten und Rezepte sind ebenfalls enthalten. Schlagen Sie es schon mal auf, wenn Sie mit diesem Kapitel fertig sind und holen Sie sich praktischen Rat, welche Nahrungsmittel sich großartig als Grundnahrungsmittel eignen und welche Ihnen eventuell Probleme bereiten.

Trinken Sie langsam und trinken Sie nicht zu den Mahlzeiten

Flüssigkeiten zusammen mit Mahlzeiten sind eine Kombination, die zu einem übermäßigen Völlegefühl im oberen Magenbereich führen kann. Manchen FD-Patienten wird davon auch ziemlich übel. In solchen Fällen empfehle ich, 15 Minuten vor dem Essen nichts mehr zu trinken und nach dem Essen mindestens eine Stunde zu warten, bevor Sie Ihren Flüssigkeitshaushalt wieder auffüllen.

Sie sollten auch darauf achten, dass Sie niemals hastig trinken, ein Glas nicht in einem Zug leeren und Getränke nie gierig in sich hineinschütten. Trinken Sie sie stattdessen schluckweise über einen gewissen

Zeitraum, idealerweise mit einem Strohhalm. Wenn Sie eine große Menge Flüssigkeit hastig in Ihren dyspeptischen Magen kippen und dabei noch zusätzlich Luft schlucken, so ist das eine todsichere Methode, um die Blähbeschwerden zu verstärken. Es tut mir leid, dass ich die Überbringerin schlechter Nachrichten bin, doch die Tage, in denen Sie ein Glas Bier praktisch in einem Zug getrunken haben, sind vorüber. Achten Sie auch besonders auf die Art und Weise der Flüssigkeitszufuhr, wenn Sie Sport treiben; die meisten Menschen trinken während eines intensiven Work-outs üblicherweise hastig große Mengen Wasser und schlucken dabei zusätzlich Luft, weil sie in der Folge schwer und schnell atmen.

Achten Sie beim Thema Getränke auch darauf, wie es Ihnen geht, wenn Sie Kaffee getrunken haben; bei manchen Menschen mit einer FD können sich die Symptome verschlimmern.

Es mag wie ein schwieriger Balanceakt erscheinen, Medikamente, Mahlzeiten und Flüssigkeiten so zu kombinieren, dass die Magendehnung möglichst wenig stimuliert wird. Durch Versuch und Irrtum werden Sie einen täglichen Rhythmus finden, mit dem Sie Ihre Symptome mit oder ohne Hilfe von Präparaten am besten unter Kontrolle bekommen. Ein täglicher Rhythmus könnte zum Beispiel so aussehen:

Beispiel für einen Essensplan an Werktagen bei einer funktionellen Dyspepsie

6.30 bis 7.30: Trinken Sie langsam Ihren morgendlichen Kaffee (wenn Sie ihn vertragen), Tee oder Ihr Wasser nach dem Aufstehen.

7.45 bis 8.30: Eine Simeticon-Tablette nehmen, dann frühstücken

10.00 bis 11.15: Auf Wunsch Wasser in kleinen Schlucken für den Flüssigkeitshaushalt.

11.30 bis 12.30: Eine Simeticon-Tablette nehmen, dann kleines Mittagessen.

13.30 bis 14.30: Auf Wunsch Wasser in kleinen Schlucken für den Flüssigkeitshaushalt

14.45 bis 15.30 Zwischenmahlzeit am Nachmittag

> 16.30 bis 17.30 Auf Wunsch Wasser in kleinen Schlucken für den
> Flüssigkeitshaushalt
> 18.00 bis 20.00: Eine Simeticon-Tablette nehmen, dann kleines
> Abendessen
> 21.00 und später: Warmer Fenchel- oder Ingwertee (auf Wunsch)
> in kleinen Schlucken

Meiden Sie alles, was den Magen reizt

Da bei einer FD manche Beschwerden und Schmerzen durch übermäßig empfindliche Nerven verursacht werden, können Ihre Symptome durch alles, was Sie zu sich nehmen und was diese Nervenendigungen stimuliert oder reizt, verschlechtert werden. Zu den häufigsten Stimulanzien gehören Alkohol (jeder Art) und würziges Essen; darauf sollten Sie am besten verzichten, soweit Sie dazu bereit sind und so gut Sie es können. Die regelmäßige Verwendung von nicht steroidalen entzündungshemmenden Medikamenten (NSAR) wie Aspirin, Ibuprofen und Naproxen (in Deutschland und im deutschsprachigen Raum als Proxen (D, A, CH) im Handel; Anm. d. Übers.) zur Schmerzbekämpfung kann auch problematisch sein, da sie die Fähigkeit des Magens beeinträchtigen, seine schützende innere Schleimhautschicht zu erhalten.

 Die Geschichte von Anthonys funktioneller Dyspepsie:
Lebenslanger Wechsel von Schlemmen oder Hungern holt ihn
schließlich ein

Anthony war ein Herr Ende Fünfzig, der von seinem Gastroenterologen an mich verwiesen wurde, weil er fast täglich nach dem Abendessen Symptome schwerer Blähbeschwerden hatte. Das Problem hatte er schon seit etwa zehn Monaten, allerdings hatte er davor lange mit Reflux zu tun gehabt. Dennoch beharrte er darauf, dass sich die Blähbeschwerden von den Refluxattacken unterschieden. Letztere führten zu Sodbrennen, Aufstoßen und schweren Schmerzen im oberen rechten Quadranten des Abdomens. Das Problem mit den Blähbeschwerden war etwas ganz anderes: Es gab kein Sodbrennen und kein Aufstoßen, sondern eher ein so unangenehmes Völlegefühl, dass er nach dem Abendessen eine gefühlte Ewigkeit um den Block ging, einfach nur, damit es besser wurde. Die

Blähbeschwerden begannen beim Essen innerhalb von Minuten und hielten stundenlang an.

Anthonys Arzt machte eine Endoskopie, bei der alles normal aussah – es gab keine Anzeichen eines Refluxes. Als nächstes empfahl er ihm, vor dem Abendessen ein Entblähungsmittel zu nehmen, doch das half nicht. Antazida halfen auch nicht. Nachdem Anthony erwähnt hatte, dass er sich nach einem geschäftlichen Aufenthalt in Italien kurz zuvor – wo sich sein Speiseplan sehr von dem zu Hause unterschied – großartig fühlte, schickte sein Arzt ihn zu mir, um zu sehen, ob ich vielleicht daraus schlau wurde.

Als ich Anthony kennenlernte, schwärmte er nostalgisch von der Zeit, als er noch jünger war. In seinen Dreißigern und Vierzigern ging er jeden Morgen ins Fitnessstudio, ließ das Frühstück aus, ließ das Mittagessen aus und kam gegen 17.30 heißhungrig nach Hause. Er stopfte alles in sich hinein, was ihm vor die Augen kam, bis er sich mit seiner Familie später am Abend zu einer hausgemachten italienischen Mahlzeit an den Tisch setzte – nach der er sich satt und zufrieden, aber nicht unbehaglich fühlte. Doch in seinen Fünfzigern veränderte sich etwas. Durch dieses Essverhalten begann er zuzunehmen – im Laufe der letzten zehn Jahre waren es gut 13 Kilogramm und hin und wieder bekam er Anfälle von Sodbrennen und refluxbedingten Schmerzen durch diese abendlichen Schlemmereien. Rotes Fleisch war besonders problematisch. Er reagierte auf die Veränderung damit, dass er sich mittags ein schnelles Sandwich schnappte und etwas weniger und früher zu Abend aß. Das veränderte Essmuster schien gegen den Reflux zu helfen.

Doch ein paar Jahre später setzten trotz der Veränderung seines Ernährungsverhaltens diese neuen Blähattacken nach dem Abendessen ein. Als wir einen typischen Tag in Anthonys Leben durchgingen, erfuhr ich, dass er den Tag mit ein paar Tassen Kaffee begann (und sich danach gut fühlte), gegen Mittag ein Sandwich mit Thunfisch oder Roastbeef plus ein paar Kekse aß (und sich danach immer noch gut fühlte). Das Abendessen wurde gewöhnlich in einem Restaurant eingenommen und bis es um 19 Uhr soweit war, hatte er richtig Hunger. So startete er einen Angriff auf die Schale mit den Nüssen auf dem Tresen der Bar, während er sich einen Cocktail gönnte, und bestellte dann eine volle Vorspeisenportion, zu der er noch zwei oder drei Gläser Wein trank. Dieses Essmuster unterschied sich schon ganz erheblich davon, was er in Italien zu sich nahm, wo er den Tag mit einem Milchkaffee und ein paar Brötchen mit Butter und Marmelade begann, woraufhin er sich etwa vier Stunden später zu einem zweigängigen Mittagessen an den Tisch setzte, das aus Nudeln und einer Vorspeise mit Fisch und Gemüse bestand. Die Portionen, so merkte er an, waren von der Größe her eher europäisch als amerikanisch. Gegen 16.00 gab es eine Kaffeepause, in der er sich wieder einen Milchkaffee und dazu ein paar Kekse genehmigte. Als es auf das Abendessen gegen 20.00 zuging, verspürte er nur wenig Hunger und nahm eine Mahlzeit ein, die von der Größe her etwa dem Mittagessen entsprach, dazu gab es nur ein Glas Wein.

Mir war sofort klar, dass es Anthony am besten ging, wenn er etwa alle drei bis vier Stunden maßvoll aß, anstatt zu warten, bis er so hungrig war, dass er am Abend große Mengen auf einmal in sich hineinstopfte. Weniger Alkohol zum Abendessen schien ihm auch besser zu tun. Anthonys Magen war besonders empfindlich gegenüber Alkohol und konnte nicht mehr problemlos große Mengen auf einmal aufnehmen. Von daher führten große Portionen am Abend in Verbindung mit vier oder fünf alkoholischen Getränken zu diesem übermäßigen Völlegefühl im oberen Abdomen. Das alles hörte sich nach einem wahrscheinlichen Fall von funktioneller Dyspepsie an.

Ich beriet Anthony dahingehend, dass es nun an der Zeit sei, den Tag mit einem Frühstück zu beginnen und nachmittags immer eine Zwischenmahlzeit zu sich zu nehmen, sodass seine Nahrungsaufnahme gleichmäßig über den Tag verteilt wäre und sich nicht auf den Abend konzentrieren würde. Er musste sich mit ein wenig Hunger, aber nicht halb verhungert zum Abendessen setzen, sodass er die Kontrolle über die Menge hatte, die er zu sich nahm. Ich schlug auch vor, dass er sich an Nahrungsmittel von weicherer Konsistenz hielt, etwa die für die Sanfte Ernährung für den Gastrointestinaltrakt (Kapitel 12), sodass sich sein Magen etwas zügiger leeren kann und um die Wahrscheinlichkeit eines anhaltenden Völlegefühls zu verringern. Schließlich nahmen wir uns Anthonys Alkoholkonsum vor und ich wies darauf hin, dass es ihm besser ginge, wenn er die abendliche Alkoholmenge auf maximal zwei Gläser beschränken würde.

Nach dieser ersten Zusammenkunft sah ich Anthony nie mehr wieder, also nahm ich an, er machte sich erst gar nicht die Mühe, meine Empfehlungen auszuprobieren – oder er hatte sie ausprobiert und nicht hilfreich gefunden. Es würde schon ziemlich schwierig sein, ein Essverhalten zu ändern, das über so viele Jahrzehnte eingewurzelt war, und es kann ebenso schwer sein, Alkohol zu reduzieren, insbesondere im gesellschaftlichen Rahmen. Doch drei Wochen später erhielt ich eine Mitteilung von Anthonys Gastroenterologen. Er hatte tatsächlich alle meine Empfehlungen umgesetzt und berichtet, er fühle sich „um Klassen besser – es war ein Unterschied wie Tag und Nacht". Seine immer wiederkehrenden abendlichen Bläh- und Oberbauchbeschwerden waren verschwunden – und er hatte obendrein mehr als zwei Kilogramm abgenommen! Die „Moral von der Geschichte" ist, dass wir schließlich alle von solchen extremen Ernährungsgewohnheiten eingeholt werden. Unsere Verdauungsfunktion verändert sich mit zunehmendem Alter und manchmal müssen wir unsere Art zu essen ändern, um sie diesem Umstand anzupassen.

Wenn sich Ihre Blähbeschwerden definitiv so anfühlen, als seien sie auf den Bereich des Oberbauchs konzentriert, aber mit sehr viel mehr Aufstoßen verbunden und weniger essensabhängig als die Umstände, die wir bisher besprochen haben, dann gehen Sie zum nächsten Kapitel über, um zu sehen, ob das an einer Aerophagie, dem Schlucken von Luft, liegen könnte.

KAPITEL 6

Blähbeschwerden mit heftigstem Aufstoßen: Aerophagie

Aerophagie

Aerophagie ist der lateinische Fachbegriff für „Luftschlucken", und damit ist dieser Zustand so ziemlich umfassend beschrieben. Aus einem von verschiedenen möglichen Gründen neigen Sie dazu, große Mengen von Luft zu schlucken, die den Magen füllt und einen unangenehmen Druck sowie eine Überdehnung verursacht. Die Luft, die Sie nicht durch Aufstoßen wieder loswerden können, setzt ihren Weg durch den Verdauungstrakt fort und führt im Darm ebenfalls zu einem unangenehmen Druck und einer Überdehnung, bis sie durch das Abgehen von Winden ihren Weg nach draußen findet. Das liegt daran, dass der Stickstoff in unserer Atemluft, wenn wir ihn schlucken, nicht in den Blutstrom diffundieren und über die Lunge abgeatmet werden kann. Geschlucktes Stickstoffgas kann den Körper nur über das Aufstoßen oder den Abgang von Winden verlassen.

Das Blähgefühl bei Aerophagie

Zur Aerophagie gehört ein gewisses Maß an sichtbarer Aufblähung des Bauches, die meist von einem charakteristischen, verräterischen Symptom begleitet wird, nämlich von Attacken unkontrollierten Aufstoßens. Wohlgemerkt, das sind keine zurückhaltenden, lautlosen kleinen Rülpser. Sie sind laut, deftig, kraftvoll, kommen scheinbar aus heiterem Himmel und oft in einer unkontrollierbaren, sich wiederholenden Welle ein Dutzend Mal in der Minute oder öfter hintereinander. In manchen Fällen kann das Aufstoßen den ganzen Tag dauern und die Arbeit sowie das soziale Miteinander beeinträchtigen. Die Blähbeschwerden selbst können mit stechenden Schmerzen durch das Gas einhergehen, das sich so ziemlich überall im Abdomen befindet – im oberen oder im unteren Bereich –, je nachdem, wo sich die geschluckte Luft in Ihrem Verdauungssystem gerade befindet.

Menschen mit einer Aerophagie neigen eventuell dazu, nachts im Schlaf, beim Sprechen, beim Essen oder Trinken, beim Singen einer Opernarie sowie beim Rauchen Luft zu schlucken oder einfach, während sie umhergehen und nichts weiter tun als atmen. Daher können zu jeder Tageszeit Blähbeschwerden und Aufstoßen aufgrund einer Aerophagie auftreten, was mit Mahlzeiten einhergehen kann, aber nicht muss. Stress kann die Beschwerden verschlimmern. Werden Ihre Blähbeschwerden durch das Schlucken von Luft beim Essen verursacht, kann innerhalb von Minuten anfallsweises Aufstoßen einsetzen, und möglicherweise fühlen Sie sich dann auch ein wenig kurzatmig. Eine Aerophagie wird häufig mit einem Reflux verwechselt, wenn sie nach dem Essen einsetzt, doch das Weglassen von bestimmten Nahrungsmitteln oder die Einnahme von Antazida führen nicht zu einer Besserung.

Es kommt oft vor, dass Blähbeschwerden durch eine Aerophagie morgens am wenigsten auffällig sind und sich erst im Laufe des Tages aufbauen, doch es gibt natürlich Ausnahmen, in denen die Beschwerden durch Luftschlucken nachts im Schlaf verursacht werden, etwa durch Schnarchen oder den Gebrauch eines CPAP-Geräts bei Schlafapnoe. (Bei der Schlafapnoe handelt es sich um periodische Atemaussetzer im Schlaf; CPAP steht für engl. *continuous positive airway pressure*. Die CPAP-Therapie kombiniert die Spontanatmung mit einem dauerhaften, während der Ein- und Ausatmung aufrechterhaltenen Überdruck; Anm. d. Übers.)

Manche Menschen mit einer Aerophagie leiden auch unter einem übermäßigen Abgang von Winden, und es kann durchaus vorkommen, dass sie aufgrund ihres durch zu viel Gas aufgeblähten Bauches etwas unter Verstopfung leiden. Es gibt keine speziellen Nahrungsmittel, die eine Aerophagie auslösen würden, es sei denn, Sie neigen dazu, beim Verzehr bestimmter Nahrungsmittel mehr Luft zu schlucken – zum Beispiel, wenn Sie eine heiße Suppe essen.

Die Aerophagie diagnostizieren

Ihr Arzt kann eine Aerophagie eventuell einfach dadurch diagnostizieren, dass er Sie zu Ihren Symptomen und dem Zeitpunkt ihres Auftretens befragt, Ihre Anamnese auf Risikofaktoren überprüft und/oder Zeuge einer Rülpserattacke wird. Er veranlasst vielleicht eine Röntgenaufnahme Ihres Abdomens, auf der oft zu sehen ist, dass sich Gas im Magen oder im Darm befindet. In manchen Fällen könnte er umfangreiche Untersuchungen vornehmen, um einen Reflux oder andere Krankheiten auszuschließen, bevor er zur Diagnose Aerophagie kommt. In unserer Praxis schicken wir einen Patienten mit der Verdachtsdiagnose Aerophagie eventuell zum Logopäden, um seine Schluckfunktion hinsichtlich Abweichungen beobachten und beurteilen zu lassen, welche für das vermehrte Schlucken von Luft verantwortlich sein könnten.

Die Aerophagie behandeln

Um eine Aerophagie wirksam behandeln zu können, muss Ihr Arzt herausfinden, ob Ihr Problem eher verhaltensbedingt oder psychischer Natur ist und dann die Behandlung entsprechend darauf ausrichten. Haben Sie eine Angst- oder Zwangsstörung, schlucken Sie vielleicht einfach öfter als normal Speichel hinunter, hyperventilieren Sie (Sie atmen zu schnell), wenn Sie Angst bekommen, oder Sie entwickeln andere Arten von nervösen Tics – etwa das Schniefen –, was zum Schlucken von zu viel Luft führen kann. (Überraschenderweise kommt das tatsächlich bei Kindern mit Blähbeschwerden häufig vor.) Wenn Sie Läufer sind oder einen anderen Ausdauersport betreiben, schlucken Sie eventuell Luft bei intensivem Training oder wenn Sie im Fitnessstudio hastig Wasser trinken. Leiden Sie unter jahreszeitbedingten Allergien oder Nasennebenhöhlenentzündungen, die ein sogenanntes Postnasales-Drip-Syndrom nach sich ziehen, bei dem Schleim aus der Nase in den Rachen läuft, schniefen Sie vielleicht den ganzen Tag, ohne es zu merken und schlucken dabei Luft.

Physiologisch gesehen könnte das Luftschlucken auch an Ihrer Art zu schlucken liegen. Benutzen Sie wegen einer Schlafapnoe ein CPAP-Gerät, könnte der Druck nicht richtig eingestellt sein, sodass verstärkt

Luft in die Speiseröhre anstatt in die Luftröhre gelangt; eine andere Möglichkeit wäre, dass Sie die falsche Art von Maske benutzen.

Die medizinische Behandlung einer Aerophagie
Medizinische Behandlungen bei Aerophagie müssen auf die Ursache ausgerichtet sein, damit sie wirken können.

▪ Verhaltenstherapie

Ist die Ursache der Aerophagie psychisch bedingt, etwa aufgrund einer durch Angst ausgelösten Hyperventilation, wird manchmal eine sogenannte kognitive Verhaltenstherapie verordnet. Alternativ kann es auch hilfreich sein, Techniken der Zwerchfellatmung (auch Bauchatmung, Anm. d. Übers.) zu erlernen – einer Art des langsamen, tiefen Atmens.

Die Zwerchfellatmung können Sie in Meditationskursen oder in Sitzungen bei einem Physiotherapeuten, einem Logopäden oder einem kognitiven Verhaltenstherapeuten erlernen. Es gibt auch zahlreiche kostenlose Lehrvideos und bebilderte Schritt für Schritt-Lernprogramme im Internet, die Sie anschauen und nach denen Sie üben können.

▪ Anxiolytika – angstlösende Medikamente

In manchen Fällen empfiehlt Ihr Arzt vielleicht ein Anxiolytikum, um einige der unwillkürlichen nervösen Tics unter Kontrolle zu bringen, die zu einer Aerophagie führen können. Es stehen viele Alternativen zur Verfügung, und die wissenschaftliche Forschung lässt darauf schließen, dass sich zahlreiche von ihnen bei Patienten mit einer Aerophagie als wirksam erweisen. Ihr Arzt wird diejenige auswählen, die zu Ihrer Anamnese sowie zu den medizinischen Überlegungen aufgrund der gesundheitlichen Gesamtsituation passt.

▪ Antispasmodika – krampflösende Medikamente

Ein paar kleine Studien legen nahe, dass ein Muskelrelaxans, der muskelentspannende Arzneistoff Baclofen (der unter verschiedenen Namen im Handel ist: Lebic (D), Lioresal (D, A, CH) sowie Generika (D, CH); Anm. d. Übers), bei manchen Menschen mit einer psychisch bedingten Aerophagie helfen kann, Blähbeschwerden und Aufstoßen zu verringern.

▦ Oberflächenaktive Medikamente

Wie bereits in den vorherigen Kapiteln beschrieben, zerteilen sogenannte oberflächenaktive Präparate (Entschäumer) mit dem Wirkstoff Simeticon große Gasblasen im Verdauungstrakt in kleinere, die den Verdauungstrakt schneller passieren und dabei weniger Schmerzen und Dehnung verursachen. Ich empfehle meinen Patienten, eine Simeticon-Tablette zu nehmen, unmittelbar bevor sie essen oder Sport treiben, den häufigen Auslösern von Beschwerden. Dieses frei verkäufliche Medikament kann problemlos mehrmals täglich genommen werden.

Die Behandlung einer Aerophagie durch Ernährung (und Lebensweise)

Es folgen Empfehlungen bezüglich der Ernährung und der Lebensweise, die ich meinen Aerophagie-Patienten gebe. Sie wirken jedoch nur bei den Patienten, deren Blähbeschwerden durch das Schlucken von Luft beim Essen, Trinken oder Rauchen verursacht werden.

▦ Meiden Sie Kaugummi.
▦ Geben Sie das Rauchen auf.
▦ Nehmen Sie Flüssigkeiten möglichst nur mit einem Strohhalm zu sich.
▦ Essen Sie langsam.
▦ Sprechen Sie nicht während des Kauens/Essens.
▦ Wenn Sie die Nahrung so gut gekaut haben, dass Sie sie schlucken können, drücken Sie das Kinn in Richtung Brust (als würden Sie auf Ihren Bauchnabel hinunterschauen). So kann keine Luft mitgeschluckt werden.

》》 *Die Geschichte von Ellies Aerophagie:*
Unablässige Anfälle von Schluckauf und Aufstoßen

Ellie war eine 28-jährige Frau, die von ihrer Gastroenterologin zu mir geschickt wurde, an die sie sich mit einem seltsamen Problem gewandt hatte: Schluckauf. Seit sie eine äußerst aufreibende Arbeit als Produktionsassistentin für eine tägliche Fernsehshow angenommen hatte, wurde sie von unablässigen Schluckauf-Attacken und lautem Aufstoßen geplagt. Sie gingen mit Blähbeschwerden und druckartigen Schmerzen im Oberbauch, direkt hinter dem Brustbein, einher. Manchmal konnte sie hören, wie das Darmgas in ihrem Unterbauch rumorte, obwohl ihr Stuhlgang eigentlich normal war.

Ellie wachte morgens auf und fühlte sich wohl und auch nach dem Frühstück ging es ihr noch gut. Angesichts ihres Arbeitspensums – sie konnte sich kaum Zeit nehmen, um zur Toilette zu gehen – schlang sie mittags meistens innerhalb von ein paar Minuten an ihrem Schreibtisch ein Sandwich hinunter. Unmittelbar danach setzten die Blähbeschwerden und das Aufstoßen ein und hielten bis zu acht Stunden an. Sie stellte fest, dass jede Art von Kaugummi ebenfalls zu einer schlimmen Attacke führte. Natürlich waren Ellie diese Symptome bei der Arbeit äußerst peinlich. Im Laufe der Zeit lernte sie, dass sie die Blähbeschwerden viel schneller loswurde, wenn sie etwas Warmes trank, sich ein paar Minuten hinlegte und sich auf tiefes, langsames Atmen konzentrierte, aber das war bei ihrer temporeichen Arbeit nicht realistisch und so kam es dazu, dass sie bis zu zwei Mal in der Woche früher nach Hause gehen musste. Seltsamerweise hatte Ellie diese Attacken niemals an den Wochenenden und sie zerbrach sich den Kopf, um herauszufinden, was sie anders machte, wodurch sich die Veränderung erklären ließ. Aß sie an den Wochenenden anders? Gab es Unterschiede bei der Schlafdauer, wie schnell sie aß oder in Bezug auf den Stresslevel?

Ihre Ärztin hatte anfangs den Verdacht, die Blähbeschwerden, das Aufstoßen und der Schluckauf seien durch einen Reflux verursacht, möglicherweise, weil sie mittags zu viel zu schnell aß oder weil bestimmte kritische Nahrungsmittel in ihrem Essen enthalten waren, etwa Fett oder Knoblauch. Aber nachdem sie es einen Monat lang mit einem Antazidum (ein Mittel zur Neutralisierung der Magensäure, Anm. d. Übers.) versucht hatte und häufige Auslöser eines Refluxes – wie Knoblauch, Zwiebeln, Tomaten, Kaffee und Schokolade – wegließ, veränderten sich ihre Symptome nicht. Also versuchte ihre Ärztin es mit einem anderen Ansatz: Sie verschrieb ihr ein angstlösendes Präparat, das sich auch krampflösend auf die glatte Muskulatur des Verdauungstrakts auswirkt. Dadurch gingen Häufigkeit und Schwere ihrer Blähbeschwerden sowie das Aufstoßen/die Schluckauf-Attacken definitiv zurück, doch die Patentlösung war es auch noch nicht.

Als Ellie mir ihre ganze Geschichte erzählte, hatte ich den deutlichen Verdacht, dass wir es gerade mit einem Fall von Aerophagie zu tun hatten. Da ihre Symptome ganz zuverlässig immer nach dem wochentäglichen Mittagessen auftraten, egal was sie aß – und nie an Wochenenden, egal was sie aß –, schien es mir unwahrscheinlich, dass ein spezielles Nahrungsmittel oder ein Inhaltsstoff daran schuld war. Ich vermutete, dass ihre Blähbeschwerden dadurch verursacht wurden, wie sie aß und nicht dadurch, was sie aß. Ich glaubte, dass sie Luft schluckte, wenn sie in höchster Eile ihr Mittagessen hinunterschlang – und vielleicht auch, weil sie einen nervösen Tick entwickelt hatte, da sie sich die ganze Zeit so gestresst bei ihrer Arbeit fühlte. Die Tatsache, dass Ellie an ihren (entspannten) Wochenenden keine Symptome hatte und dass sie ihre Symptome beenden konnte, wenn sie ein paar Minuten Pause machte, um sich auf ein tiefes, langsames Atmen zu konzentrieren, waren gewichtige Hinweise.

Aufgrund dieser Verdachtsmomente machten wir ein kleines Experiment: Ellie war einverstanden, zwei Wochen lang eine Simeticon-Kautablette zu nehmen, bevor sie etwas aß und das Kinn in Richtung Brust zu drücken, bevor sie etwas Festes oder Flüssiges herunterschluckte, um das übermäßige Schlucken von Luft zu vermeiden.

Zehn Tage lang funktionierten Simeticon und der Trick beim Schlucken – und zwar gut. Fast zwei herrliche Wochen lang hatte sie eine hundertprozentige Linderung ihrer Symptome. Doch dann kamen ihre alten Blähbeschwerden, das Aufstoßen und der Schluckauf wieder. Aufgrund von Ellies vielversprechender Reaktion auf das Simeticon-Experiment, wusste ihre Ärztin jetzt allerdings, was zu tun war: Sie verschrieb ihr ein Muskelrelaxans, Baclofen, das manchmal zur Behandlung einer Aerophagie eingesetzt wird, und schickte Ellie zum Erlernen der Techniken der Zwerchfellatmung zu einem kognitiven Verhaltenstherapeuten. Mit der Zugabe des zweiten Medikaments klappte es; die Blähbeschwerden und das Aufstoßen hörten vollständig und dauerhaft auf. Da Ellie allerdings die Chance hat, zu erlernen, wie sie ihre Atmung und ihr Schlucken in stressigen Situationen mit den Methoden der kognitiven Verhaltenstherapie unter Kontrolle bringt, ist ihre Ärztin optimistisch, dass sie die Medikamente, die ihr im Moment Erleichterung bringen, eines Tages allmählich wieder wird absetzen können

Dieses Kapitel schließt die Arten von Blähbeschwerden, die aus dem Magen kommen, ab. Falls bei Ihnen noch keine Saite angeschlagen hat, keine Angst! Wir sind auf dem Weg zum Darm, wo wir in Bezug auf Blähbeschwerden noch viel vor uns haben!

TEIL 3

Blähbeschwerden im Unterbauch, die vom Darm ausgehen

KAPITEL 7

Blähungen aufgrund von Stuhlrückstau: Blähbeschwerden durch Verstopfung

Wenn Sie bis zu diesem Kapitel gekommen sind, sind Sie nicht davon überzeugt, dass Ihre Blähbeschwerden vom Magen herkommen. Machen wir also einen Sprung ans „andere Ende" des Verdauungsprozesses, um zu sehen, ob eventuell ein mit Stuhl gefülltes Kolon die Quelle Ihrer Beschwerden sein kann. Wie in Kapitel 2 beschrieben, steht dafür – zumindest in amerikanischen Fachkreisen – das Kürzel FOS, „mit Stuhl gefüllt".

Das Kolon, allgemeinsprachlich der Dickdarm, bildet den letzten Abschnitt des Gastrointestinaltrakts; dort werden die Abfallstoffe zum Stuhl geformt und aus dem Körper geschoben. Damit sich ein ordentlich geformter Stuhl bilden kann, werden vom Kolon große Mengen zusätzliches Wasser an den Körper abgegeben. Je länger der Stuhl dort verweilt, desto mehr Wasser wird ihm entzogen. Das kann dazu führen, dass Stühle zu trocken werden und ihre Passage daher ziemlich schwierig wird. Die letzten 15 bis 18 Zentimeter des Kolons bilden ein gerades Muskelsegment, das Rektum (den Mast- oder Enddarm). Das Rektum endet am After, fachsprachlich Anus, der zwei wichtige Ringmuskeln (einen inneren und einen äußeren; Anm. d. Übers.) aufweist, sodass eine entsprechende Entspannung zur Stuhlentleerung möglich sein sollte, aber auch genügend Anspannung, sodass es nicht zu einem unwillkürlichen Stuhlabgang kommt.

Die Verstopfung

Mit Verstopfung können mehrere unterschiedliche Dinge gemeint sein, daher ist es wichtig, dass Sie sich im Gespräch mit Ihrem Arzt ganz konkret äußern. Der Begriff kann sich auf Ihre Erfahrungen beim Stuhlgang beziehen, etwa auf einen chronischen Stuhldrang oder ein Gefühl, als könnten Sie sich nicht vollständig entleeren, wenn Sie schließlich auf die Toilette gehen können. Er kann sich auch auf die Stuhlkonsistenz beziehen, etwa auf chronisch feste Stühle, die vielleicht von der Menge her umfangreich, aber stückig sind oder als harte Bällchen ähnlich Hasenkötteln daherkommen. Und der Begriff könnte sich auch auf die Stuhlfrequenz beziehen: Weniger als drei Mal in der Woche gilt als Verstopfung. Ihre Symptome sind aber vielleicht auch eine Kombination aus allen diesen Möglichkeiten. Mit anderen Worten, man kann auf viele verschiedene Arten verstopft sein, und selbst Menschen, die in der Lage sind, täglich auf die Toilette zu gehen, können trotzdem an Verstopfung leiden.

Und so, wie es viele Arten von Verstopfung gibt, gibt es auch viele verschiedene Ursachen dafür. Sie mögen zwar alle zu ähnlichen Symptomen führen, doch sie reagieren typischerweise unterschiedlich auf verschiedene Ernährungsweisen und medizinische Behandlungen. Zum Beispiel kann ein ernährungsbedingter grundlegender Ballaststoffmangel der Grund Ihrer Verstopfung sein, trotzdem funktioniert Ihr Kolon eigentlich einwandfrei. Sie können infolge eines Reizdarmsyndroms (RDS) verstopft sein, das zu unregelmäßigen, nicht vorhersagbaren Stuhlgewohnheiten führt. Vielleicht ist die Peristaltik, die Bewegung Ihres Dickdarms langsamer als normal und Ihr Stuhl wird im Zuge der Passage übermäßig trocken; man spricht daher auch von einer sogenannten „verlangsamten Darmpassage". Durch die Einnahme von opioiden Schmerzmedikamenten, solchen mit morphinähnlichen Eigenschaften, kann es zu einer verlangsamten Darmpassage kommen, die als opioidbedingte Verstopfung (OIC, von engl. *opioid-induced constipation*) bezeichnet wird.

Eine weitere Ursache, die oft nicht erkannt wird, hat mit einer Funktionsstörung der an der Defäkation beteiligten Nerven und Muskeln zu tun und verursacht das, was Ärzte als „Austrittsproblem" bezeichnen, eine Funktionsstörung des Beckenbodens. Eine Art dieser Störung, die sogenannte Dyssynergie, tritt auf, wenn sich der Schließmuskel, der das Rektum bei dem Versuch unterstützt, Stuhl abzusetzen, zusammenzieht anstatt sich zu entspannen. Dadurch wird der Stuhl eher zurückgeschoben, was zur Verstopfung und manchmal sogar zu einer Blockierung führt. Zu einer weiteren Art kommt es, wenn die an der Defäkation beteiligten Muskeln einfach zu schwach sind – beispielsweise durch eine Verletzung im Verlauf einer Geburt –, um den Stuhl erfolgreich nach außen zu bringen. Alternativ kann der Schließmuskel zu angespannt sein, um eine leichte und vollständige Stuhlentleerung zu ermöglichen.

Welche Funktionsstörung Sie auch haben, das Ergebnis ist typischerweise eine Art von Verstopfung, die nicht besonders gut auf eine ballaststoffreiche Ernährung oder Laxantien, Abführmittel, anspricht. Sie haben eventuell sehr selten Stuhlgang – etwa einmal pro Woche oder gar noch seltener. Oder Sie gehen häufiger zur Toilette, tun sich aber schwer mit der Entleerung, selbst wenn die Konsistenz optimal ist. Sie haben vielleicht ständig das Gefühl, als wäre das noch nicht alles, als wäre da noch mehr im Darm, das Sie jedoch nicht nach außen bringen können. Bei bestimmten Arten solcher Funktionsstörungen kann es zu Fällen von fäkaler Inkontinenz kommen, das heißt zu unwillkürlichem Stuhlabgang, ohne dass die Betroffenen es bemerken. Andere, damit einhergehende Symptome sind schmerzhafter Vaginal- oder Analverkehr, ein sehr häufiger Harndrang, (bei Männern) eine chronische Prostataentzündung und/oder die Schwierigkeit, den Harn zu verhalten. Eine Funktionsstörung des Beckenbodens kommt häufiger bei Menschen vor, deren Krankengeschichte auch Angststörungen oder psychische oder sexuelle Traumata aufweist; in einem solchen Fall kann sich schon bald nach einem emotional traumatischen Ereignis eine schwere Verstopfung scheinbar aus dem Nichts einstellen. Frauen, die lange in den Wehen lagen oder eine komplizierte natürliche Geburt erlebt haben, haben ebenfalls ein höheres Risiko für eine Funktionsstörung des Beckenbodens. Es gibt jedoch viele Menschen mit diesem Problem, bei denen keiner der genannten Risikofaktoren vorliegt.

Schließlich ist es wichtig, sich klarzumachen, dass große Mengen Stuhl sich selbst dann im Kolon zurückstauen können, wenn Sie täglich in irgendeiner Form Stuhlgang haben. Das ist der Fall, wenn Sie durch eine besonders ballaststoffreiche Ernährung jeden Tag mehr Stuhlvolumen bilden, als Sie ausscheiden können. Diese Form der Verstopfung wird zu selten erkannt, denn durch den täglichen Toilettengang glauben Sie vielleicht, dass Sie unmöglich verstopft sein können. Die nachfolgend beschriebenen Anzeichen und Symptome von Blähbeschwerden durch einen Rückstau sollten Sie jedoch auf diese Möglichkeit hinweisen.

Das Blähgefühl bei Verstopfung

Egal welche Ursache Ihre Verstopfung hat, das Blähgefühl ist immer ziemlich ähnlich. Bei Blähbeschwerden durch einen Stuhlrückstau kommt es typischerweise zu einem aufgetriebenen Bauch, der sich steinhart anfühlt und nach dem Stuhlgang eventuell etwas Luft ablässt, aber selten ganz flach wird. Meist treten anfallsweise Unterbauchschmerzen auf, die schon bald nach einer Mahlzeit einsetzen – insbesondere, wenn es sich um große, fett- und ballaststoffreiche Mahlzeiten handelt. Oft sind sie die Folge von eingeschlossenem Gas, das weiterbewegt wird, aber nicht entweichen kann, weil der gestaute Stuhl eine Engstelle bildet, die das verhindert. Das kann zu krampfartigen Schmerzen vom Kolon aus führen, das versucht, den Stuhl weiter zu transportieren, aber nicht in der Lage ist, ihn so weit zu bringen, dass er den Körper verlassen kann. Eventuell bestehen auch nach dem Stuhlgang Schmerzen, als würden sich Kolon oder Rektum verkrampfen und – allerdings erfolglos – versuchen, mehr Stuhl abzusetzen.

Menschen mit Blähbeschwerden durch einen Stuhlrückstau, bei dem Winde abgehen können, haben solche Attacken oft täglich und stundenlang, insbesondere fast unmittelbar nach größeren Mahlzeiten wie dem Mittag- oder Abendessen. Die Winde riechen fäkal (nach Kot) oder schwefelig (wie nach faulen Eiern). Über ständige, übel riechende Winde klagen die Betroffenen häufig.

Die Beschwerden bessern sich hauptsächlich dann, wenn nach mehreren Tagen ohne Stuhlgang der „Damm bricht“. Lassen Sie mich das erklären: Sie haben eine mehrtägige Verstopfung und bemühen sich darum, überhaupt Stuhlgang zu haben. Dies gipfelt schließlich darin, dass sich an einem Tag „die Schleusen öffnen“, sodass Sie immer wieder zur Toilette laufen müssen und mehrmals hintereinander oft krampfhaften Stuhlgang haben. Im Laufe des Tages kann seine Konsistenz zunehmend weicher und sogar flüssig werden. Am Ende eines solchen Tages sind die Blähbeschwerden vollständig weg und Ihr Bauch ist merklich flacher. Der Verstopfungskreislauf beginnt jedoch wieder von neuem, die

Blähbeschwerden bauen sich von Tag zu Tag immer weiter auf, bis Sie wieder Ihren üblichen Blähbauch haben. Manchmal erfolgt der „Dammbruch" von selbst, in anderen Fällen könnten Sie ihn durch Abführmittel herbeiführen, um das täglich schlimmer werdende Blähgefühl zu lindern.

Werden die Blähbeschwerden durch einen Stuhlrückstau ganz besonders schlimm, kann Ihr Appetit darunter leiden oder es wird Ihnen vielleicht übel. Da Sie sich dermaßen vollgestopft fühlen, kann der Gedanke, sich etwas Essbares in den Mund zu stecken, seinen Reiz verlieren. Manchmal beschreiben meine Patienten das Empfinden so, dass das Essen in ihrem Magen nirgendwohin gelangen kann, also einfach „dort sitzt". Da ist etwas Wahres dran; denn wird der abwärts führende Abschnitt Ihres Verdauungstrakts blockiert, kann sich die Geschwindigkeit des von oben nachfließenden Speisebreis und der Abfallstoffe natürlich verlangsamen.

Eine Verstopfung diagnostizieren

Die Blähbeschwerden durch eine Verstopfung bessern sich nur dann, wenn sich die Verstopfung selbst bessert. Die Diagnose wird im Allgemeinen im Laufe eines Gesprächs mit Ihrem Arzt gestellt, in dem er sich über das Aussehen des Stuhls und die Häufigkeit Ihres Stuhlgangs erkundigt. Darüber hinaus kann er, wenn er sich Ihren Bauch ansieht und ihn abtastet, Ihnen meistens sagen, ob Sie „FOS" sind, sich also viel Stuhl in Ihrem Dickdarm befindet. Für ein geübtes Auge ist die Kontur eines mit Stuhl gefüllten Dickdarms oft schon von außen zu erkennen, ein Gastroenterologe führt wahrscheinlich eine rektale Untersuchung durch (sie wird noch in diesem Kapitel kurz beschrieben). Die meisten Ärzte empfehlen nach einem ersten Gespräch und einer körperlichen Untersuchung eine Umstellung der Ernährung, eine Kur mit Abführmitteln und/oder ein verschreibungspflichtiges Präparat; vielleicht nehmen sie auch Blut ab, um die Schilddrüsenfunktion zu überprüfen, da eine der Nebenwirkungen der Schilddrüsenunterfunktion (Hypothyreose) eine Verstopfung infolge einer langsamen Darmpassage sein kann. Sprechen Sie gut auf diese Maßnahmen an, ist es eher unwahrscheinlich, dass Ihr Arzt invasive medizinische Untersuchungen vornimmt.

Fällt Ihre Reaktion auf diese Erstbehandlung – etwa eine ballaststoffreichere Ernährung, frei verkäufliche Abführmittel oder sogar verschreibungspflichtige Medikamente – nicht zufriedenstellend aus, nimmt Ihr Arzt eventuell eine oder mehrere Untersuchungen vor, um die Art Ihres Problems und seine zugrunde liegende Ursache zu verstehen, sodass eine individuelle Behandlung erfolgen kann.

Röntgen
Eine einfache Röntgenaufnahme des Abdomens, eine sogenannte Abdomenübersichtsaufnahme von den Nieren, der Harnleiter und der Blase (die im Englischen als *kidneys, ureters and bladders x-ray*, im Deutschen auch als KUB-Röntgen bezeichnet wird), zeigt die Stuhlbelastung des Kolons und ob Sie tatsächlich „FOS" sind. Das kann insbesondere dann hilfreich sein, wenn Sie zwar alle Symptome einer verstopfungsbedingten Blähung zeigen, aber trotzdem noch regelmäßig täglich Stuhlgang haben, sodass Sie eine Verstopfung für unmöglich halten. Anhand einer solchen Röntgenaufnahme könnte ein Arzt dann feststellen, ob Ihr Kolon von einem festen, ausgetrockneten Kotstück blockiert wird. Bei Menschen mit chronischen Blähbeschwerden und einer solchen Art von Verstopfung kann es plötzlich zu wässrigen Durchfällen und möglicherweise sogar einer fäkalen Inkontinenz kommen. Dann spricht man von Überlauf-Durchfall oder Überlauf-Diarrhoe; Ursache sind die wässrigen Abfallstoffe aus den oberen Abschnitten des Verdauungstrakts, die sich am vertrockneten Kot, der das Kolon blockiert, vorbeizwängen. Haben Sie also eine Obstipation, wie gerade beschrieben, und versuchen, mithilfe von Laxantien den Stuhlgang herbeizuführen, kann es oft zu einer solchen Überlauf-Diarrhoe kommen, da die Abführmittel große Mengen Flüssigkeit in den Darm ziehen, die hinter dem blockierenden Kotstück so lange Druck aufbauen, bis sich einiges davon gewaltsam an den Rändern vorbei seinen Weg hinaus bahnt.

Motilitätstests
Motilitätstests sind Tests über mehrere Tage, anhand derer Ihr Arzt bestimmen kann, ob Ihre Darmperistaltik langsamer als normal ist. Die normale Zeitspanne zwischen Nahrungsaufnahme und Ausscheidung liegt irgendwo zwischen zwanzig bis vierzig Stunden; die Abfallstoffe verbleiben normalerweise 12 bis 32 Stunden im Kolon selbst. Dauert es länger bis zur Ausscheidung, ist Ihre Verstopfung eventuell einer langsamen Passage geschuldet.

Bei einem üblichen Motilitätstest (Sitz Marker Study in den USA oder eine gastrointestinale Transitmessung mit radioaktivem Material in D) schlucken Sie eine Kapsel, die winzige Marker enthält. Diese kann Ihr Arzt auf einer Röntgenaufnahme verfolgen und feststellen, wie lange sie durch den Dickdarm brauchen. Ein paar Tage, nachdem Sie die Kapsel geschluckt haben, lassen Sie eine Röntgenaufnahme des Abdomens machen, die zeigt, ob noch Marker im Kolon vorhanden sind und wenn ja, wie viele. Möglicherweise werden Sie ein paar Tage später zu einer weiteren Röntgenaufnahme einbestellt. Anhand dieses Tests kann Ihr Arzt sagen, ob Ihre Dickdarmperistaltik abnormal langsam ist und wenn ja, in welchem Maß.

Ein weiterer Test ist ein Verfahren, das es Ihrem Arzt ermöglicht festzustellen, wie lange der Speisebrei für seine Passage durch jeden Abschnitt Ihres Verdauungstrakts braucht – den Magen, den Dünndarm und den Dickdarm. Im Englischen wird es als *transenteric scintigraphy* bezeichnet.

Diese Untersuchung kann dann hilfreich sein, wenn der Verdacht besteht, dass mehr als ein Abschnitt von der Verzögerung betroffen ist. Je nachdem, wo sie sich zeigt bzw. zeigen, könnte Ihr Arzt Ihnen Medikamente verschreiben, die für dieses Organ oder mehrere konzipiert sind. Wie in Kapitel 3 beschrieben, ist für diese Untersuchung, die sich über mehrere Tage erstreckt, am ersten Tag ein sechsstündiger Aufenthalt in einer gastroenterologischen Praxis erforderlich, wo Sie ein wenig radioaktiv markierte Nahrung zu sich nehmen und danach an den folgenden drei Tagen täglich kurz zu einer Aufnahme wiederkommen.

Die Defäkografie

Dabei handelt es sich um die Untersuchung der Stuhlentleerung durch ein bildgebendes Verfahren, die Magnetresonanztomografie (MRT), bei der Ihr Arzt die an der Defäkation beteiligten Muskeln in Aktion beobachten kann. Das ist eine der Möglichkeiten, Probleme mit den verschiedenen Muskeln Ihres Beckenbodens zu diagnostizieren, die in bestimmter Weise koordiniert arbeiten müssen, damit es zu einer erfolgreichen und vollständigen Stuhlentleerung kommen kann. Bei Frauen lässt sich dadurch auch feststellen, ob eine Schwäche der Muskelwand, der sogenannten Rektozele, besteht, die das Rektum und die Scheide trennt. In einem solchen Fall kann sich das Rektum in die Scheide wölben und eine „Tasche" bilden, die den Stuhl auf dem Weg nach draußen auffangen und eine vollständige Entleerung verhindern kann. Bei einer Defäkografie liegen Sie in einer MRT-Röhre und sollen versuchen, ein Kontrastmittel auszuscheiden, das Sie vor der Untersuchung mittels eines Klistiers bekommen haben.

Manometrie

Eine anorektale Manometrie ist eine kurze Untersuchung, die die Stärke des Pressens und Schiebens sowie die Ruhespannung von After und Rektum misst, sodass festgestellt werden kann, ob sie Ihre Fähigkeit zu einer normalen Stuhlentleerung störend beeinflussen. Sind diese Muskeln zu stark angespannt, können Sie den Stuhl eventuell nicht normal absetzen. Sind sie zu wenig angespannt, bringen Sie den Stuhl eventuell nicht erfolgreich vorwärts oder Sie können zu unwillkürlichen Abgängen von Winden oder Stuhl neigen. Bei dieser Untersuchung wird eine weiche, mit einem Messgerät verbundene Sonde, an deren Ende sich ein aufblasbarer Ballon befindet, in den Enddarm vorgeschoben; er wird über die Sonde mit Luft aufgeblasen. Während Sie versuchen, den Ballon „auszuscheiden", als würden Sie Stuhl absetzen, können die Sensoren des Messgerätes den Druck der verschiedenen, daran beteiligten Muskeln aufzeichnen. Mithilfe dieser Untersuchung wird festgestellt, ob eine Funktionsstörung des Beckenbodens zu Ihrer Verstopfung beiträgt.

Rektale Untersuchung

Der Gastroenterologe führt eventuell eine rektale Untersuchung durch, bei der er einen behandschuhten und mit einer Salbe gleitfähig gemachten Finger in das Rektum einführt und Sie bittet, zu drücken sowie zu pressen. Der jeweilige Druck, den Sie dabei aufbringen können, kann ein Hinweis sein, ob eine Funktionsstörung des Beckenbodens möglich ist.

Eine Verstopfung behandeln

Die effektivste Behandlung einer Verstopfung hängt immer davon ab, wodurch sie verursacht wird. Normalerweise beginnen die Ärzte vorsichtig und empfehlen eine ballaststoffreichere Ernährung und/oder einige der nachfolgend beschriebenen frei verkäuflichen Nahrungsergänzungsmittel oder verschreibungspflichtige Medikamente. Andere Mittel können je nach Ihrer Reaktion und den Ergebnissen weiterer Untersuchungen bei Bedarf verschrieben werden.

Medizinische Behandlungen bei Verstopfung durch Reizdarmsyndrom oder Passagestörung

Bei einer chronischen Verstopfung, aus welchem Grund auch immer, sollten Sie unbedingt herausfinden, was Ihnen zu einer normalen Entleerung verhilft – und dann dabeibleiben. Das ist der Schlüssel, um Ihre Blähbeschwerden durch einen Stuhlrückstau in den Griff zu bekommen. Normalerweise handelt es sich dabei um eine Kombination aus Ernährung, Ergänzungsmitteln und/oder Medikamenten. Meine Patienten nehmen es damit oft nicht so genau – sie halten sich regelmäßig daran, wenn Symptome aufflackern und hören damit wieder auf, wenn sich alles normalisiert hat. Sie machen das so, weil sie Angst haben, von Ergänzungsmitteln oder Medikamenten „abhängig zu werden". Nach meiner Erfahrung führt jedoch die konsequente Einhaltung dieser Maßnahmen – auch dann, wenn es Ihnen gut geht – dazu, dass es weiterhin so bleibt. Außerdem machen sehr viele moderne Abführmittel nicht mehr abhängig. Mit anderen Worten, selbst bei langfristigem Gebrauch verschlechtern die meisten erhältlichen Varianten Ihre grundlegende Darmfunktion nicht.

■ Frei verkäufliche Abführmittel (Laxantien)

Man kann unter zahlreichen Alternativen wählen, und sie unterscheiden sich hinsichtlich ihrer Wirkungsweise. Osmotische Laxantien wirken, indem sie Wasser in den Dickdarm ziehen (und dort halten), wodurch der Stuhl weich bleibt und die Passagezeit bis zur Entleerung beschleunigt wird. Abführmittel dieser Kategorie führen nicht zur Abhängigkeit, da sie die grundlegende Kolonfunktion nicht beeinflussen. Ihr Apotheker kann Sie kompetent beraten und Ihnen die passenden Produkte anbieten. Bestimmte unverdauliche Zucker wie Laktulose und Sorbitol gehören zum Beispiel dazu, doch da sie so viel Gas bilden können, tendiere ich eher dazu, sie Patienten mit Blähbeschwerden nicht zu empfehlen, es sei denn, sie können die meisten Präparate aus medizinischen Gründen nicht nehmen, etwa, weil sie eine eingeschränkte Nieren- oder Leberfunktion haben. Osmotische Laxantien brauchen gut acht bis zwölf Stunden, um zu wirken, daher empfehle ich ihre Einnahme abends vor dem Zubettgehen, sodass Sie am nächsten Morgen erfolgreich zur Toilette gehen können. Ärzte verschreiben sie auch in sehr hohen Dosen, wenn Sie für eine Koloskopie, eine Dickdarmspiegelung, ein „sauberes" Kolon brauchen. Das sollte auch ein Warnhinweis sein, dass Durchfall eine mögliche Nebenwirkung osmotischer Laxantien ist, wenn Sie es damit übertreiben; Sie müssen vielleicht ein wenig experimentieren, um die perfekte Dosis zu finden.

Stimulierende Abführmittel wirken durch die Beeinflussung der Darmschleimhaut und sorgen für eine regelmäßigere Peristaltik. Infolgedessen sind manche Menschen der Ansicht, dass sie zu mehr Krämpfen führen als osmotische Abführmittel. Ein im deutschen Sprachraum sehr bekanntes Mittel aus der Kategorie der osmotisch wirkenden Lazantien ist Dulcolax (Wirkstoff Bisacodyl) beziehungsweise Dulcolax-Bisacodyl in der Schweiz. Die Blätter und Früchte der Senna-Pflanze werden als Präparate oder Verdauungstees unter verschiedenen Namen ebenfalls angeboten. Stimulierende Laxantien wirken schneller als osmotische, meist innerhalb von wenigen Stunden. Trotzdem können Sie sie – für den Erfolg am nächsten Morgen – vor dem Zubettgehen nehmen. Früher dachte man, stimulierende Laxantien machen bei langfristiger Einnahme abhängig und beeinflussen die normale Darmfunktion möglicherweise so, dass man im Laufe der Zeit die Dosis erhöhen muss. Diese Überzeugung wird jedoch durch die Forschung nicht sehr unterstützt. Da osmotische Laxantien sanfter sind und mit geringerer Wahrscheinlichkeit zu Krämpfen führen, empfehle ich sie meinen Patienten als Erstbehandlung, schlage ihnen jedoch die stimulierenden Abführmittel für den gelegentlichen, vorübergehenden Gebrauch vor, die ihnen bei Bedarf über eine schwierige Phase hinweghelfen können.

Nahrungsergänzungen mit Ballaststoffen

Ballaststoffe verhelfen Menschen mit einem trägen Dickdarm oder schwachen Beckenbodenmuskeln zu voluminösen, weichen und gut geformten Stühlen. Diese stimulieren die Dickdarmwände und damit die Peristaltik, sodass die Passage wesentlich leichter ist als die von kleinen, festen Bällchen aus trockenem Kot. In handelsüblichen Ballaststoffergänzungen sind zahlreiche Fasern enthalten, die dafür bekannt sind, dass sie große Mengen Wasser binden und dem Stuhl Volumen geben. Diese Erklärung weist schon darauf hin, dass man sie mit reichlich Wasser nehmen muss, damit sie ihre Wirkung entfalten können.

Wenn sich schon sehr viel Stuhl in Ihrem Darm befindet (FOS), ist eine Ballaststoffergänzung nicht das Mittel der ersten Wahl; sie könnte das Schwere- und Blähgefühl verschlimmern, bis etwas von dem zurückgestauten Stuhl mithilfe eines osmotischen Laxans oder eines anderen Mittels ausgeschieden wird. Manche Patienten beschreiben die Erfahrung mit einer Ballaststoffergänzung bei einem erheblichen Rückstau als hätten sie „einen Ziegelstein verschluckt".

Ergänzungsmittel wie Flohsamenschalen – die als Generika, aber auch unter Markennamen verkauft werden – eignen sich gut, um dem Stuhl bei Verstopfung Volumen zu geben, ebenso wie Polycarbophil calcium. Wenn Sie abwechselnd zu Durchfällen und Verstopfung neigen, sind Produkte aus reinen löslichen Ballaststoffen – wie solche aus Methylcellulose, Weizendextrin oder Akazienfaser – eventuell eine bessere Wahl. Sie alle gibt es als verschiedene Eigenmarken und Markennamen. Ihr Apotheker kann Sie entsprechend beraten. Bei Einnahme eines aromatisierten Ballaststoffpulvers sollten Sie beachten, dass einige Marken unglaublich große Mengen Zucker enthalten können – bis zu vier Teelöffel pro Portion! (Hier bezieht sich die Autorin auf amerikanische Produkte, ein Blick auf den Zuckergehalt bei einheimischen Präparaten ist auch ratsam; Anm. d. Übers.) Meiner Erfahrung nach wirken Tabletten ebenso gut wie Pulver, doch Sie sollten auf die Dosierung achten; es könnte sein, dass Sie mehr Tabletten #) nehmen müssen, um, je nach Marke, auf volle 2 Gramm Ballaststoffe zu kommen. In Kapitel 11 werden die unterschiedlichen Eigenschaften von Ballaststoffen eingehend besprochen und Kapitel 14 informiert Sie detaillierter über spezifische Arten von Ballaststoffergänzungen.

Ballaststoffergänzungen empfehle ich Menschen mit einer Verstopfung durch eine gestörte Beckenbodenmuskulatur nicht routinemäßig, obwohl ich das natürlich im Einzelfall bei Patienten schon gemacht habe. Können sich die Beckenbodenmuskeln für eine Stuhlentleerung nicht wirksam entspannen, könnte sich durch das Anhäufen großer Mengen von Ballaststoffen nur noch mehr Stuhl zurückstauen. Wenn Sie zu den Menschen gehören, die normalerweise nur einmal pro Woche (oder seltener) Stuhlgang haben und denen eine ganze Reihe von Abführmitteln bisher nicht geholfen hat, könnte eine Untersuchung des Beckenbodens sinnvoll sein. Im nachfolgenden Abschnitt werden Mittel bei Verstopfung, verursacht durch eine Funktionsstörung des Beckenbodens, besprochen.

Eine der wichtigsten Aufgaben des Kolons besteht darin, dem Körper wieder Flüssigkeit zurückzugeben und es erfüllt sie, indem es den Abfallstoffen aus dem Verdauungstrakt Wasser entzieht. Je länger Ihr Stuhl also im Kolon verbleibt, desto trockener wird er wahrscheinlich werden. Feste, trockene Stühle können schwerer auszuscheiden sein und in schwerwiegenden Fällen sogar den Darm blockieren. Manche Ballaststoffe halten ähnlich wie ein Schwamm Feuchtigkeit fest und sorgen dafür, dass Ihr Stuhl selbst bei verlängerten Passagezeiten im Dickdarm weich bleibt; eine ausführliche Besprechung der löslichen Fasern finden Sie in Kapitel 11. Doch auch bestimmte frei verkäufliche Medikamente und Ergänzungsmittel können hilfreich sein.

Stuhlweichmacher, die Natriumdocusat enthalten, sind eine sichere, sanfte Methode, damit Ihr Stuhl feucht und weich bleibt und die Passage einfach ist. Stuhlweichmacher, die nicht vom Körper resorbiert werden, gelten selbst für Schwangere und stillende Mütter als sehr sicher. Klären Sie das bitte mit Ihrem Frauenarzt. Wenn Sie nicht schwanger sind und auch nicht stillen, kann Ihnen Ihr Apotheker ein entsprechendes Präparat empfehlen. Manche Stuhlweichmacher sind jedoch insofern keine Laxantien, als sie die Stuhlpassage durch den Dickdarm nicht beschleunigen und auch nicht zu häufigeren Toilettengängen führen. Es dauert etwa 12 Stunden oder länger, bis die Wirkung einsetzt, daher werden sie von vielen Menschen regelmäßig am Abend genommen, damit sie sich morgens leichter tun.

Rizinusöl ist eine glitschige, gleitfähige Substanz, die den harten Stuhl in Ihrem Darm umhüllt und schmiert, sodass er leichter ausgeschieden werden kann. Es ist frei verkäuflich und kann oral eingenommen oder als Einlauf verabreicht werden. Rizinusöl ist ein wirksamer, kurzfristiger Zusatz bei einer Darmkur, wenn Ihre Abführmittel nicht genügend wirken oder wenn der Darm durch ein trockenes Stück Kot lahmgelegt ist – etwa nach dem Urlaub, während dem Ihre Stuhlgewohnheiten völlig durcheinandergeraten sind. Die orale Einnahme mineralischer Öle ist jedoch nicht zur regelmäßigen, langfristigen Anwendung gedacht. Das liegt daran, dass das Öl auf seinem Weg durch den Dünndarm die Fähigkeit Ihres Körpers stören kann, bestimmte Vitamine zu resorbieren. Ich empfehle meinen Patienten normalerweise, es einmal täglich und höchstens eine Woche lang zu nehmen, um eine schwierige Phase zu meistern.

In seltenen Fällen kann es zu einer extremen Form der Passagenverlangsamung, der sogenannten Darmträgheit, kommen. Wenn Sie davon betroffen sind, reagieren Sie eventuell nicht entsprechend auf die typischen Abführmittel, selbst wenn sie miteinander kombiniert und hochdosiert eingenommen werden. Dann sind frei verkäufliche Klistiere die beste Wahl, um die Blähbeschwerden zu lindern. Dabei bringt man eine flüssige Zubereitung über das Rektum direkt in den Darm ein, damit sich der Stuhl lockern und etwas davon herausgespült werden kann. Oft enthält die Klistierflüssigkeit gelöste Substanzen mit abführenden Eigenschaften, die die Wirksamkeit der Behandlung erhöhen. Lassen Sie sich beraten, Ihr Apotheker kann Ihnen das für Sie passende Produkt empfehlen. Menschen mit Darmträgheit und einer Funktionsstörung des Beckenbodens stellen oft fest, dass die regelmäßige Anwendung von Klistieren die beste Möglichkeit ist, Verstopfung und Blähbeschwerden zu lindern, denn die Wirkstoffe gelangen direkt in den letzten Dickdarmabschnitt und müssen nicht erst die lange Passage durch den langsamen und funktionsgestörten Darm antreten. Klistiere beginnen innerhalb von Minuten zu wirken.

Darmspülungen, die in Kur- oder Wellness-Einrichtungen oder durch engagierte Fachleute angeboten werden, empfehle ich nicht. Die sogenannte Colon-Hydro-Therapie ist ein Einlauf, bei dem mithilfe eines Geräts Wasser viel tiefer in den Dickdarm hineingeleitet wird, als das mit einem zu Hause angewandten Klistier möglich ist. Der Therapeut sollte die Methode gründlich erlernt haben und erfahren sein. Die gleichzeitige Einführung von etwas Technischem in das zarte Gewebe des Rektums und die Einleitung eines starken Wasserstroms in den Dickdarm birgt das Risiko einer Darmperforation, die lebensbedrohlich sein kann. Selbst bei einer sicheren Anwendung stören regelmäßige Darmspülungen das Gleichgewicht der normalen Darmflora und können infolgedessen tatsächlich die gesamte Verdauungsfunktion (und die Gesamtgesundheit) verschlechtern. Und schließlich noch zum Thema Bakterien, das verwendete Material wird eventuell nicht in derselben vorgeschriebenen Weise gereinigt und sterilisiert wie etwa das Endoskop, das der Arzt bei Koloskopien verwendet. Wie einer meiner Gastroenterologen-Kollegen witzelt: Eine Colon-Hydro-Therapie kann wie eine kostenlose Stuhltransplantation von einem unbekannten Spender sein. Es gibt keine Garantie.

Wenn eine Ernährungsumstellung und frei verkäufliche Medikamente Ihre chronische Verstopfung nicht spürbar bessern, hat Ihr Arzt Ihnen noch ein paar verschreibungspflichtige Medikamente anzubieten. Eines davon ist Amitiza (Wirkstoff Lubiproston), welches die Sekretion der Darmschleimhaut so verändert, dass der Stuhl weich wird und die Möglichkeit eines spontanen Stuhlgangs steigt. Es macht nicht abhängig und wenn Sie es absetzen, kehrt Ihr Dickdarm zu seinem ursprünglichen Aktivitätsniveau zurück. (Amitiza ist seit 2009 in der Schweiz zugelassen. Es ist im Internet und sicher auch in einer Internationalen Apotheke erhältlich. Sprechen Sie mit Ihrem Arzt, der Ihnen bestimmt auch eine entsprechende Alternative anbieten kann; Anm. d. Übers.) Ein verschreibungspflichtiges Präparat mit dem Wirkstoff Linaclotid, das ebenfalls auf die Zellen der Darmschleimhaut wirkt, die Flüssigkeitssekretion erhöht, um den Stuhl weich zu machen, und die Nerven stimuliert, die die Darmperistaltik fördern, ist unter dem Namen Constella in Europa erhältlich. Seine häufigste Nebenwirkung ist Durchfall. Ein Präparat mit dem Wirkstoff Plecanatid ist bisher nur in den USA unter dem Handelsnamen Trulance zugelassen.

Operative Maßnahme bei Verstopfung
Bei Fällen von extremer Verstopfung – in denen keine Kombination aus Ernährungsumstellung, Medikamenten oder Klistieren zu einer hinreichenden Linderung der Symptome führt, die so schwerwiegend sind, dass sie Ihre Lebensqualität deutlich beeinträchtigen – könnte Ihr Arzt vorschlagen, einen Teil des Dickdarms oder ihn ganz zu entfernen. Diese Operation wird als partielle oder totale Kolektomie bezeichnet. In manchen Fällen wird der restliche Darm mit dem Rektum verbunden und die Darmkontinuität bleibt intakt. In anderen Fällen wird ein künstlicher Darmausgang, ein sogenanntes Stoma, angelegt. Bei einem Stoma wird der Stuhl sofort nach der Operation in einen am Körper befestigten Stomabeutel entleert. Nach Verheilung der Operationsstelle kann oft eine zweite Operation durchgeführt werden, bei der der Dünndarm oder der restliche Abschnitt des Dickdarms mit dem Rektum verbunden wird und eine kleine Tasche (einen sogenannten Pouch) bildet, um den Stuhl aufzunehmen. Das ermöglicht Ihnen einen normalen Toilettengang,

üblicherweise vier- bis sechsmal am Tag, sobald eine vollständige Ausheilung erfolgt ist. Falls Sie eine Operation in Betracht ziehen, lege ich Ihnen dringend ans Herz, sich an einen auf solche Operationen spezialisierten Arzt zu wenden, der sich mit Motilitätsstörungen gut auskennt.

Medizinische Behandlung bei Verstopfung durch eine Funktionsstörung des Beckenbodens

Wenn die an der Defäkation beteiligten Muskeln nicht zu einer erfolgreichen Stuhlentleerung in der Lage sind, führen große Mengen von Ballaststoffen und Abführmitteln nur zur Belastung eines ohnehin angeschlagenen Systems und verschlimmern Ihre Blähbeschwerden. Hat Ihr Arzt einen Verdacht auf PFD (PFD, von engl. *pelvic floor dysfunction*) oder ist dieser bereits bestätigt, empfiehlt er Ihnen stattdessen vielleicht die eine oder andere der folgenden Behandlungsmöglichkeiten:

▪ Nutzen Sie den Tritthocker, um in Hockstellung auf der Toilette zu sitzen

Die Sitzposition auf der Toilette so zu wechseln, dass der Körper mehr in einer Hockstellung ist, kann uns allen helfen, doch insbesondere, wenn eine PFD vorliegt. Dadurch müssen Sie nicht so stark drücken und das kann dann besonders hilfreich sein, wenn die Ursache ein schwächerer Muskeltonus ist. Ein Tritthocker vor der Toilettenschüssel, auf den Sie Ihre Füße stellen, hebt die Knie automatisch an und bringt den Körper aus einer eher aufrechten Position in eine mehr hockende Stellung. Es sind zwar spezielle Produkte für diesen Zweck im Handel – als sogenannter Toilettenhocker –, doch ich habe festgestellt, dass bei meinen Patienten jeder alte Tritthocker diesen Zweck ganz wunderbar erfüllt.

▪ Rektale Glyzerinzäpfchen

Glyzerinzäpfchen werden durch den After in den Dickdarm eingeführt und ziehen speziell Wasser osmotisch in diesen Abschnitt und stimulieren dazu, etwas Stuhl abzusetzen. So kann man auf wirksame Weise die Vorzüge eines osmotischen Abführmittels nutzen, wenn die Darmmotilität sehr langsam ist oder die an der Defäkation beteiligten Muskeln nicht richtig arbeiten. Sie sind sauberer zu nutzen als flüssige Klistiere und führen meist innerhalb einer Stunde zu einem Ergebnis. Sie können jedoch die Haut am After reizen, wenn Sie sie regelmäßig länger als eine Woche nehmen. Ihre Apotheke hält die entsprechenden Präparate vor oder kann sie bestellen.

■ Klistiere

Klistiere können eine hilfreiche Möglichkeit sein, Blähbeschwerden aufgrund eines Stuhlrückstaus zu bessern, während Sie sich um eine dauerhaftere Lösung bemühen, etwa durch Physiotherapie, Biofeedback oder Botox, die nachfolgend beschrieben werden. Einzelheiten können Sie nochmals im entsprechenden Abschnitt auf Seite 105 nachlesen, wo sie bereits beschrieben wurden.

■ Physiotherapie für den Beckenboden/Biofeedback

Haben Sie die Diagnose PFD bekommen, kann die sogenannte Biofeedback-Therapie in Kombination mit einer Physiotherapie hilfreich sein, um die vorgesehene Funktion der an der Defäkation beteiligten Nerven und Muskeln wieder zu trainieren. Bei dieser Therapie, die auch in Kapitel 3 beschrieben wird, bringt ein entsprechend geschulter Therapeut Sensoren an Ihren Analmuskeln an und leitet Sie durch eine Reihe von Übungen, bei denen Sie diese Muskeln entspannen und anspannen. Wenn die Muskelkoordination ordnungsgemäß klappt, wird das entweder von den Sensoren auf einem Videobildschirm grafisch dargestellt oder Sie bekommen ein akustisches Signal, ein Feedback (daher der Name), dass Sie alles richtig gemacht haben. Dann können Sie diese Bewegung üben, bis Sie Ihre Muskeln besser kontrollieren können.

■ Botulinumtoxin (Botox)

Sind Ihre Analmuskeln zu stark angespannt und können sich nicht entspannen, sodass es dadurch zu Ihrer Verstopfung kommt, besteht eine der Optionen darin, sich Botox spritzen zu lassen. Die Injektionen werden normalerweise von einem Kolorektalchirurgen unter Sedierung durchgeführt und ihre Wirkung sollte mehrere Monate anhalten.

Behandlungsmöglichkeiten der Verstopfung durch die Ernährung
Ernährungsumstellungen können – bis auf die bemerkenswerte Ausnahme der PFD – bei allen Arten von Verstopfung sowie bei Blähbeschwerden durch einen Stuhlrückstau sehr hilfreich sein.

- Nehmen Sie größere, kompakte anstatt häufigere, kleine Mahlzeiten zu sich

Eine Möglichkeit, den Darm zu stimulieren ist, ihn durch die Auslösung eines Nervensignals, des sogenannten gastrokolischen Reflexes, in Bewegung zu bringen. Der GCR (von engl. *gastrocolic reflex*) ist ein „Nachrichtensystem" des Verdauungstraktes, bei dem der Magen den Darm „warnt", dass eine große Menge an Speisebrei unterwegs ist oder, etwas fachlicher ausgedrückt, der GCR ist eine Reaktion des Dickdarms auf eine Reizung des Magens. Also beginnt der Darm, für den zu erwartenden Speisebrei „Platz zu schaffen" und Stuhl weiterzuschieben und auszuscheiden. Dehnungsrezeptoren in der Magenwand messen, wie voll der Magen durch eine Mahlzeit ist, und lösen den GCR als Reaktion auf diese Dehnung aus. Eine größere Dehnung führt zu einer stärkeren Reaktion. Das erklärt, warum viele Menschen nach einer besonders umfangreichen Mahlzeit oft innerhalb einer Stunde das Bedürfnis haben, zur Toilette zu gehen.

Wenn Sie sich dieses natürliche Signalinstrument des Verdauungssystems zunutze machen wollen, nehmen Sie am besten drei Mal täglich eine größere Mahlzeit zu sich, anstatt alle paar Stunden eine kleinere Portion und Zwischenmahlzeiten. Umfangreichere Mahlzeiten aktivieren die Magendehnung und bringen den Dickdarm in Bewegung; bei Mini-Mahlzeiten ist das eher nicht der Fall. In gleicher Weise können auch gröbere, voluminöse Nahrungsmittel wie Salate, Popcorn und sogar große Portionen Suppen und Eintöpfe diesen Zweck erfüllen.

- Steigern Sie Ihre Ballaststoffzufuhr allmählich

Unter einem Ballaststoff versteht man ein pflanzliches Kohlenhydrat, für dessen Abbau der Mensch keine Enzyme besitzt. Weil wir seine gespeicherte Energie (Kalorien) nicht freisetzen können, bleibt er im Darm und gelangt in den Dickdarm, aus dem er schließlich ausgeschieden wird. Nehmen Sie nicht genügend Ballaststoffe zu sich, werden Sie sich schwertun, ausreichend Volumen im Darm für eine regelmäßige, leichte Darmpassage zusammenzubekommen. Oder wie ich meine Patienten immer wieder erinnere: Nix rein, nix raus.

Patienten fragen mich oft, welche Menge an Ballaststoffen sie zu sich nehmen sollen. Das ist schwer zu beantworten, da es die magische Zahl

Beispiel eines ballaststoffreichen Tagesplans für Frauen

Frühstück: 12 g Ballaststoffe
Haferbrei aus ½ Tasse* trockenen kernigen Haferflocken, in
    Wasser gekocht
2 Esslöffel Leinsamen, gemahlen, in den Haferbrei gestreut
1 Tasse Heidelbeeren
Kaffee! (auch entkoffeiniert)

Mittagessen: 7g Ballaststoffe
1 Scheibe Weizenvollkornbrot, mit Pute und Avocado belegt
Kleiner Salat mit grünem Blattgemüse und verschiedenen
    Gemüsesorten (etwa 3 Tassen), Dressing nach Wahl.

Abendessen: 7 g Ballaststoffe
Gebackener oder gegrillter Lachs
1 mittelgroße Süßkartoffel
1½ Tassen gekochte grüne Bohnen

Zwischenmahlzeiten: 7 g Ballaststoffe
2 Kiwis
¼ Tasse Nüsse

* Anmerkung der Übersetzerin: 1 Tasse entspricht rund 250 ml. Das gilt für
    Flüssigkeiten. Bei Zutaten, die man sonst nach Gramm verwendet, empfehle
    ich folgenden Trick: Halten Sie eine „Maßtasse" in Ihrer Küche parat, an der
    Sie die Höhe von knapp 250 ml markieren und sich dann daran orientieren.

nicht gibt, die für alle passt. Manche Menschen brauchen eventuell deutlich mehr Ballaststoffe als andere für einen regelmäßigen Toilettengang;
das Kunststück besteht also darin, die Menge allmählich zu erhöhen, bis
Sie eine positive Veränderung feststellen. Ein (auch elektronisches) Ernährungstagebuch kann wirklich hilfreich sein, um Ihre anzustrebende
magische Zahl zu ermitteln. Die meisten verfügbaren Apps kennzeichnen
Ihre Ballaststoffaufnahme automatisch, wenn Sie Ihre Nahrungsmittel
eingeben. Ein guter Anfang wäre, wenn Frauen mindestens 28g und Männer 38g täglich anstreben würden.

Beispiel eines ballaststoffreichen Tagesplans für Männer

Frühstück: 12 g Ballaststoffe
Omelett aus Mischgemüse, belegt mit ½, in Scheiben geschnittenen Avocado
2 Scheiben Weizenvollkorntoast
1 Tasse Ananasstücke
Kaffee!

Mittagessen: 8 g Ballaststoffe
Salat auf asiatische Art, z. B. chinesischen Salat mit Huhn oder Thai-Salat mit Erdnuss-Vinaigrette, eventuell aus einem sogenannten Fast-Casual-Restaurant mit frischen Produkten.

Abendessen: 14 g Ballaststoffe
Gemischtes Pfannengemüse (2 Tassen gekochtes Gemüse; frisch oder aus dem Tiefkühler)
1 Tasse Naturreis
¼ Tasse Cashewkerne oder Erdnüsse
Eiweißbeilage nach Wahl (z. B. Huhn, Steak, Shrimps)

Zwischenmahlzeiten: 9 g Ballaststoffe
Popcorn, eine Portion entsprechend 100 Kalorien
1 große Birne

Durch die allmähliche Erhöhung der Ballaststoffzufuhr fühlen Sie sich wesentlich wohler, denn eine sehr ballaststoffreiche Mahlzeit könnte Ihre Blähbeschwerden verschlechtern (und zu einem erheblichen Abgang von Winden führen), wenn diese insbesondere durch einen Stuhlrückstau verursacht werden. Ich schlage vor, die Ballaststoffmenge zuerst beim Frühstück zu erhöhen. Das ist die Tageszeit, zu der Sie am wenigsten gebläht sind und zu der wahrscheinlich die meisten Menschen Stuhlgang haben, was eine gewisse Erleichterung verschafft. (Das ist ganz besonders dann der Fall, wenn Sie am Abend vorher ein Abführmittel genommen haben und morgens eine Tasse Kaffee trinken!) Sobald Sie sich an ein Frühstück mit hohem Ballaststoffanteil gewöhnt haben, können Sie auch bei den anderen Mahlzeiten und Zwischenmahlzeiten – immer jeweils nur bei einer – die Ballaststoffe erhöhen.

Wenn sich immer noch große Mengen Stuhl in Ihrem Darm stauen, ist beim Übergang zu einer ballaststoffreicheren Ernährung zu überlegen, ob nicht die ballaststoffreichen Nahrungsmittel durch solche ersetzt werden sollten, die mit relativ geringerer Wahrscheinlichkeit zu einer Gasbildung führen. Solche Nahrungsmittel werden als FODMAP-ärmer bezeichnet (von engl. *fermentable oligo-, di- and monosaccharides and polyols*), enthalten also weniger fermentierbare Oligo-, Di- und Monosaccharide sowie Polyole; sehr detailliert beschriebene Beispiele davon gibt es in den Kapiteln 11 und 13. Sobald Ihr Stuhlgang regelmäßiger ist und Sie sich vollständiger entleeren können, sind diejenigen bevorzugten Nahrungsmittel, von denen man weiß, dass sie stärker blähen – etwa Blumenkohl, Bohnen und Trockenobst –, für Sie bei weitem nicht mehr so unangenehm.

■ Achten Sie auf verarbeitete Nahrungsmittel, denen Ballaststoffe, insbesondere Inulin, zugesetzt wurde

Bei dem Versuch, den Ballaststoffanteil zu erhöhen, kann es verlockend sein, sich für industriell verarbeitete Nahrung zu entscheiden, die mit großen Mengen davon angereichert wurde, und die Hälfte des täglichen Anteils an Ballaststoffen auf einmal deckt – etwa Frühstückscerealien und Müsliriegel. Also wirksam, oder? Wenn Ihre Blähbeschwerden jedoch durch gestauten Stuhl im Darm kommen, fühlen Sie sich damit eventuell hundeelend. Denn die häufigste, darin enthaltene Ballaststoffquelle ist Inulin, das auf der Verpackung auch als Chicorée, Topinambur oder Sirup von (südamerikanischen) Yaconknollen gelistet sein kann. Egal unter welchem Namen Inulin auftritt, es wird von den Bakterien der Dickdarmflora stark fermentiert (vergoren), bildet also sehr viel Gas. Wenn sich tatsächlich sehr viel Stuhl in Ihrem Darm befindet, wird das Gas wahrscheinlich eingeschlossen und das führt zu einer Verschlimmerung, nicht zur Verbesserung Ihrer Blähbeschwerden und Schmerzen. Inulin wird auch häufig kohlenhydratarmen Nudeln, kalorienarmen Joghurts, kalorienarmen gefrorenen Leckereien aus der Tiefkühltruhe, Müsliriegeln, Riegeln mit ganzen Nüssen, manchen probiotischen Ergänzungsmitteln und Proteinpulvern zugesetzt; es lohnt sich also, die Liste der Inhaltsstoffe auf den abgepackten Nahrungsmitteln zu lesen, die Sie regelmäßig kaufen.

▓ Trinken Sie Kaffee (auch entkoffeinierten)

Wenn Sie unter starker Verstopfung leiden und keinen Kaffee trinken, könnten Sie erwägen, damit anzufangen. Er enthält eine Substanz, die Chlorogensäure, die die Dickdarmmotilität stimuliert. Ihr Darm ist durch die natürlichen Spitzenwerte des Stresshormons Cortisol, dessen Aufgabe es ist, Ihren schläfrigen Darm aufzuwecken und in den aktiven Tageszeitmodus zu bringen, auf die allmorgendliche Stuhlentleerung vor 10 Uhr vorbereitet. Eine zeitlich gut gewählte Dosis Chlorogensäure durch Ihren Morgenkaffee kann etwas zusätzlichen Schwung zur Wirkung des Cortisols beisteuern und den Darm in Bewegung setzen.

Meiden Sie Kaffee wegen der Nebenwirkungen des Koffeins, können Sie, selbst wenn Sie entkoffeinierten Kaffee trinken, trotzdem (ein wenig) von der Cholorogensäure profitieren. Meiden Sie Kaffee, weil Sie einen Reflux davon bekommen, versuchen Sie, ob Sie ihn etwa eine Stunde nach dem Frühstück besser vertragen, als direkt nach dem Aufstehen. Sie können es auch mit einem Milchkaffee probieren, die große Menge Milch im Verhältnis zum Kaffee puffert die Säure ab, und bei manchen Menschen reicht das aus, damit sie ihn vertragen. Wenn Sie eine Laktoseintoleranz haben, verwenden Sie laktosefreie Milch, Kokos- oder Mandelmilch für Ihren Milchkaffee. Ich würde Sojamilch weglassen, im Grunde ist sie der Saft einer Bohne und kann für sich genommen ziemlich blähend sein.

▓ Versuchen Sie es mit einem Magnesium-Ergänzungsmittel

Viele meiner Patienten mit Verstopfung meiden Medikamente lieber, sind jedoch für einen ergänzenden Nährstoff offen, den sie ohnehin brauchen: Magnesium. Magnesium ist ein essenzieller Mineralstoff und ein Elektrolyt mit Vorteilen für die Gesundheit des Herzens, der Knochen und sogar zur Vorbeugung von Kopfschmerzen. Nehmen Sie Magnesium jedoch in Dosierungen von 350 mg oder mehr, hat es eine abführende Wirkung, da es Flüssigkeit in den Darm zieht. Bei vielen meiner verstopften Patienten mit einer guten Nierenfunktion ist die Einnahme von 400 bis 800 mg Magnesium am Abend der kleine zusätzliche Schubs, den sie am nächsten Morgen für den Toilettengang brauchen. (Sind Sie schon etwas älter oder haben Sie eine gestörte Nierenfunktion, könnte Magnesium nicht das geeignete Mittel sein; besprechen Sie das bitte mit Ihrem Arzt.) Um Magnesium auszuprobieren, beginnen Sie mit einer 400 mg-Dosis an drei Abenden hintereinander. Erfüllt sie ihren Zweck nicht, nehmen Sie nochmals 200 mg zusätzlich pro Abend und warten weitere drei Tage ab. Wenn Sie bei 800 mg angelangt sind und immer noch keine Wirkung auf den Darm feststellen, müssen Sie eventuell die Taktik ändern. Teilen Sie die Dosis nicht auf zwei Einnahmen auf, sonst schwächen Sie die Wirkung ab. Die hauptsächliche Nebenwirkung von zu viel Magnesium ist Durchfall; kommt es dazu, lassen Sie einfach einen Tag aus und versuchen es am darauffolgenden Abend mit einer geringeren Dosis noch einmal.

>> *Die Geschichte von Dianas Verstopfung:*
Die Magie von Ballaststoffen und Magnesium

Diana war 52 Jahre alt und in leitender Position tätig, als sie mich als „letzte Hoffnung" für ihre Blähbeschwerden aufsuchte. Sie hatte sie damals schon seit vier Jahren, war der Meinung, dass sie bereits alles versucht hatte, und war sehr skeptisch, dass irgendeine Diät helfen würde. Da ihr Gastroenterologe jedoch darauf bestanden hatte, war sie widerwillig bereit, mir eine Chance zu geben.

Die Geschichte von Dianas Blähbeschwerden begann mehrere Jahre zuvor, nach einem plötzlichen Anfall von Divertikulitis – einer Entzündung einiger kleiner Ausstülpungen (Divertikel) in ihrer Dickdarmwand – mit der sie ins Krankenhaus eingeliefert wurde. Bald nach ihrer Genesung stellte sie fest, dass sie ziemlich gebläht und verstopft war. Diana hatte nur alle drei bis vier Tage Stuhlgang – und bei den seltenen Gelegenheiten, bei denen sie häufiger zur Toilette ging, kamen nur sehr kleine Stuhlbällchen, die minimale Linderung brachten. Ihr damaliger Arzt sagte ihr, sie müsse täglich 25 g Ballaststoffe zu sich nehmen, und Diana versuchte, seinen Rat zu befolgen, indem sie Pflaumensaft, ballaststoffreiches Müsli und Schälerbsensuppe aß. Doch diese Art der Ernährung führte zu einer unerträglichen Gasbildung, ihre Blähbeschwerden wurden schlimmer als je zuvor, und sie konnte so nicht weitermachen. Der nächste Arzt machte einen Versuch mit zahlreichen frei verkäuflichen Abführmitteln – darunter war auch eines mit dem Wirkstoff Polyethylenglycol sowie Magnesium – und schaukelte die Sache hoch, indem er ihr Medikamente gegen Verstopfung verschrieb. Diana spürte, dass diese Präparate nicht zuverlässig wirkten, um ihre Verstopfung – und damit auch ihre Blähbeschwerden – zu bessern, also setzte sie auch diese ab.

Ich verstand, warum Diana das Gefühl hatte, sie habe alles versucht, allerdings ohne Erfolg. Doch nachdem ich ihre Ernährungsanamnese gemacht hatte, war ich nicht dieser Meinung. Ein typischer Tag in Dianas Leben begann mit einem Joghurt oder Grapefruitsaft zum Frühstück, verbunden mit einer Tasse Milchkaffee (Ballaststoffmenge: 0g). Mittags gab es entweder ein Roggenbrot mit Thunfisch (Ballaststoffmenge: 3 g) oder eine Hühnernudelsuppe mit Austerncrackern/Salzcrackern (Ballaststoffmenge: 0 g). Am Abend gab es ein schönes ausgewogenes Essen, das mit einem Salat begann, gefolgt von einer proteinhaltigen Vorspeise und Stärke sowie etwas gekochtem Gemüse. Doch obwohl das Abendessen eine beträchtliche Menge an ballaststoffreichem Gemüse enthielt, war das zu wenig und zeitlich zu spät. Während ihres vorherigen Versuchs mit einer ballaststoffreichen Ernährung hatte sie sich unter den FODMAP-haltigen Nahrungsmitteln die absolut ballaststoffreichsten herausgesucht (s. Kapitel 11) – kein Wunder, dass sie sie so unerträglich gasbildend und blähend fand! Und sie hatte es zwar mit Abführmitteln aller Art versucht, aber nie welche genommen, wenn sie gleichzeitig eine ausreichende Menge Ballaststoffe aß.

Damit sich Dianas Blähbeschwerden durch zurückgestauten Stuhl in ihrem Darm bessern konnten, musste sie an jedem einzelnen Tag eine zufriedenstellende Stuhlmenge ausscheiden. Und da bei vielen Menschen der Hauptzeitpunkt dafür am Morgen ist, dachte ich, es wäre für sie wahrscheinlich von Vorteil, wenn sie den Tag mit einem reichlichen, ballaststoffreichen Frühstück beginnen würde, um den gastrokolischen Reflex (s. S. 112) zu stimulieren. Darauf sollten ein ballaststoffhaltiges Mittagessen und ihr übliches Abendessen folgen. Am Anfang, so riet ich ihr, sollten alle Ballaststoffe aus Obst und Gemüse mit einem geringeren FODMAP-Gehalt sowie aus Vollgetreiden stammen, damit sie nicht wieder dieselben Beschwerden mit der Gasbildung und den Blähungen bekam wie bei ihrem letzten Versuch. Ich vermutete, dass sie sogar Nahrungsmittel mit einem höheren FODMAP-Gehalt vertragen würde, sobald sie regelmäßig Stuhlgang hatte, denn dann war das Risiko geringer, dass das Gas hinter einem mit Stuhl gefüllten Dickdarm eingeschlossen wurde. Und schließlich empfahl ich ihr, wieder jeden Abend vor dem Zubettgehen Magnesium einzunehmen.

Ich sah Diana an, dass sie bezüglich unseres Plans nicht optimistisch war, da sie glaubte, sie habe das alles bereits früher auch schon gemacht.

Aber sie hatte das nicht alles zugleich in einem Stufenplan umgesetzt und sie hatte dabei die entsprechenden FODMAP-Nahrungsmittel nicht berücksichtigt. Ich legte ihr dringend ans Herz, meinem Plan zuverlässig zwei Wochen einzuhalten, bevor sie ihn wieder fallenließ und sie erklärte sich dazu bereit. Wir stellten gemeinsam ein paar Mahlzeiten zusammen: Das Frühstück bestand nun aus Rühreiern, einer großen Schüssel FOD-MAP-armem Obst – Melone, Ananas und Beeren – sowie einer Scheibe Sauerteig-Toastbrot aus Vollkornweizen. Mittags gab es zu ihrem üblichen Sandwich Babykarotten oder Strauchtomaten als Beilage. Ihr Abendessen blieb gleich. Wenn sie ihren Lieblingsjoghurt als Zwischenmahlzeit essen wollte, mischte sie etwas gemahlenen Leinsamen und Beerenobst darunter. Und schließlich war sie einverstanden, konsequent vor dem Schlafengehen ihr Magnesium zu nehmen.

Innerhalb von drei Tagen kam es bei Diana nur wenige Minuten nach ihrem großen, reichhaltigeren Frühstück mit Kaffee zur vollständigen Darmentleerung. Die zusätzliche Stimulierung durch das abendliche Magnesium, eine von den Ballaststoffen her passende Ernährung und ein Frühstück, das umfangreich genug war, um den Darm in Aktion zu versetzen, erwiesen sich als Erfolgsrezept. Und genau wie vorhergesagt waren die Blähbeschwerden verschwunden, sobald sie jeden Tag Stuhlgang hatte. Diana rief mich zwei Wochen später an, um mir die guten Neuigkeiten mitzuteilen und fragte, wie sie nun weiter vorgehen sollte. Ich sagte, sie müsse sich das abendliche Magnesium, ein umfangreiches Frühstück und die Zugabe ballaststoffreicher Nahrungsmittel zu jeder Mahlzeit zur Gewohnheit machen. Doch künftig sollte sie ruhig mit ihren FODMAP-reichen Lieblingsnahrungsmitteln, etwa Bohnensuppe, Blumenkohl und Cashewkernen, ein wenig experimentieren. Es war sehr wahrscheinlich, dass sie diese nun problemlos vertragen würde, da ihre Blähbeschwerden durch den gestauten Stuhl im Darm der Vergangenheit angehörten.

Dianas Fall veranschaulicht, wie wichtig eine mehrgleisige Strategie bei Blähbeschwerden aufgrund einer Verstopfung ist. Oft muss man ein wenig zwischen der Ernährung und den Abführmitteln balancieren, um das Problem zu bessern. Er weist aber auch auf die Bedeutung einer sorgfältigen Auswahl der Ballaststoffe hin, da manche Arten die Blähsymptome wirklich verschlechtern können, wenn sich große Stuhlmengen im Kolon zurückstauen. Darum geht es noch ausführlicher in Kapitel 11.

Machen Sie sich keine Sorgen, wenn Sie Ihre Art von Blähbeschwerden bisher noch nicht erkannt haben. Wir befassen uns nun mit dem
Dünndarm, und Sie erfahren, zu welchen Blähbeschwerden es kommt,
wenn sich zu viele Ihrer Dickdarmbakterien in der falschen Umgebung
ansiedeln.

KAPITEL 8

Blähbeschwerden durch Bakterien: Die bakterielle Überwucherung des Dünndarms (SIBO)

Das Epizentrum der Gasbildung in unserem Körper ist der Dickdarm, das Kolon, auf das wir im vorigen Kapitel unser Augenmerk gerichtet haben. Das liegt daran, dass es die größte und am stärksten konzentrierte Bakterienpopulation im Körper beherbergt. Diese Bakterien produzieren den größten Teil des Gases, das in Form von Winden aus dem Körper entweicht. Der Dickdarm grenzt unmittelbar an den Dünndarm, dem Teil des Gastrointestinaltrakts, der ihn mit dem Magen verbindet. Im Dünndarm werden die meisten Nährstoffe aus der Nahrung resorbiert (in die Blutbahn abgegeben Anm. d. Übers.) und in diesem Abschnitt sollten sich nicht allzu viele Bakterien befinden. Unter bestimmten Umständen kommt es jedoch genau dort zu einer Besiedelung mit Bakterien, die sich zu extrem großen Populationen entwickeln können. Man bezeichnet das als bakterielle Überwucherung des Dünndarms oder kurz SIBO (von engl. *small intestinal bacterial overgrowth*), und dieses Akronym werden wir im Folgenden benutzen.

SIBO

SIBO kann ich am besten so beschreiben: „Zu viele Bakterien, die in Ihrem Darm in der falschen Umgebung leben". Im Gegensatz zu häufigen, durch das Internet noch verstärkten Märchen hat man bei SIBO keine „schlechten", krank machenden Bakterien im Dünndarm. Im

Grunde genommen gilt SIBO nicht einmal als Infektion und verursacht auch keine Entzündungen. SIBO ist eher ein Zustand, bei dem die normalen, meist harmlosen Bakterien, die üblicherweise im Dickdarm leben, irgendwie im Dünndarm Fuß fassen, wo sie in großer Anzahl nichts zu suchen haben.

Das ist ein sehr wichtiger Unterschied, denn das Internet läuft geradezu über von Angeboten für Kuren mit Probiotika und anderen Nahrungsergänzungsmitteln, die versprechen, das „Gleichgewicht" zwischen „schlechten" Bakterien und „guten" Bakterien, welches, so wird behauptet, SIBO verursacht, wiederherzustellen oder „den Darm" von einer als entzündungsbedingt beschriebenen Durchlässigkeit (dem sog. Leaky-Gut-Syndrom, Anm. d. Übers.) aufgrund von SIBO „zu heilen". SIBO wird vollkommen falsch dargestellt. Es ist vielmehr möglich (und sogar wahrscheinlich), dass die Einnahme von Probiotika, die ja große Mengen von Bakterien enthalten, das Problem verschlimmern und nicht verbessern könnte, wenn Ihr Dünndarm, aus welchen Gründen auch immer, anfällig für eine bakterielle Fehlbesiedelung ist.

Wodurch könnte es also dazu kommen, dass Bakterien in der falschen Umgebung des Darms zu wuchern beginnen? Forscher haben Dutzende von möglichen Risikofaktoren gefunden. Zu den häufigeren gehören die Folgenden:

- Die dauerhafte Einnahme eines Säureblockers (PPI, Protonenpumpenhemmer) wie zum Beispiel Nexium, Esomep, Durotiv (Wirkstoff Esomeprazol) oder einer generischen Version, deren Name auf -prazol endet, zum Beispiel Omeprazol.
- Ein geringer Magensäurespiegel, entweder altersbedingt oder aufgrund einer Autoimmunerkrankung, etwa einer atrophischen Gastritis (eine Form der Magenschleimhautentzündung, die zur Rückbildung der Belegzellen des Magens führt, die Salzsäure absondern; Anm. d. Übers.) oder einer perniziösen Anämie, das heißt, eine Blutarmut durch Vitamin B_{12}-Mangel.
- Eine abnormal langsame Dünndarmmotilität.
- Die Einnahme von Probiotika, wenn zugleich einer der genannten Risikofaktoren vorliegt.
- ere Darmoperationen wie der sogenannte Roux-en-Y-Magenby-
  zur Gewichtsabnahme, die Entfernung von einem Teil des Darms

hwerden im Unterbauch, die vom Darm ausgehen

an der Grenze zwischen Dünn- und Dickdarm oder jede andere Bauch-operation, die zu Beeinträchtigungen der Motilität durch Verwachsungen von Narbengewebe geführt hat.

- Entzündungen im Darmabschnitt an der Grenze zwischen Dünndarm und Dickdarm (der Fachbegriff ist hier Ileitis), etwa aufgrund von Morbus Crohn.
- Eine nicht diagnostizierte oder nicht gut kontrollierte Zöliakie.
- Ungenügende Bildung von Verdauungsenzymen durch die Bauchspeicheldrüse (Pankreasinsuffizienz).
- Regelmäßiger starker Alkoholkonsum.
- Kleine Ausstülpungen im Dünndarm, sogenannte Divertikel, in denen sich Bakterien verstecken können.
- Eine frühere, übermäßige Einnahme von Antibiotika.

Wie die obige Aufzählung nahelegt, ist SIBO eher ein Symptom eines anderen gesundheitlichen Problems und nicht etwas, das einfach spontan auftritt. Wird Ihnen diese Diagnose gestellt, ist ein Gespräch mit Ihrem Arzt über die zugrunde liegende Ursache notwendig, damit Sie ein neuerliches Auftreten verhindern können!

Egal aus welchem Grund Sie eine SIBO bekommen haben, die Auswirkungen sind wahrscheinlich immer die gleichen. Nach dem Essen füllt sich der Dünndarm allmählich mit dem Speisebrei, dessen Nährstoffe dort ins Blut aufgenommen werden. Wenn jetzt große Bakterienpopulationen mit diesen Nährstoffen in Kontakt kommen, ist das für sie ein Festschmaus. Die Verdauung von Nahrung durch Bakterien – und Kohlenhydrate mögen sie am liebsten – wird Fermentierung genannt. Ein Endprodukt der Fermentierung ist Gas und dieses trägt zu den mit einer SIBO einhergehenden schlimmen Blähbeschwerden bei. Der Dünndarm hat außerdem einen viel geringeren Durchmesser als der Dickdarm, daher ist eine dort auftretende Gasbildung weitaus unangenehmer. Eine SIBO stört auch das Recycling der Gallenflüssigkeit – sie unterstützt die Fettverdauung – im Körper, sodass sich überschüssige Gallenflüssigkeit im Dickdarm ansammelt. Man spricht von einer Gallensäure-Resorptionsstörung oder -Malabsorption und diese kann sowohl zu Durchfällen als auch zu einem Mangel an bestimmten Vitaminen führen.

Das Blähgefühl bei SIBO

Es scheint oft, als würden Blähbeschwerden durch eine SIBO aus heiterem Himmel auftreten. Sie mögen zwar schon hin und wieder leichte Blähungen gehabt haben, doch Sie haben sich noch nie ständig so stark aufgebläht gefühlt. Einzelne Nahrungsmittel und Mahlzeiten, mit denen Sie sonst keine Probleme gehabt haben, lösen auf einmal innerhalb von einer Stunde nach dem Essen erhebliche Reaktionen aus. Am wahrscheinlichsten sind das fettreiche Nahrungsmittel wie Gebratenes, Sahne- oder Käsegerichte, Eiscreme oder fettige Gerichte zum Mitnehmen. Weizenprodukte – wie Brot oder Sandwiches, Gebäck, Nudelgerichte und Pizza – sind auch häufige Auslöser, ebenso wie fast alle Energie- und Müsliriegel. Kichererbsen, Bohnen und typische „blähende" Gemüse wie Brokkoli, Rosenkohl und Blumenkohl sind ebenfalls problematisch. Manche Menschen haben plötzlich auch Schwierigkeiten mit bestimmten Obstsorten und Milch sowie Milchprodukten. Angesichts einer solch langen Liste können Sie verstehen, warum ich von meinen SIBO-Patienten häufig zu hören bekomme: „Mich bläht einfach alles."

Die meisten Menschen mit einer SIBO klagen über große Mengen von Darmgasen, die ziemliche Schmerzen verursachen können. Manchmal führen sie zu einem ansehnlichen Blähbauch und manchmal nur zum Abgang großer Mengen Winde, stechenden Schmerzen und/oder dem gurgelnden Geräusch und Gefühl von Gas, das sich irgendwo unterhalb des Bauchnabels im Darm bewegt. Die Winde sind oft sehr übel riechend; manche Patienten beschreiben sie als „giftig". Typischerweise ist der Morgen die beste Zeit des Tages, beim Aufwachen sind die Blähbeschwerden minimal oder gar nicht vorhanden, doch im Laufe des Tages kommt es im Zuge der jeweiligen Mahlzeiten zur weiteren Gasbildung und zu weiteren Blähbeschwerden. Nach dem Abendessen ist normalerweise der Höhepunkt erreicht, meine Patienten öffnen dann oft den Hosenknopf, und bis zur Schlafenszeit gehen große Mengen Winde ab. Bei einer SIBO geht es Ihnen umso besser, je weniger Sie essen.

In den meisten Fällen – jedoch nicht in allen – ändern sich auch die Toilettengewohnheiten. Was sich ändert, hängt normalerweise davon ab, von welcher Bakterienart Sie überwuchert werden. Menschen, bei denen es Wasserstoffgas produzierende Bakterien sind, haben eher Durchfälle und/oder weicheren, häufigeren Stuhlgang. Manche meiner Patienten verspüren einen Stuhldrang, unmittelbar nachdem sie irgendetwas gegessen haben. Auch Farbe und Beschaffenheit des Stuhls ändern sich eventuell; er kann von hellerer brauner Farbe sein oder stärker orangefarben als sonst und nimmt oft eine klebrige, „zahncremeartige" oder „teerartige" Konsistenz an, sodass eine vollständige Entleerung und die Reinigung des Afters nach dem Stuhlgang sehr schwierig sind. Manche Menschen beschreiben ihren Stuhl als „sauer", als würde er beim Toilettengang die Haut reizen, und häufig kann es hinterher zu Juckreiz am After kommen.

Es ist auch möglich, dass SIBO eher eine Verstopfung als Durchfälle verursacht, und zwar häufiger bei Menschen, die von Methangas bildenden Organismen fehlbesiedelt sind. Diejenigen meiner Patienten, die infolge der SIBO eine Verstopfung bekommen, empfinden ihre Blähbeschwerden oft als besonders schmerzhaft, da sie das Gefühl haben, das zusätzliche Gas sei hinter dem zurückgestauten Stuhl eingeschlossen, und der Abgang von Winden bringe keine Erleichterung. Die Verstopfung spricht normalerweise gut auf milde Abführmittel und/oder eine FODMAP-arme Ernährung an; nachfolgend gibt es dazu noch weitere Informationen.

Typischerweise kündigt sich eine SIBO zwar durch Beschwerden im unteren Verdauungstrakt an, etwa mit dem Abgang von Winden und unregelmäßigen Stuhlgewohnheiten, doch manche Menschen haben mehr Symptome im oberen Verdauungstrakt. Zum Beispiel Reflux, Übelkeit, Aufstoßen oder Appetitverlust können zusätzlich zu den Symptomen im unteren Verdauungstrakt oder an deren Stelle auftreten. Manche der Symptome haben eventuell überhaupt nichts mit dem Verdauungssystem zu tun; so ist ein ungeklärter Vitamin B_{12}-Mangel eine häufige Nebenwirkung von SIBO. Weniger häufig – aber nicht ganz unbekannt – ist ein starker Abfall des Blutzuckers, eine sogenannte Rebound-Hypoglykämie, wobei es bald nach dem Konsum von raffinierten Kohlenhydraten oder stark zuckerhaltigen Nahrungsmitteln zu einem Absturz des Blutzuckerspiegels und zu Erschöpfung, Benommenheit oder Übelkeit kommt.

Eine SIBO diagnostizieren

Leiden Sie an dieser Art von Blähbeschwerden oder irgendwelchen der oben beschriebenen Begleitsymptome, wird Ihr Arzt eventuell eine Untersuchung auf SIBO in Betracht ziehen. Oft wird er auch nach anderen möglichen Erklärungen für Ihre Symptome suchen, etwa einer Zöliakie (Blutuntersuchung), einem niedrigen Spiegel der Bauchspeicheldrüsenenzyme (Stuhluntersuchung), einer Lamblieninfektion, einem Parasitenbefall mit Giardia lamblia (Blut- und/oder Stuhluntersuchung) sowie entzündlichen Darmerkrankungen wie Morbus Crohn oder Colitis ulcerosa (Koloskopie). Es ist wichtig, darauf hinzuweisen, dass Sie nicht entweder das eine oder das andere dieser medizinischen Probleme haben können, sondern Morbus Crohn, Zöliakie oder eine Pankreasinsuffizienz zusätzlich zu einer SIBO, insbesondere, weil das Erstere eventuell die Ursache des Letzteren ist.

Atemtests

Die häufigste, am wenigsten invasive Möglichkeit, eine SIBO zu diagnostizieren, ist der Atemtest. Dafür trinken Sie eine Zuckerlösung (Glukose), atmen drei Stunden lang in regelmäßigen Abständen in einen Beutel, und Ihre Atemgase werden von einem Gerät gemessen. Ein richtig durchgeführter Test bestimmt zwei Arten von Gasen: Wasserstoff und Methan. Da diese Gase nur von Bakterien gebildet werden, wenn sie auf den Zucker treffen, den Sie getrunken haben, wissen wir, dass sie von den Bakterien stammen. Aufgrund des Zeitpunkts, an dem die Gase sich während des Tests zeigen, kann Ihr Arzt bestimmen, wo in Ihrem Verdauungssystem sich die Bakterien befinden, und aufgrund der Art des Gases, das sich in Ihrem Atem zeigt, um welche Bakterienarten es sich dabei handelt.

Die Genauigkeit des Atemtests bei der Diagnose von SIBO hängt von vielen Faktoren ab, daher ist es wichtig, sich an die Anweisungen zur Vorbereitung zu halten, die Sie vor dem Test bekommen. Wenn Sie zum Beispiel in den vier Wochen vor dem Test Antibiotika, eine „Darmspülung", etwa eine Colon-Hydro-Therapie, oder eine Koloskopie bekommen haben, könnte das Ergebnis falsch negativ (also keinen Befund anzeigen, obwohl Bakterien vorhanden sind, Anm. des Übers.) ausfallen. Dasselbe gilt auch, wenn Sie am Morgen des Testtages Sport treiben oder einen Tag vor dem Test Abführmittel nehmen. Manche Faktoren können auch zu einem falsch positiven (also Bakterien anzeigen, die nicht vorhanden sind, Anm. des Übers.) Ergebnis führen. Rauchen am Morgen des Testtages, eine schlechte Mundhygiene (einschließlich einer nicht gereinigten Prothese), die Einnahme von Probiotika und ein kohlenhydratreiches Abendessen oder große Mengen von blähendem Gemüse oder Bohnen am Abend vor dem Test können sich in falsch positivem Sinne auswirken. Wenn Sie eine sehr starke Verstopfung haben – oder Ihr Darm, wie im vorherigen Kapitel beschrieben, voller Stuhl ist –, sieht Ihr Atemtest vielleicht auf den ersten Blick positiv aus. Ein sehr erfahrener Arzt sollte in der Lage sein, die feinen Unterschiede zwischen einem durch eine Verstopfung verursachten Atemgasmuster im Vergleich zu einem tatsächlich durch eine SIBO bedingten zu erkennen, doch ein falsch positives Ergebnis kommt bei Verstopfungspatienten sehr häufig vor.

Dieser letzte Punkt wirft folgendes gewichtiges Problem auf: Die Atemtestdaten werden von Ärzten und anderen Praktikern, die über keine große Erfahrung mit diesem Leiden haben, regelmäßig fehlinterpretiert. Und wenn er Tests verwendet und an ein Labor mailt, dann verlässt er sich auf dessen Interpretation des jeweiligen Ergebnisses. Ich war überrascht, als ich feststellte, wie ungenau die Interpretationen dieser Labors sein können. Sie sollten auch beachten, dass Alternativmediziner, Ärzte, die funktionelle oder integrative Medizin betreiben, Ernährungsberater, Naturheilärzte, Heilpraktiker oder Chiropraktiker häufig Interpretationen der Testdaten verwenden, die vom schulmedizinischen Standard abweichen und aufgrund derer fast jeder ein positives Ergebnis hat.

Bei all diesen chaotischen Messgrößen ist es kein Wunder, dass ich so schon viele Ärzte gesehen habe, die den Nutzen eines Atemtests überhaupt infrage stellen. Diese Skepsis teile ich zwar nicht, doch ich glaube, Sie als Patient sollten eine wichtige Lehre daraus ziehen: Verlangen Sie immer eine Kopie Ihres Atemtestergebnisses für Ihre Unterlagen. Auch wenn Ihnen die Zahlen nicht viel sagen mögen, sind sie äußerst hilfreich für einen erfahrenen Gastroenterologen oder einen anderen gut geschulten Fachmann, die dadurch überprüfen können, ob Sie richtig diagnostiziert wurden.

Dünndarm-Kulturen

Es ist möglich, aber äußerst ungewöhnlich, dass Ärzte eine SIBO anhand einer Flüssigkeitsprobe aus dem Dünndarm diagnostizieren, von der eine Kultur angelegt und die Anzahl der vorhandenen Bakterien durch Zählung bestimmt wird. Im Vergleich zu einem Atemtest ist das ein invasiver und zeitraubender Prozess, daher ist er im Allgemeinen dem akademischen Umfeld oder Forschungsbereich vorbehalten. Ich habe bisher nur einmal erlebt, dass ein Arzt das bei einer Patientin machte, deren SIBO auf keines der von ihm verschriebenen Antibiotika ansprach. Er legte eine Kultur aus ihrer Darmflüssigkeit an, um zu sehen, von welcher Bakterienart sie überwuchert wurde, und ein entsprechendes Antibiotikum für sie auszuwählen. Wenn Ihr Arzt allerdings aus einem anderen Grund eine endoskopische Untersuchung des Dünndarms plant (in Kapitel 3 können Sie das Verfahren nachlesen), ist es möglich, dass er bei dieser Gelegenheit auch gleich eine Flüssigkeitsprobe entnimmt.

Stuhl- und Blutuntersuchungen
Eine SIBO kann durch Stuhl- oder Blutuntersuchungen nicht präzise diagnostiziert werden, hüten Sie sich also vor Labors, die Produkte oder Tests anbieten, von denen etwas anderes behauptet wird.

Koloskopie, Endoskopie und bildgebende Verfahren
Eine SIBO ist durch eine Koloskopie oder Endoskopie des Darms, im Ultraschall oder auf Röntgenbildern Ihres Verdauungssystems mit bloßem Auge nicht zu erkennen. Entgegen der verbreiteten Ansicht ist die SIBO keine Entzündung, es gibt also selbst in den betroffenen Darmabschnitten kein gerötetes, entzündetes Gewebe oder zusätzliche Leukozyten. (Es kann jedoch an der Verbindungsstelle zwischen dem Dünn- und dem Dickdarm ein sichtbarer Entzündungsherd vorliegen, der Sie für eine SIBO anfällig macht.) Einer der wenigen Hinweise auf eine SIBO, die Ärzte eventuell durch diese Untersuchungen bekommen, kann jedoch eine abnorme Vergrößerung eines Dünndarmabschnitts sein. Eine solche Erweiterung in dem Teil Ihres Gastrointestinaltrakts, der einen relativ geringen Durchmesser hat, kann durch zu viel zusätzliches Gas verursacht werden.

Eine SIBO behandeln

Es gibt einen weit verbreiteten Mythos, dass eine SIBO niemals wirklich behandelt werden kann und dass man sie immer wieder bekommt, wenn man sie erst einmal hat. Das ist falsch. Viele meiner SIBO-Patienten hatten nach einer erfolgreichen Behandlung zwar irgendwann einen Rückfall, aber das lag meist daran, dass ihr Arzt gleich zu Anfang nie versucht hat, herauszufinden, warum sie überhaupt SIBO bekommen haben. Sie erinnern sich: SIBO ist ein Symptom für etwas anderes. Die zugrunde liegende Ursache zu finden und zu beheben, verringert die Wahrscheinlichkeit eines Wiederauftretens erheblich. Manche dieser Ursachen lassen sich zwar nicht komplett beheben, doch bei vielen ist es möglich.

Meiner Überzeugung nach können auch einige der häufigen, im Internet kursierenden Ratschläge dazu führen, dass manche Patienten eine SIBO durch umfangreiche Probiotika-Kuren immer wieder selbst verursachen – und so ein behandelbares Symptom per se zu einer chronischen Krankheit gemacht wird. Wenn Ihr Dünndarm für Fehlbesiedelungen durch (selbst „gute") Bakterien prädestiniert ist, dann können Präparate, die große Mengen konzentrierter Bakterien enthalten, eventuell mehr schaden als nützen. Solange es keine konkreten wissenschaftlichen Beweise gibt, die den Nutzen der Einnahme von Probiotika zur Vorbeugung von SIBO unterstützen, werde ich meine Patienten weiterhin vor der Anwendung warnen. Ich empfehle meinen SIBO-Patienten, die ein Probiotikum nehmen möchten, ein Produkt auf Hefebasis, das in Kapitel 14 eingehender besprochen wird. (Florastor, so heißt das amerikanische Mittel, das die Hefe Saccharomyces boulardii enthält, ist über das Internet erhältlich. Entsprechende Saccharomyces boulardii-Präparate gibt es aber auch im deutschsprachigen Raum. Sprechen Sie Ihren Arzt darauf an, ob sie für Sie geeignet sind; Anm. d. Übers.)

Die medizinische SIBO-Behandlung

- Antibiotika

Zum Zeitpunkt der Entstehung dieses Buches sind verschreibungspflichtige Antibiotika die einzige evidenzbasierte Behandlung bei SIBO. In alternativmedizinischen Kreisen werden verschiedene pflanzliche Inhaltsstoffe als „natürliche" Antibiotikaquelle eingesetzt, unter anderem ätherisches Öl von Oregano, Berberin und Knoblauchextrakt (Allicin). Es gibt jedoch keine Nachweise, dass diese Substanzen eine antibiotische Wirkung auf den menschlichen Körper im Allgemeinen haben oder eine wirksame Behandlungsmethode bei SIBO im Besonderen sind. (Tatsächlich liegen für die meisten von ihnen keine Untersuchungen am Menschen in Bezug auf irgendwelche Verdauungsprobleme vor). In Kapitel 14 werden die häufigsten Ergänzungsmittel zur Behandlung von SIBO und der Stand der Wissenschaft zu diesem Thema ausführlicher besprochen.

Da SIBO eine Überwucherung mit denselben „guten" Bakterien ist, die auch in Ihrem Dickdarm angesiedelt sind, verursacht jedes Medikament zur Behandlung dieser Überwucherung auch einen Kollateralschaden an den guten Dickdarmbakterien. Trotz mancher Behauptungen, auf die Sie eventuell im Internet stoßen, ist kein Antibiotikum – ob pflanzlich oder pharmazeutisch – in der Lage, gezielt nur auf die Mikroorganismen zu wirken, die die Überwucherung verursachen, aber diejenigen zu verschonen, die im Dickdarm geblieben sind, wo sie hingehören. Es handelt sich buchstäblich um die gleichen Organismen, die sich lediglich an einem anderen Ort befinden. Alle Antibiotika vernichten ihre Zielbakterien unterschiedslos. Jedoch rotten sie Ihre Darmflora nicht vollständig aus. Sie dezimieren aber die Gesamtmenge der in Ihrem Darm angesiedelten Bakterien. Nach Einnahme der meisten Antibiotika stellt das eigene Ökosystem Ihres Dickdarms meist innerhalb eines Monats sein normales Mikrobiom in Anzahl und Zusammensetzung wieder her. Das im deutschsprachigen Raum unter dem Namen Ciloxan (D, A, CH) und in Deutschland auch als Ciprobay (D) vertriebene Antibiotikum sowie zahlreiche Generika (Wirkstoff Ciprofloxacin) ist eine bemerkenswerte Ausnahme; nach diesem Präparat braucht Ihr inneres Ökosystem weit länger zur Erholung.

Verschiedene Antibiotika richten sich gezielt gegen verschiedene Arten von Mikroorganismen, die eine Überwucherung verursachen können. Ihr Arzt sollte ein Antibiotikum aufgrund des Ergebnisses Ihres Atemtests wählen, denn dieser zeigt, ob es sich bei Ihnen um Wasserstoff bildende Bakterien, Methan bildende (sogenannte Archaeen) Bakterien oder eine Kombination aus beiden handelt. In den USA ist eines der häufigsten Antibiotika zur Behandlung einer SIBO Xifaxan (Wirkstoff Rifaximin). In Österreich ist es unter dem Namen Colidimin im Handel. Ihr Arzt wird Ihnen ein entsprechendes Antibiotikum verschreiben. Manche Ärzte verschreiben eventuell eine Mischung aus Xifaxan und einem anderen Präparat, wenn Ihr Atemtest Methangas nachweist. Rifaximin weist zwar eine ziemlich solide Erfolgsbilanz auf, doch nicht alle wuchernden Mikroorganismen sprechen darauf an. Bleiben also Ihre SIBO-Symptome nach Beendigung der Medikamenteneinnahme bestehen, sollten Sie mit Ihrem Arzt über die Verschreibung eines anderen Präparats sprechen, anstatt dasselbe Mittel noch einmal zu nehmen. (Erinnern Sie sich an das alte Klischee über Verrücktheit? Verrücktheit ist, wenn man immer wieder dasselbe macht und sich ein anderes Ergebnis davon erwartet.)

Wenn Sie keine Möglichkeit haben, einen Atemtest durchführen zu lassen oder Ihr Arzt in dieser Hinsicht skeptisch ist, wird er Ihnen bei Verdacht auf eine SIBO vielleicht ein Antibiotikum verschreiben, ohne dass Sie zuerst getestet wurden. Wenn Sie Glück haben, ist das eine Abkürzung des Verfahrens und Ihre Symptome werden schneller gelindert. Aber es gibt Nachteile, die man beachten muss. Wenn es Ihnen nach der Antibiotika-Behandlung nicht besser geht, kann es daran liegen, dass Sie tatsächlich keine SIBO haben, oder wahrscheinlicher, dass Sie SIBO haben, aber das eingenommene Antibiotikum nicht zu Ihrer Art der Überwucherung gepasst hat. Manchmal gehen Ärzte, die SIBO ohne vorherigen Test behandeln, eher vom Ersteren als vom Letzteren aus und setzen die Diagnostik und Therapie nach einer gescheiterten Reaktion auf das Antibiotikum nicht weiter fort.

Die Behandlung einer SIBO durch die Ernährung
Es ist nicht wissenschaftlich nachgewiesen, dass eine SIBO durch die Ernährung geheilt werden kann, noch kann dadurch nachweislich die Entwicklung einer SIBO verhindert werden. Haben Sie sich schon mal im Internet umgesehen, sind Sie vielleicht auf einander widersprechende Argumente darüber gestoßen, ob Sie während einer SIBO-Behandlung überhaupt ernährungsbedingte Einschränkungen vornehmen sollten. Zwar behaupten die Anbieter verschiedener Diät-Programme, dass ihre Vorschläge die Bakterien im Darm „aushungern", doch diese Kuren beseitigen weder eine SIBO, noch töten sie Bakterien ab.

Gemäß einem theoretischen Ansatz sollten Sie große Mengen FOD-MAP-Nahrungsmittel und Kohlenhydrate zu sich nehmen, um die Bakterien zu „füttern" und sie aus dem Körper „herauszubekommen", damit die Antibiotika möglichst effektiv arbeiten können. Laut dem entgegengesetzten Ansatz sollten Sie während und auch nach der Behandlung FODMAP-reiche Nahrungsmittel und Kohlenhydrate meiden, um die Bakterien auszuhungern, sie dadurch zu schwächen und dem Risiko einer neuerlichen Überwucherung vorzubeugen. In Wirklichkeit gibt es weder für das eine noch für das andere Argument einen wissenschaftlichen Nachweis. Außerdem beruhen beide Argumentationen auf einer grundlegenden Fehleinschätzung des Wirkmechanismus von Antibiotika: Bakterien müssen sich weder rasch vermehren, um empfindlich auf Antibiotika zu reagieren, noch werden sie durch Entzug fermentierbarer Kohlenhydrate in einer Weise geschwächt, die sie diesen Medikamenten gegenüber empfindlicher machen würde.

Aus meiner Sicht hängt die Entscheidung, ob Sie Ihre Ernährung während der SIBO-Behandlung einschränken, davon ab, wie schlecht es Ihnen mit Ihren Symptomen geht und in welchem Maße Sie bereit sind, Ihre Ernährung umzustellen, damit es Ihnen besser geht, bis das Medikament schlicht und einfach wirkt.

Bestimmte Ernährungsformen können die Symptome einer unbehandelten SIBO jedoch nachweislich unter Kontrolle halten – und zwar äußerst wirksam. Mit anderen Worten, die Rolle der Ernährung bei einer SIBO besteht darin, die Symptome so lange im Zaum zu halten, bis die medikamentöse Behandlung erfolgreich abgeschlossen ist.

Die beiden wichtigsten Ernährungsmaßnahmen im Umgang mit SIBO-Symptomen werden im Folgenden beschrieben. Egal, für welche Sie sich entscheiden, Sie sollten vorsichtig mit sehr fettreichen Nahrungsmitteln sein. Diese werden bei einer SIBO eventuell schlecht resorbiert und können die Gasbildung, Blähbeschwerden und Durchfälle verschlimmern.

Ernährung mit FODMAP-armen Nahrungsmitteln

Ärzte und Ernährungsberater in Australien entwickelten diese Ernährungsweise als gezielte, wissenschaftlich fundierte Eliminationsdiät gegen Bauchschmerzen, übermäßige Gasbildung und unregelmäßige Stuhlgewohnheiten. Forschungsstudien haben ihre außergewöhnliche Wirkung bei Menschen mit einem Reizdarmsyndrom (RDS) nachgewiesen. Sie ist auch meine Diät der Wahl für SIBO-Patienten. FODMAP ist ein Akronym, das auf verschiedene Kohlenhydratfamilien verweist, die von Menschen schlecht und von Bakterien gut verdaut werden, das F in FODMAP steht für fermentierbar. Manche dieser FODMAP-Kohlenhydrate sind Zuckerarten, andere sind Stärkearten oder Ballaststoffe.

Wenn Sie gesund sind und FODMAP-reiche Nahrungsmittel essen, füttern diese die „gute" Darmflora in Ihrem Kolon und tragen dazu bei, ein gesundes, vielfältiges Ökosystem in Ihrem Darm zu erhalten. (Es gehen eventuell ein paar Winde ab, wenn Sie es damit übertreiben, aber die Bildung von ein bisschen Gas macht nichts!) Haben Sie aber eine SIBO und essen Nahrungsmittel mit einem hohen FODMAP-Anteil, füttern diese Kohlenhydrate die zusätzlichen bakteriellen Logiergäste in Ihrem

Dünndarm und können zu erheblichen Blähbeschwerden, übermäßiger Gasbildung und einem allgemeinen Drama beim Toilettengang beitragen.

Bei der FODMAP-armen Ernährung werden in jeder Nahrungsmittel-gruppe bestimmte Nahrungsmittel identifiziert, die große Mengen stark fermentierbarer Kohlenhydrate enthalten und wahrscheinlich bei anfälligen Menschen die genannten Symptome auslösen. Im Gegensatz zu anderen Eliminationsdiäten fallen hier nicht ganze Nahrungsmittelgruppen aus dem Ernährungsplan. Es gibt Obst, Gemüse, Getreide, Nüsse, Samen/Kerne, Milch und Milchprodukte, tierische Proteine, pflanzliche Proteine und sogar Zucker, die zulässig sind.

Die meisten Nahrungsmittel, die Weizen enthalten, werden bei einer FODMAP-armen Ernährung zwar eingeschränkt, aber es handelt sich tatsächlich nicht um eine glutenfreie Ernährung. Manche FODMAP-arme weizenhaltige Nahrungsmittel sind erlaubt, manche FODMAP-reiche glutenfreie Nahrungsmittel sind verboten! In ähnlicher Weise werden zwar manche FODMAP-arme Milchprodukte eingeschränkt, aber es handelt sich nicht um eine Diät ohne Milchprodukte. Tatsächlich sind manche Milchprodukte mit einem geringen FODMAP-Anteil erlaubt und manche FODMAP-reiche milchfreie Produkte sind verboten! Bei der FODMAP-armen Ernährung steckt der Teufel im Detail, also krempeln Sie die Ärmel hoch und stürzen Sie sich auf Kapitel 13, um alles darüber zu erfahren.

Die Spezielle Kohlenhydrat-Diät (SCD)

Die SCD ist eine Ernährungsform ohne Getreide, mit wenig Zucker, wenig Milch und Milchprodukten; sie wurde in den 1980ern als eine Möglichkeit populär, entzündliche Darmerkrankungen wie Morbus Crohn und Colitis ulcerosa in den Griff zu bekommen. Im Laufe der Jahre gab es Erfahrungsberichte von vielen Patienten, die damit eine Remission, einen Rückgang dieser Erkrankungen erreichten oder beibehielten. Es gibt jedoch überraschend wenige wissenschaftliche Nachweise, die diese Einzelfälle unterstützen. In letzter Zeit hat die SIBO-Community im Internet die SCD als Möglichkeit wieder aufleben lassen, um mit Gasbildung, Blähbeschwerden und unregelmäßigen Stuhlgewohnheiten fertig zu werden.

Bei der SCD sind alle Getreide, stärkehaltigen Wurzelgemüse wie Kartoffeln, Yams und Pastinaken, Kichererbsen und Sojabohnen, die meisten Milchprodukte, außer Hartkäsesorten und selbst gemachter Joghurt, sowie jeglicher Zucker außer geringen Mengen Honig verboten. Wie Sie vielleicht bemerkt haben, ist sie, abgesehen von einigen erlaubten Milchprodukten, im Grunde der angesagteren Paleo-Ernährung ziemlich ähnlich. Sie ist recht kohlenhydratarm und dadurch fallen zwangsläufig auch viele, jedoch natürlich nicht alle Nahrungsmittel weg, von denen wir inzwischen wissen, dass sie FODMAP-reich sind. In dieser Hinsicht tendiere ich dazu, die SCD als Version 1.0, als erste Form einer FODMAP-armen Ernährung zu betrachten, die erfunden wurde, bevor wir überhaupt wussten, warum kohlenhydratärmere Ernährungsweisen die Symptome bei manchen Menschen mit Durchfallerkrankungen zu lindern schienen.

Mit der SCD geht es vielen SIBO-Patienten besser, denn sie verringert unbeabsichtigt die FODMAP-Belastung in der Ernährung. Da jedoch FODMAP-reiche Nahrungsmittel wie Honig, Obst mit einem hohen Fruktosegehalt und bestimmte blähende Gemüsesorten immer noch erlaubt sind, stellen Menschen mit einer SIBO eventuell fest, dass sie sich damit nicht vollständig von ihren Symptomen befreien können. Mit anderen Worten, die SCD schränkt unnötigerweise einige gut verträgliche Kohlenhydrate wie weißen Zucker, Ahornsirup, Reis und Kartoffeln zu stark und andere wie Erbsen, Linsen, Pistazien, stark fruktosehaltiges Obst und Kohlgemüse nicht genügend ein. Ich betrachte die FODMAP-arme Ernährungsweise als „Skalpell der Ernährung", soll heißen, es werden ganz präzise nur die Kohlenhydrate aus dem Speiseplan entfernt, die die Bakterien am besten fermentieren können. Im Gegensatz dazu halte ich die SCD für die „Ernährungs-Keule", eine Lösung ohne Feingefühl, die zwar zu den beabsichtigten Ergebnissen führen mag, doch deren vollständige Einschränkung von Kohlenhydraten und Zucker dabei unnötig scharf ist.

▪ Die SIBO-Diät

Wenn Sie sich im Internet umgesehen haben, sind Sie vielleicht auf die sogenannte SIBO-Diät gestoßen. Damit wird im Allgemeinen eine Mischung aus FODMAP-armer und SCD-Diät bezeichnet. Ich habe festgestellt, dass sie für die überwiegende Mehrheit meiner Patienten unnötig restriktiv ist, die ihre Symptome allein durch die FODMAP-arme Ernährung hervorragend unter Kontrolle bekommen können. Wegen dieser unnötigen Einschränkungen empfehle ich sie ihnen nicht.

■ Elementardiäten

Sie bestehen aus Rezepturen in flüssiger Form oder als Pulver, die von Enzymen „vorverdaut" wurden, sodass alle Nährstoffe schon in ihre elementarsten Bestandteile aufgespalten sind. Die Nährstoffe in diesen Rezepturen werden so schnell und vollständig vom Körper resorbiert, dass für die bakterielle Überwucherung nichts mehr zu futtern übrig bleibt. Elementarrezepturen, die es von verschiedenen Herstellern gibt, sind eine Form der medizinischen Ernährung, die ursprünglich für die Zufuhr über eine Magen- oder Darmsonde bei sehr kranken Menschen mit schweren Darmerkrankungen entwickelt wurde. Wenn Sie jemals an einem dieser Produkte gerochen oder es probiert haben, verstehen Sie, warum sie nicht für die orale Aufnahme gedacht waren. Einige Hersteller von Nahrungsergänzungen haben auch mit dem Verkauf von Elementardiät-Rezepturen begonnen, die etwas genießbarer sein sollen.

Eine kleine, vor mehr als 10 Jahren durchgeführte Studie wollte erforschen, ob SIBO-Patienten tatsächlich mit einer zweiwöchigen Elementardiät durch Aushungern der Bakterien geheilt werden könnten. Die Ergebnisse waren zwar vielversprechend, doch diese einzelne Studie reichte natürlich bei weitem nicht aus, um zu überzeugen.

Bei vielen Patienten war der Atemtest unmittelbar nach der Elementardiät in Ordnung, doch die Forscher machten nach den anfänglichen wenigen Wochen mit der Elementardiät-Studie keine Nachuntersuchungen, um festzustellen, ob das Thema SIBO nach Beendigung der Diät tatsächlich vom Tisch war. Mit anderen Worten, aufgrund des mangelnden Nachweises, dass Elementardiäten SIBO längerfristig beseitigen und der Tatsache, dass sie wirklich schwer erträglich sind, empfehle ich sie nicht.

■ Nahrungsergänzungen

Wenn Sie anlässlich eines Besuchs bei „Dr. Google" im Internet auf die riesige SIBO-Industrie gestoßen sind, dann haben Sie wahrscheinlich von mindestens einem halben Dutzend Ergänzungsmitteln gehört, die „jeder" bei SIBO empfiehlt. Da gibt es L-Glutamin, ätherisches Öl von Oregano, Knoblauchextrakt (Allicin) und Berberin. Oft ist auch mindestens ein Probiotikum, ein Ergänzungsmittel mit Verdauungsenzymen und Betain HCl dabei. (Diese üblichen Grundpfeiler alternativmedizinischer Kuren werden in Kapitel 14 ausführlicher besprochen.) Da genau diese Produkte immer wieder erwähnt werden, entsteht eine Art Echokammer-Effekt, der den Eindruck vermittelt, dass es sich um die üblichen, weitgehend akzeptierten Behandlungsprogramme bei SIBO handelt. Das ist in Wirklichkeit nicht so. Keine gut konzipierten wissenschaftlichen Studien haben den Nutzen irgendeines dieser Ergänzungsmittel bei der Behandlung oder zur Vorbeugung von SIBO (oder auch etwas anderem) nachgewiesen. Man muss auch die Quelle dieser Empfehlungen erwähnen: Viele stammen von Websites oder Behandlern, die versuchen, die betreffenden Produkte zu verkaufen.

■ Probiotika

Aus zwei Gründen möchte ich unbedingt die spezielle Frage der Probiotika bei SIBO ansprechen. Zum einen wegen der um sich greifenden, durch das Internet geschürten Meinung, SIBO sei das Ergebnis eines gestörten Gleichgewichts zwischen „guten" und „schlechten" Bakterien, das durch Probiotika in Ordnung gebracht werden müsse; eventuell ist Ihnen in diesem Zusammenhang der Begriff Dysbiose begegnet. Mit diesem Mythos habe ich in diesem Kapitel bereits an anderer Stelle aufgeräumt, daher ist es ausreichend, wenn ich sage, für mich ist das kein triftiger Grund für die Einnahme von Probiotika bei SIBO. Zum anderen entscheiden sich die meisten Menschen für eine Behandlung ihrer SIBO mit Antibiotika, und es gibt klare Belege dafür, dass die Einnahme bestimmter Probiotika für Menschen sinnvoll sein kann, die aus irgendeinem Grund Antibiotika nehmen müssen.

Probiotische Ergänzungsmittel enthalten lebende Organismen – entweder Bakterien oder Hefen –, die dem Menschen, der sie einnimmt einen gesundheitlichen Nutzen bringen sollen. In Fällen, in denen Sie um ein Antibiotikum nicht herumkommen, verringern bestimmte Probiotika die häufige Nebenwirkung Durchfall und schützen Sie vielleicht auch davor, sogenannte opportunistische Infektionen durch pathogene, krankheitserregende Bakterien zu bekommen, wenn Ihr natürliches mikrobielles Abwehrsystem durch das Medikament in Mitleidenschaft gezogen wird. Doch da ist der Haken: Wenn wir versuchen, alle diese zusätzlichen Bakterien abzutöten, von denen sich Ihr Dünndarm überwuchern lässt, warum in aller Welt sollten wir ihm dann direkt wieder Pillen mit noch mehr Bakterien zuführen?

Das ist der Hauptgrund, warum ich von der Einnahme jeglicher bakterieller Probiotika abrate, wenn Sie SIBO haben oder früher einmal hatten und gegen die Ursache, die Sie ursprünglich für eine solche Überwucherung prädisponierte, nichts unternommen wurde. Es beunruhigt mich, einem zur Bakterienüberwucherung neigenden Darm Präparate voller Bakterien zuzuführen, sie dort also wieder „anzusäen". Jedoch nicht alle probiotischen Ergänzungsmittel enthalten Bakterien. Manche enthalten Hefen (das sind Pilze) und diese können den Dünndarm nicht überwuchern. Noch besser ist, Probiotika auf Hefebasis können von Antibiotika nicht abgetötet werden, das heißt, sie können den Weg in den Dickdarm überleben und ihre gesundheitsfördernde Mission erfüllen, während Sie gegen Ihre SIBO vorgehen. Saccharomyces boulardii CNCM I-745, in den USA unter dem Namen Florastor im Handel, ist ein sehr gut untersuchter probiotischer Stamm und derjenige, den ich meinen Patienten empfehle, die sich einer SIBO-Behandlung mit Antibiotika gegen ihre SIBO unterziehen. (Und fürs Protokoll, ich verkaufe dieses Probiotikum nicht und stehe mit dem Unternehmen auch in keiner materiellen Beziehung). (Lassen Sie sich von Ihrem Arzt oder Apotheker entsprechende Präparate empfehlen; Anm. d. Übers.)

〉〉 *Luisas SIBO-Geschichte: Blähbeschwerden mit Reflux und Durchfall*

Luisa, eine 48 Jahre alte Gymnasiallehrerin, wurde von ihrem Gastroenterologen wegen ihrer gastroösophagealen Refluxkrankheit (GERD) zu mir geschickt. Sie hatte kurz vorher einen Protonenpumpenhemmer (PPI) zur morgendlichen und einen H_2-Blocker zur abendlichen Einnahme verschrieben bekommen, wodurch es ihr etwa einen Monat lang viel besser ging. Doch dann begann sich ihr Zustand zu verschlechtern.

Zunächst kam der Reflux mit aller Macht zurück, obwohl sie weiterhin ihre säureblockierenden Medikamente nahm. Sie musste auf ihr abendliches Glas Wein verzichten, da sie das Gefühl hatte, als würde sie „Feuer schlucken". Sie gab auch Kaffee, Schokolade, Tomatensoße und saures Obst auf, doch nichts davon zeigte Wirkung. Gleichzeitig bekam sie schreckliche Blähbeschwerden im Unterbauch, es bildete sich jede Menge Gas (das in Form von Winden abging), und ihre Stuhlgewohnheiten veränderten sich gewaltig. Obwohl sie ihr ganzes Leben lang eher zu Verstopfung neigte – sie hatte nur einmal alle zwei bis drei Tage Stuhlgang – ging sie jetzt vier bis fünf Mal täglich zur Toilette. Und die Stühle sahen seltsam aus. Sie waren sehr lang und dünn, sehr weich und von heller Farbe.

Schon nach wenigen Minuten hatte ich den Verdacht, Luisa könnte eine SIBO haben. Angesichts der Kombination aus PPI und einer Veranlagung zur verzögerten Motilität an anderer Stelle in ihrem Gastrointestinaltrakt, war dieses Risiko sicher sehr hoch, doch das musste ihr Arzt klären. Ein kurzer Blick auf ihre Essgewohnheiten bestärkten mich noch in meiner Vermutung: Ihre Ernährung war sehr FODMAP-reich (s. Kapitel 13) und die Blähbeschwerden verschlimmerten sich typischerweise innerhalb von 30 Minuten nach solchen Mahlzeiten. Es geht ihr jeden Morgen nach dem Aufwachen gut und sie geht abends mit totalen Höllenqualen durch den Reflux, die Blähbeschwerden und die Gasbildung zu Bett.

Ich riet Luisa, zwei Wochen lang FODMAP-arm zu essen, während sie sich um einen Termin für einen Atemtest kümmerte, um SIBO auszuschließen. Als sie ein paar Wochen später am Morgen des Atemtests in die Praxis kam, erwähnte sie mir gegenüber, dass es ihr mit der FODMAP-armen Ernährung fast um 100 Prozent besser gegangen war – der Reflux und die Gasbildung waren im Wesentlichen weg und die Stuhlhäufigkeit war zurückgegangen (war aber an sich noch nicht normal). Tatsächlich war ihr Testergebnis auf SIBO positiv. Eine wichtige Lektion aus Luisas Fall ist, dass SIBO oft maskiert als eine andere Krankheit auftritt – insbesondere als Refluxkrankheit oder als Reizdarmsyndrom (RDS). Doch sie spricht nicht – wie diese Krankheiten es tun – auf die üblichen Medikamente an und sie wird auch nicht von vielen der Nahrungsmittel ausgelöst, auf die die anderen Krankheiten reagieren.

Luisas Arzt kam mit einem Antibiotika-Rezept vorbei, noch bevor sie meine Praxis verließ, und ich riet ihr, bei der FODMAP-armen Ernährung zu bleiben, bis die Antibiotikabehandlung abgeschlossen war. Dann sollte sie versuchen, ihre normale Ernährung wieder aufzunehmen; wenn sie sie vor der SIBO problemlos vertragen hatte, sollte das nach der SIBO auch der Fall sein. Ich riet ihr auch, künftig auf probiotische Ergänzungsmittel jeder Art zu verzichten, da ihr Dünndarm offenbar selbst für eine Überwucherung mit guten Bakterien empfänglich ist. Luisas Arzt setzte das PPI-Präparat ab, das, wie wir vermuteten, die SIBO verursacht haben könnte und erhöhte stattdessen die Dosis der H_2-Blocker. Unser Ziel ist es, Luisas Reflux durch die Ernährung, die H_2-Blocker und, bei Bedarf, durch Kalziumkarbonat-Antazida gut zu beherrschen und ihr Präparate aus der Klasse Protonenpumpenhemmer möglichst zu ersparen. Seit ich Luisa das letzte Mal sah, sind etwa anderthalb Jahre vergangen und bisher ist die SIBO nicht wiedergekommen. Wir hoffen, dass das für immer so bleibt!

Wenn Ihre Blähbeschwerden sich nach einer SIBO anhörten, eine Diagnose gestellt wurde und Sie durch Ihre Behandlung Fortschritte machen – herzlichen Glückwunsch! Der Blähbauch wird bald nur noch eine vage Erinnerung sein. Doch manche Arten von Blähbeschwerden ähneln bestimmten Aspekten einer SIBO – die „giftig" riechenden Winde, die unerträglichen Schmerzen durch die Gasbildung, der Stuhldrang mit hellen Stühlen, das Gefühl, dass der Stuhl „sauer" ist –, sind es in Wirklichkeit aber nicht. Lesen Sie Kapitel 9, wo Sie andere potenzielle Ursachen für einen gasgefüllten Darm kennenlernen.

KAPITEL 9

Der gasgefüllte Darm: Blähbeschwerden aufgrund von Kohlenhydratintoleranzen

Die meisten im Darm entstehenden und über den After transportierten Gase, die Ärzte als Flatus, wir anderen jedoch als Blähung, Winde oder mit etwas deftigeren Ausdrücken bezeichnen, werden von unserer Dickdarmflora gebildet, den Bakterien, die dort angesiedelt sind. (Bei den unglücklichen Menschen, in deren Dünndarm sich wie in Kapitel 8 beschrieben zu viele Bakterien befinden, kommt es auch dort zu einer reichlichen Gasbildung). Bakterien bilden nur dann beachtliche Mengen an Gas, wenn sie gut gefüttert werden, und dieser Prozess wird als Fermentation bezeichnet. Doch Bakterien sind keine „Allesfresser". Die Nahrungsmittel, die sie am besten fermentieren können, sind verschiedene Formen von Kohlenhydraten: bestimmte Zucker, Ballaststoffe oder komplexe Stärken.

Damit wir uns richtig verstehen: Darmgase sind nicht schlimm und auch kein Zeichen dafür, dass etwas nicht stimmt. Ganz im Gegenteil sogar! Das Abgehen von Winden ist eine gesunde Nebenwirkung, wenn es infolge einer sehr ballaststoffreichen Ernährung mit gesunden Nahrungsmitteln wie Bohnen, Gemüse, Obst, Vollkornprodukten, Nüssen und Kernen dazu kommt. Zu den gesündesten Menschen, die ich kenne, gehören auch solche, die am meisten Gas bilden. Der durchschnittliche Mensch bildet täglich zwischen etwa einem halben Liter und zwei Litern Gas und pro Tag gehen acht bis zwanzig Mal Winde ab.

Wann also wird hier die rote Linie von einem harmlosen, ja lobenswerten Kennzeichen Ihrer gesunden Ernährung zu einem Signal für eine aus dem Lot geratenen Verdauung überschritten? Dann, wenn die normale Gasbildung mit einem schmerzhaften Blähbauch, übel riechenden Winden, Durchfällen, nächtlichem Aufwachen wegen Stuhldrang oder sogar wegen Stuhlinkontinenz (unwillkürlicher Stuhlabgang) einhergeht. Kommen Ihnen irgendwelche dieser Symptome bekannt vor, könnten Sie es mit Blähbeschwerden aufgrund einer Kohlenhydratintoleranz, einer Unverträglichkeit von Kohlenhydraten, zu tun haben.

Kohlenhydratintoleranzen

Wenn Sie Kapitel 8 bereits gelesen haben, erinnern Sie sich sicher, dass nahezu unsere gesamte Nahrung im Dünndarm in ihre Grundbausteine aufgespalten und vom Körper resorbiert, also aus dem Darm ins Blut aufgenommen wird, damit er sie nutzen kann. Wird ein spezieller Nahrungsbestandteil nicht resorbiert, wird er in den Dickdarm weitertransportiert, wo er auf gigantische Mengen von Bakterien trifft, die ihn schon erwarten. Und wenn der nicht resorbierte Nahrungsbestandteil von diesen Bakterien zufällig auch noch leicht fermentiert werden kann, dann ist das für sie ein Festschmaus, bei dem sie Gas als Nebenprodukt bilden. Von all den verschiedenen Nährstoffen, die wir zu uns nehmen, sind die Kohlenhydrate im Allgemeinen diejenigen, die Bakterien am leichtesten fermentieren können. Mit anderen Worten, wenn sich Gas in Ihrem Darm befindet, ist die Möglichkeit recht groß, dass dieses Gas durch Bakterien beim Abbau von bestimmten Kohlenhydraten gebildet wurde.

Unser Körper verfügt über ein vielfältiges Instrumentarium, mit dessen Hilfe er die verschiedenen Arten von Kohlenhydraten ersetzt und aufnimmt. Wir haben Enzyme, die sogenannten Amylasen, die im Speichel und in der Pankreas, der Bauchspeicheldrüse, gebildet werden und lange Stärkeketten zu leicht resorbierbaren Einfachzuckern abbauen. Wir haben andere, von den Dünndarmzellen vor Ort selbst gebildete Enzyme, die Zucker wie Milchzucker (Laktose) und Saccharose (Haushaltszucker) in ihre leicht resorbierbaren einzelnen Komponenten aufspalten. Wir haben in der Dünndarmschleimhaut auch spezielle „Transporter", deren Hauptaufgabe es ist, die sogenannte Fruktose in die Darmzellen zu schleusen.

Wie kann ein Kohlenhydrat bei all diesen Verdauungshilfen der Resorption entkommen und schließlich als „Bakterienfutter" im Dickdarm enden? Da gibt es mehrere Möglichkeiten.

- **Die Laktoseintoleranz oder der Mangel an Laktase, dem Enzym, das die Laktose aufspaltet**: Den Begriff Laktoseintoleranz haben Sie wahrscheinlich schon gehört. Sie ist eine der am häufigsten vorkommenden Arten der Kohlenhydratintoleranz. Zu einer Laktoseintoleranz kommt es, wenn (bestimmte) Zellen, die den Dünndarm auskleiden, immer geringere Mengen des Enzyms Laktase bilden, das benötigt wird, damit Milchzucker aufgespalten und resorbiert werden kann. Kann die Laktose nicht verarbeitet werden, wird sie in den Dickdarm weitertransportiert. Da Bakterien Laktose leicht vergären können, werden dabei große Mengen von Gas gebildet, und je mehr Laktose ihnen angeboten wird, desto mehr Gas bilden sie. Große Ladungen an unverdauter Laktose im Dickdarm ziehen auch große Mengen Wasser osmotisch an, daher kann dieses Gas von überfallartigen und mit Krämpfen einhergehenden Durchfällen begleitet sein.

  Eine Laktoseintoleranz ist nicht dasselbe wie eine Allergie auf Milch und Milchprodukte. Allergien sind entzündliche Reaktionen des Immunsystems, die Abläufe im ganzen Körper beeinflussen können. Bei Kohlenhydratintoleranzen werden Nährstoffe unvollständig resorbiert und es kommt zu nicht-entzündlichen, ausschließlich im Verdauungstrakt auftretenden Symptomen. Für laktoseintolerante Menschen ist der Verzehr laktosehaltiger Nahrungsmittel nicht ungesund oder gefährlich – nur wirklich ziemlich unangenehm.

- **Fruktoseintoleranz oder zu wenige „Transporter" für Fruchtzucker**: Während die Laktoseintoleranz recht bekannt ist, haben von einer Fruktoseintoleranz noch nicht so viele Menschen gehört. Doch sie kommt ebenfalls relativ häufig vor – bis 30 Prozent der Menschen (in Mitteleuropa, Anm. des Übers.) können davon betroffen sein. Fruktose ist ein Zucker, der ein natürlicher Bestandteil bestimmter Obstsorten und Süßungsmittel wie Honig und Agavendicksaft ist. Sie wird auch Nahrungsmitteln, Süßwaren und Erfrischungsgetränken in Form von Maissirup mit hohem Fruktosegehalt (HFCS) zugesetzt (auch als Glukose-Fruktose-Sirup, GFS, bezeichnet; das ist ein Maissirup mit einem Fruktosegehalt ab fünf Prozent; Anm. d. Übers.). Unser Körper benötigt einen speziellen „Transporter" im Dünndarm, um die Fruktose vom Verdauungstrakt ins Blut zu befördern. Doch der Dünndarm mancher Menschen stellt nicht so viele „Transporter" bereit – und bei anderen funktionieren sie einfach nicht richtig. Wenn Sie zu diesen

Menschen gehören, kann es sein, dass Ihre Kapazität, Fruktose zu resorbieren, bereits durch eine relativ geringe Zufuhr dieses Zuckers ausgeschöpft ist, sodass die überschüssigen Mengen nicht mehr verdaut werden. Diese wandern weiter in den Dickdarm und verursachen dort dieselben Symptome, die oben für die Laktoseintoleranz beschrieben wurden, nämlich Gasbildung, Blähbeschwerden und Durchfälle.

■ **Der Verzehr von praktisch unverdaulichen Zuckeralkoholen (Polyolen):** Unser Körper hat zwar für die Resorption einer Vielzahl von Zuckern verschiedene Möglichkeiten, doch es gibt eine dem Zucker verwandte Art, die Menschen nur in minimalem Maße resorbieren können. Man nennt diese Art Zuckeralkohol oder Polyol; die strukturelle Ähnlichkeit mit Zucker ist groß genug, sodass er süß schmeckt, aber zu gering, als dass er die Verdauungswege des Zuckers nutzen könnte. Verschiedene Arten von Zuckeralkoholen sind ein natürlicher Bestandteil bestimmter Obst- und Gemüsesorten wie Pflaumen, Blumenkohl und Avocados. Sie dienen auch als süßender Zusatz zu zuckerfreien Nahrungsmitteln, Getränken, Kaugummis, Süßwaren, Medikamenten und Ergänzungsmitteln, der weder viele Kalorien hat, noch das Kariesrisiko fördert. Wo sollen schließlich die Kalorien herkommen, wenn Sie Zuckeralkohole nicht resorbieren können!

Sie erkennen Zuckeralkohole auf einem Lebensmittel-Etikett daran, dass sie auf -ol enden: Sorbitol, Xylitol, Mannitol, Lactitol, wobei im Deutschen oft auch die Endung -ol wegbleibt: Sorbit, Xylit, Mannit, Lactit und immer Erythrit. Da Zuckeralkohole im Darm nicht resorbiert werden, werden sie weiter in den Dickdarm transportiert und stehen dort der Darmflora für die Fermentation zur Verfügung. Gelangen sie in größeren Mengen dorthin, können sie die gleichen Symptome hervorrufen, die in den Abschnitten über die Laktose- und Fruktoseintoleranz beschrieben wurden, das heißt, Gasbildung, Blähbeschwerden und Durchfälle. Tatsächlich werden manche Zuckeralkohole bewusst als Abführmittel vermarktet! Der Zuckeralkohol Sorbit(ol) ist überwiegend für die wohlbekannte abführende Wirkung von Pflaumen verantwortlich.

■ **Der Verzehr von fermentierbaren Ballaststoffen pflanzlicher Nahrungsmittel:** Wenn Sie jemals die Rückstände von Maiskörnern in Ihrem Stuhl entdeckt haben, dann verstehen Sie die Grundbedeutung des Begriffs Ballaststoff; er ist definitionsgemäß für Menschen unverdaulich. Damit wird jede Art von Kohlenhydrat in pflanzlichen Nahrungsmitteln beschrieben, für die uns die entsprechenden Verdauungsenzyme fehlen. Dass wir diese Bestandteile der pflanzlichen Nahrungsmittel – Schalen und Hülsen von Obst, Gemüse und Bohnen, Kleie von Vollgetreide, Beschichtungen von Samen sowie all diese strähnigen Stückchen in Blattgemüsen, Ananas und Sellerie – nicht aufspalten können, ist genau das, was sie für unsere Gesundheit so nützlich macht. (In Kapitel 11 werden die gesundheitlichen Vorzüge von Ballaststoffen ausführlicher besprochen.)

Wir Menschen können sie zwar nicht verdauen, doch viele davon sind für alle unsere Bakterienkolonien im Dickdarm, unsere Darmflora, äußerst gut verdaulich, und wenn sie auf ihre bevorzugten Arten von Ballaststoffen treffen, dann zeigt sich das darin, dass sie eine ordentliche Menge Gas bilden. Wie viel Gas sie bilden, hängt von der Art des Ballaststoffes ab, da sich manche besser vergären lassen als andere. Sehr gut fermentierbare Ballaststoffe werden FODMAP-reich genannt; mehr darüber können Sie in Kapitel 13 nachlesen. Die Gasmenge ist ebenfalls von Mensch zu Mensch unterschiedlich, da sie auch davon abhängt, wie Ihre Darmflora zusammengesetzt ist.

Selbst wenn Sie genau dieselbe Menge Gas bilden würden wie Ihr Freund oder Ihre Freundin mit einem robusten Darm, gibt es keine Garantie dafür, dass sich das auf Sie auch genauso auswirken würde. Der eine mag das Gas, das sich nach einem Teller schwarzer Bohnen mit Brokkoli in seinem Darm bildet, kaum wahrnehmen, der andere quält sich tagelang damit herum. Mit anderen Worten, kein Mensch kann Ballaststoffe verdauen, es ist also absolut normal, dass sie blähend wirken. Doch Nahrungsmittel mit einem hohen Gehalt an fermentierbaren Ballaststoffen sind nur dann ein Problem für Sie, wenn Sie ein Problem damit haben. Das Gas selbst ist harmlos; die Schmerzen und die Blähbeschwerden, die Sie vielleicht dadurch bekommen, mögen jedoch ein Problem sein, mit dem Sie rechnen müssen.

Die Gasbildung bei all diesen Arten der Kohlenhydratintoleranz setzt etwa sechs bis acht Stunden nach Verzehr des entsprechenden Kohlenhydrats ein, bei manchen kann es allerdings auch schon nach vier Stunden dazu kommen. Wie gesagt, wenn Sie Laktose, Fruktose oder Zuckeralkohole nicht resorbieren können, aber eine besonders große Portion zu sich nehmen, bekommen Sie eventuell auch Durchfall. Ist es eine XXL-Menge, könnten Sie wegen eines heftigen Durchfalls nachts wach werden oder sogar unwillkürlich Stuhl verlieren. So unangenehm die Symptome auch sind, eine Kohlenhydratintoleranz, egal welcher Art, ist ganz und gar nicht gesundheitsschädlich. Die dadurch verursachten Durchfälle sind nicht entzündlich und der Darm selbst wird nicht geschädigt.

Manche Arten von Kohlenhydratintoleranz können ganz natürliche Ursachen haben, während andere die zeitweilige Folge einer Krankheit sein können. Sie können zum Beispiel, genetisch bedingt, im Laufe Ihres Lebens weniger Laktase bilden und dadurch in der späteren Kindheit, als Teenager oder in den Zwanzigern laktoseintolerant werden. Sie können aber auch, ebenfalls genetisch bedingt, bis ins Erwachsenenalter viel Laktase bilden, aber dann kommt es zu einer Schädigung der Dünndarmzellen, die für die Produktion des Enzyms Laktase verantwortlich sind. Zu solch einer Schädigung kann es aufgrund einer beginnenden Zöliakie (s. Kapitel 11) oder auch nur durch eine üble Infektion mit Durchfall kommen. In diesen letzteren Fällen werden Sie vielleicht vorübergehend laktoseintolerant, was sich bessern kann, sobald die geschädigte Dünndarmwand Zeit zum Ausheilen hatte.

Sollten Sie bemerken, dass viele verschiedene kohlenhydrathaltige Nahrungsmittel – auch Milch und Milchprodukte mit Laktose sowie Obst und Leckereien mit Fruktose, viele Gemüsesorten, Weizen und/oder Bohnen – plötzlich, scheinbar aus heiterem Himmel, zu einer schweren Gasbildung und Blähbeschwerden führen, dann könnten Sie an die Möglichkeit einer SIBO (s. Kapitel 8) denken. Die von einer SIBO verursachten Kohlenhydratintoleranzen sind vorübergehend, und alle Nahrungsmittel, die Sie vor der SIBO problemlos vertragen haben, sollten Sie nach einer erfolgreich abgeschlossenen Antibiotikabehandlung auch wieder problemlos vertragen können. Gasbildung und Blähbeschwerden durch eine SIBO treten typischerweise viel schneller auf als bei anderen Arten der Kohlenhydratintoleranz – meist innerhalb von 60 bis 90 Minuten nach dem Verzehr der entsprechenden Kohlenhydrate.

Das Blähgefühl bei Kohlenhydratintoleranzen

Blähbeschwerden durch eine Kohlenhydratintoleranz führen zwangsläufig zur Bildung großer Mengen Gas, es kommt im Wesentlichen weniger zum Aufstoßen, sondern eher zum Abgehen von Winden. Diese sind oft recht übel riechend; meine Patienten beschreiben sie häufig als „toxisch"; andere verwenden dafür recht anschauliche Spitznamen wie „grüner Rauch" oder „Todes-Fürze". Während das im Zuge des normalen Verdauungsprozesses gebildete Gas vielleicht ein- oder zweimal innerhalb von ein paar Stunden in Form von Winden abgeht, bahnt sich das durch eine Kohlenhydrat-Resorptionsstörung entstehende Gas typischerweise in nahezu unablässigen Attacken, die eine Stunde oder länger dauern, seinen Weg nach draußen, denn das nicht resorbierte Kohlenhydrat gelangt in den Dickdarm und trifft dort auf hungrige Massen von Bakterien.

Die Attacken durch Abgänge von Winden und Blähbeschwerden setzen oft unmittelbar nach dem Essen ein, doch das Vertrackte daran ist, das nicht die gerade eingenommene Mahlzeit dafür verantwortlich ist, sondern eher etwas, das Sie ein bis zwei Mahlzeiten vorher gegessen haben. Wenn Sie zum Beispiel eine Fruktoseintoleranz haben und es zum Frühstück Honig und Mango gab, kann es sein, dass es unmittelbar nach dem Mittagessen in Ihrem Bauch zu rumoren beginnt und Sie sich aufgebläht fühlen. Die Einnahme des Mittagessens löst Ihren (in Kapitel 7, auf Seite 112 beschriebenen) gastrokolischen Reflex aus und befördert die vorherige Mahlzeit in den Dickdarm, wo sich die Folgen der Resorptionsstörung melden.

Blähbeschwerden durch nicht resorbierte Kohlenhydrate können ein Gefühl verursachen, als sei Ihr Bauch mit Gas „vollgepumpt", doch selbst der unablässige Abgang von Winden scheint keine Besserung zu bringen. Ein Arzt, der Ihren Bauch untersucht, könnte feststellen, dass er gespannt ist wie das Fell einer Trommel. Sie hören vielleicht rauschende und gurgelnde Gasgeräusche im Bereich unter dem Bauchnabel. Manchmal mögen Sie das Gefühl haben, als könne der Bauch erst über Nacht im Schlaf wieder flach werden (wenn sich die Winde eventuell ungeniert ihren Weg bahnen und am Morgen alles „auf null" steht).

Diese Blähbeschwerden können durch den Druck, den das Gas ausübt, auch ziemlich schmerzhaft sein. (Geht damit noch Durchfall einher, kommen oft auch noch krampfartige Schmerzen dazu.) Manche Menschen erleben den Druck durch das Gas als stechenden Schmerz in der Mitte des Unterbauchs, bei anderen wiederum strahlt er in die Seiten oder in den Rücken aus. Manchmal ist er so schlimm, dass meine Patienten das Bedürfnis haben, sich hinzulegen und „zusammenzurollen". Haben diese Blähbeschwerden und Schmerzen erst einmal begonnen, können sie durch die Einnahme entsprechender Medikamente, etwa mit dem Wirkstoff Simeticon, nicht gebessert werden; dafür ist die Maßnahme nicht ausreichend und zu spät.

Weichere Stühle, Stuhldrang oder offensichtlicher Durchfall gehen oft mit Blähbeschwerden durch eine Resorptionsstörung von Laktose, Fruktose oder Zuckeralkoholen einher. Ein Durchfall aufgrund von Kohlenhydratintoleranz könnte Sie frühmorgens aus dem Schlaf reißen oder einen solchen Drang erzeugen, dass Ihnen ein Malheur passiert. Der Stuhl ist eventuell heller als normal – eher orangebraun – und kann sich beim Toilettengang etwas „säuerlich" anfühlen. Außerdem kann es danach zu einem Juckreiz am After kommen. Mit diesem Problem sind Sie nicht allein; im Internet finden Sie sicher entsprechende Berichte von Menschen, die mit ähnlichen Symptomen zu kämpfen haben, und manchmal ist es ganz gut, wenn es in Ihrer sehr unangenehmen Situation vielleicht auch ein wenig humoristische Abwechslung durch die Beschreibungen gibt, doch den Empfehlungen, die eventuell dort gegeben werden, sollten Sie trotzdem mit Vorsicht begegnen.

Kohlenhydratintoleranzen diagnostizieren

Atemtest

Der Atemtest ist eine sichere, nicht invasive, schmerzlose Möglichkeit zur Überprüfung, ob bei Ihnen eine Laktose- oder Fruktose-Resorptionsstörung vorliegt. (Er kann auch zur Diagnose einer SIBO eingesetzt werden; in Kapitel 8 wird er ausführlich besprochen.) Die Zellen des Menschen sind nicht in der Lage, Wasserstoff oder Methangas zu bilden, Bakterien jedoch schon. Daher können Ärzte Ihren Atem auf Spuren dieser Gase überprüfen, nachdem Sie ein mit Laktose oder Fruktose gesüßtes Getränk zu sich genommen haben. Resorbieren Sie den Zucker vollständig, sollte sich keines dieser Gase in größerer Menge in Ihrer Atemluft nachweisen lassen. Resorbieren Sie ihn nicht, sollte sich zwei bis drei Stunden später der verdächtige Nachweis bakterieller Fermentation – Wasserstoff oder Methangas – in Ihrem Atem zu zeigen beginnen.

Für den Test kommen Sie gleich am Morgen nüchtern in die Arztpraxis. Zuerst atmen Sie in einen Beutel und dann trinken Sie eine mit 25 Gramm Laktose oder Fruktose gesüßte Lösung was etwa zwei Gläsern Milch, beziehungsweise etwa 340 ml Cola entspricht. Danach atmen Sie in den nächsten drei Stunden alle 15 bis 30 Minuten in einen Beutel, und Ihre Ausatemluft wird in ein Gerät geleitet, das die darin enthaltenen Gase bestimmt und misst. Übersteigt der Wasserstoff- oder Methangehalt Ihres Atems eine vorgegebene Menge im Vergleich zur Anfangsmessung, wird die Diagnose Laktose- oder Fruktoseintoleranz gestellt.

Leider haben nicht viele Ärzte große Erfahrung mit der Interpretation der Atemtestergebnisse. Aus diesem Grund bestärke ich meine Patienten immer darin, sich Kopien ihres Testergebnisses geben zu lassen – die tatsächlichen Werte von jedem Atemzug –, damit ich sie zusammen mit den anderen Mitgliedern ihres Betreuerteams nochmals überprüfen kann. Die besondere Sorge ist, dass sich bei einem Test auf Laktose- oder Fruktoseintoleranz eventuell Hinweise ergeben, dass Sie stattdessen in Wirklichkeit eine SIBO haben. Ein erfahrener Kliniker ist in der Lage, diese Unterschiede zu erkennen, aufgrund des Zeitpunkts, zu dem die Menge der Gase in Ihrem Atem zu steigen beginnt.

Blutuntersuchung

Blutuntersuchungen sind zur Bestimmung einer Laktoseintoleranz wesentlich ungenauer und werden kaum gemacht, seit es die Atemtests gibt. Nur wenige Ärzte setzen sie noch ein. Auch anderen Blutuntersuchungen, von denen behauptet wird, dass sie Nahrungsmittelunverträglichkeiten oder Empfindlichkeiten gegenüber Nahrungsmitteln bestimmen können, fehlt die wissenschaftliche Evidenz. Übliche Tests sind IgG-Antikörpertests auf verschiedene Nahrungsmittel, sogenannte MRTs (von engl. *mediator release test*) und der ALCAT-Test auf Nahrungsmittelsensitivität (von engl. *antigen leukocyte cellular antibody test* oder Leukozytenaktivierungstest auf Immunstimulantien [in der Alternativmedizin als zellulärer Allergen-Stimulationstest eingesetztes diagnostisches Verfahren zur qualitativen Bestimmung von Nahrungsmittelintoleranzen; Anm. d. Übers.]). Ich empfehle diese teuren und nicht bewiesenen Methoden nicht.

Auslassdiäten und Nahrungsmittel-Provokationstests

Wir haben (mit den oben beschriebenen Atemtests) zwar Möglichkeiten, eine Laktose- und Fruktoseintoleranz zu diagnostizieren, aber es gibt keine zuverlässigen, wissenschaftlich bestätigten objektiven Tests, mit denen sich eine Intoleranz auf andere Kohlenhydrate feststellen lässt. Theoretisch sollte niemand Zuckeralkohole und Ballaststoffe verdauen können, also hat es eigentlich gar keinen Sinn, darauf zu testen. Wenn Sie jedoch versuchen herauszufinden, ob Zuckeralkohole oder eine spezielle Art von Ballaststoffen für Ihre Blähbeschwerden und die ganze Misere verantwortlich sind, dann ist eine sogenannte Eliminationsdiät, eine Auslassdiät, meine bevorzugte Methode.

Man kann dabei gezielt vorgehen oder sie breit anlegen. Als ausgebildete Ernährungsberaterin liege ich mit meinen Vermutungen oft ziemlich richtig, was den möglichen Schuldigen Ihrer Gasbildungs- und Blähbeschwerden betrifft und zwar indem ich das Einsetzen Ihrer Symptome im Verhältnis dazu betrachte, wann und was Sie zuletzt gegessen haben. Beginnen die Beschwerden zum Beispiel um 15 Uhr, sodass Sie praktisch die Uhr danach stellen können, dann schaue ich mir an, welche FODMAP-reichen Nahrungsmittel oder Getränke Sie sechs bis acht Stunden vorher, also in der Zeit zwischen 7 bis 9 Uhr zu sich genommen haben. Das ist ein wenig Detektivarbeit, aber daraus entwickle ich eine Vermutung und empfehle Ihnen daraufhin vielleicht, nur ein bestimmtes Nahrungsmittel oder einen Inhaltsstoff wegzulassen. Dieser gezielte Ansatz bei der Eliminationsdiät führt oft schneller und ohne eine zu starke Beeinträchtigung Ihrer täglichen Ernährung zu einem Ergebnis.

Manchmal ist jedoch ein einzelner Auslöser schwerer zu identifizieren. Das ist bei denjenigen meiner Patienten der Fall, die unregelmäßig mit Gasbildung und Blähbeschwerden zu tun haben und deren Ernährung alles andere als gleichbleibend ist oder so viele verschiedene Arten von FODMAP enthält, dass es schwierig ist, die Wirkung eines bestimmten Nahrungsmittels einzugrenzen. In diesen Fällen ist eine umfassendere Eliminationsdiät erforderlich, und ich empfehle dann oft, zwei Wochen lang FODMAP-haltige Nahrungsmittel ganz wegzulassen. (Dieses Programm wird in Kapitel 13 ausführlich beschrieben.) In den meisten Fällen verschwinden die Symptome in dieser Zeit (und wenn nicht, dann ist das auch schon wieder ein Hinweis). Dann können wir mit jeweils einer Art von FODMAP-Nahrungsmitteln einen Provokationstest machen, um zu sehen, welche Kohlenhydrate hauptsächlich für die Beschwerden verantwortlich sind.

Ich weiß, dass es viele andere, recht gängige Eliminationsdiäten gibt, in deren Programmen Ernährungsweisen ohne Gluten, ohne Getreide, ohne Milch und Milchprodukte, ohne Zucker, ohne Soja, ohne Hefe und ohne Gemüse aus der Familie der Nachtschattengewächse in irgendeiner Form kombiniert werden. Meiner Erfahrung nach sind diese weitreichenden Auslassungen für einen Betroffenen eine große Belastung. Selbst wenn damit gute Ergebnisse erzielt werden, kann es ewig dauern, bis man weiß, welches von den Dutzenden gestrichener Nahrungsmittel tatsächlich problematisch war. Mit anderen Worten, dieser Ansatz ist tendenziell nicht spezifisch genug, um genau zu bestimmen, welchem oder welchen Nahrungsmitteln die Probleme geschuldet sind. Wenn Sie schließlich von dem äußerst eingeschränkten Ernährungsprogramm genug haben und es ganz abbrechen, wissen Sie trotzdem nicht, was Ihnen Probleme bereitet hat und sind nicht klüger als zu Beginn.

Gasbildung und Blähbeschwerden lassen sich beseitigen, wenn Sie beim Essen so ziemlich alles weglassen, aber wissen Sie deswegen, ob beispielsweise der Verzicht auf Milch und Milchprodukte der entscheidende Faktor war? Und wenn Ihnen klar ist, dass genau das geholfen hat, lag es dann daran, dass Sie laktoseintolerant sind? Wenn ja, dann hätten Sie nicht jede Milch und alle Milchprodukte weglassen müssen – nur die, die Laktose enthalten. (Und durch einen Atemtest hätten Sie das erfahren können, ohne irgendetwas weglassen zu müssen!) Doch wenn es Ihnen ohne Milch und Milchprodukte einmal besser gegangen ist, ist die Wahrscheinlichkeit groß, dass Sie nicht wieder damit anfangen – und bei einer Diät bleiben, die Ihre Bedürfnisse mehr als nötig einschränkt und ihnen letztlich auch nicht gerecht wird.

Dasselbe gilt, wenn Gasbildung und Blähbeschwerden durch eine glutenfreie Ernährung beseitigt werden (und Ihr Arzt eine Zöliakie bereits ausgeschlossen hat). Liegt es dann wirklich daran, dass Sie ein Problem damit haben, Gluten, das Protein im Weizen, zu verdauen? Oder liegt es daran, dass Sie auf das fermentierbare Kohlenhydrat im Weizen, eine Art von FODMAP mit Namen Fruktan, nicht gut reagieren? Dieser Unterschied hat wichtige Konsequenzen: Halten Sie sich nämlich irrtümlich für glutenintolerant, werden Sie sich lebenslang unnötige Sorgen über winzige Mengen von Kreuzkontaminationen (Verunreinigungen mit Gluten bei der Zubereitung an sich glutenfreier Nahrungsmittel; Anm. d. Übers.) machen, wenn Sie auswärts essen. Finden Sie aber heraus, dass Ihr Verdauungssystem einfach mit den Kohlenhydraten im Weizen nicht zurechtkommt, werden Sie feststellen, dass Sie manche Formen von Nahrungsmitteln auf Weizenbasis – wie Sauerteigbrot – recht gut vertragen können und dass Sie sich keine Sorgen über Spuren von Gluten in Nahrungsmitteln machen müssen.

Kohlenhydratintoleranzen behandeln

Da eine Kohlenhydratunverträglichkeit, egal welcher Art, nicht gesundheitsschädlich ist, muss sie auch nicht medizinisch behandelt werden. Sie können die Symptome durch das Meiden der auslösenden Nahrungsmittel in den Griff bekommen. Mögen Sie ein bestimmtes Kohlenhydrat, das aber Sie nicht mag, dann können Sie mit speziellen Enzym-Ergänzungsmitteln (falls verfügbar) versuchen, die Bekömmlichkeit des betreffenden Nahrungsmittels zu verbessern.

Frei verkäufliche Enzymergänzungsmittel

Es gibt frei verkäufliche Laktaseergänzungsmittel zur Vorbeugung einer Laktose-Resorptionsstörung, wenn Sie laktoseintolerant sind und weiterhin Nahrungsmittel mit einem hohen Laktosegehalt zu sich nehmen möchten. Nehmen Sie sie gleich zu Beginn einer laktosehaltigen Mahlzeit ein, sollten Sie in der Lage sein, die Laktose ohne die üblichen Konsequenzen zu verdauen. Fragen Sie Ihren Arzt oder Apotheker nach entsprechenden Präparaten. Achten Sie aber bitte darauf, dass viele „schnell wirkende" Laktase-Kautabletten Zuckeralkohole als Füllstoffe enthalten und selbst blähend sein können! Sehen Sie sich die Liste der Inhaltsstoffe an und entscheiden Sie sich für Präparate ohne inaktive Bestandteile, die auf -ol enden. (Denken Sie bitte daran, dass diese im Deutschen nicht unbedingt immer auf -ol enden müssen; Anm. d. Übers.)

Vor nicht allzu langer Zeit kamen Ergänzungsmittel mit dem Enzym Xylose-Isomerase (z.B. Fructosin in D, Fructease in CH, Fructaid, Anm. d. Übers.) auf den Markt, die versprachen, bei einer Fruktoseintoleranz so zu wirken wie die Laktase bei einer Laktoseintoleranz. Berichten zufolge wirkt das Enzym dadurch, dass es eine chemische Reaktion fördert, die

Fruktose in eine andere, besser verdauliche Form, die Glukose, umwandelt. Der wissenschaftliche Hintergrund dieses Präparats klingt ziemlich fundiert, doch da es relativ neu auf dem Markt ist, konnte ich es noch nicht allzu viele Patienten ausprobieren lassen und bestätigen, dass es die beabsichtigte Wirkung hat. Eine ausführlichere Besprechung gibt es in Kapitel 14.

Ein weiteres Enzym – das bei Gasbildung und Blähbeschwerden durch die Resorptionsstörung einer bestimmten Art von FODMAP in Bohnen, Kohlgemüsen und sogar in manchen Nüssen helfen kann –, ist die Alpha-Galaktosidase. Fragen Sie Ihren Arzt oder Apotheker nach entsprechenden Präparaten. Alpha-Galaktosidase ist ein Enzym aus einer Schimmelart, die, im Gegensatz zu Säugetieren, komplexe Ballaststoffe verdauen kann.

Wenn Sie es gleich zu Beginn einer Mahlzeit nehmen, die solche Ballaststoffe enthalten – seien es Bohnen, Brokkoli, Rosenkohl oder Pistazien – können diese aufgespalten und im Dünndarm resorbiert werden. (S. Kapitel 13, S. 236; dort finden Sie eine umfassende Liste mit Nahrungsmitteln, die diese Ballaststoffe, die sogenannten Galakto-Oligosaccharide, kurz GOS, enthalten). Dann sollten diese typischerweise blähenden Nahrungsmittel nicht zur Bildung großer Mengen Gas im Dickdarm führen. Ebenso, wie in vielen Lactase-Ergänzungsmitteln Zuckeralkohole wie Mannit(ol) als Füllstoffe enthalten sind, gilt das auch für Alpha-Galaktosidase-Ergänzungsmittel. Schauen Sie sich die Liste der Inhaltsstoffe an und entscheiden Sie sich für Präparate, die keine, eventuell auf -ol endenden inaktiven Bestandteile enthalten (s. Anm. oben).

Enzyme aus Obst wie Papayas (Papain) und Ananas (Bromelain) sind bei einer Kohlenhydratunverträglichkeit, egal welcher Art, nicht wirksam. Zu einem Enzym wird eine Substanz dann, wenn sie eine bestimmte chemische Reaktion ermöglicht. Enzyme aus Obstsorten fördern die Verdauung von Proteinen, nicht von Zuckern oder Kohlenhydraten. Mit anderen Worten, weder Papain, noch Bromelain kann Laktosemoleküle aufspalten, Fruktose in etwas besser Verdauliches umwandeln oder blähende pflanzliche Ballaststoffe verdaubar machen.

Andere Multienzymmischungen, Ergänzungsmittel, die bis zu einem Dutzend verschiedener Verdauungsenzyme enthalten können, sind auch sehr beliebt. Diese Präparate enthalten normalerweise Laktase (zur Laktoseverdauung) und Alpha-Galaktosidase (zur Verdauung von Bohnen und bestimmten Ballaststoffen in Gemüsen) zusätzlich zu verschiedenen

Arten von Enzymen zur Stärke-, Protein- und Fettverdauung, von denen Ihre gut funktionierende Bauchspeicheldrüse große Mengen bildet. Mit anderen Worten, wenn Gasbildung und Blähbeschwerden bei Ihnen durch eine Resorptionsstörung von Laktose oder Ballaststoffen in Gemüse verursacht wird, helfen diese Präparate vielleicht. Doch Sie müssen zusätzlich für eine Menge von ebenfalls enthaltenen „Bonus"-Enzymen bezahlen, die aber nicht helfen, weil Sie Ihnen gar nicht fehlen; mehr von etwas zu nehmen, das Sie ohnehin schon haben, bringt keinen Nutzen.

Die Behandlung von Kohlenhydratintoleranzen durch die Ernährung

Bestehen Ihre Probleme darin, dass Sie ein bestimmtes Kohlenhydrat nicht verdauen können, dann ist die Sache von der Ernährung her einfach: Essen Sie es nicht mehr. Wollen Sie diesen Rat jedoch in den Wind schlagen, hängt die Schwere Ihrer Reaktion davon ab, wie viel Sie davon zu sich nehmen; eine kleine Menge Ihres Auslöser-Kohlenhydrats führt nur zu etwas Gasbildung und wenig Blähbeschwerden, bei einer großen Menge bekommen Sie entsprechend mehr davon (und manchmal auch noch Durchfall). Darum stellen manche Menschen fest, dass sie mit kleinen Mengen solcher Nahrungsmittel leben können, ohne einen hohen Preis dafür zahlen zu müssen. Versuch und Irrtum sind die einzige Möglichkeit, es für sich herauszufinden.

Es kommt sehr häufig vor, dass Menschen, die empfindlich auf Fruktose reagieren, auch Probleme mit Zuckeralkoholen haben. Wenn es so aussieht, dass Sie mit dem erlaubten fruktosearmen Obst auf der Liste 9.1 Probleme haben, schlage ich Ihnen vor, diejenigen Sorten in Tabelle 9.2 auf Seite 155, die Zuckeralkohole enthalten, ebenfalls zu meiden.

Tabelle 9.1: Laktosearme Ernährung bei Laktoseintoleranz

	Nahrungsmittel mit hohem Laktosegehalt (sollten am besten gemieden werden)	Nahrungsmittel mit mittlerem Laktosegehalt (auf die Portionen achten)	Nahrungsmittel mit geringem oder ohne Laktosegehalt (Verzehr nach Belieben)
Getränke/ Flüssig-keiten	Milch (von Kuh, Schaf und Ziege) heiße Kakao-mischgetränke Buttermilch Milchkaffee Cappuccino Eierflips	Joghurtgetränke und Kefir auf Milchbasis	laktosefreie Milch Mandelmilch, Sojamilch, Kokosmilch und andere pflanzliche „Milch-getränke"
Protein-haltige Nahrungs-mittel	Ricottakäse Panir (indischer Frisch-käse) Molkeproteinkonzentrat (Proteinpulver und Zusatz zu Energieriegeln)	Hüttenkäse griechischer Joghurt normaler Joghurt Ziegen- oder Schafmilch-joghurt Mozzarellakäse Milchproteinkonzentrat	Joghurt aus laktosefreier Milch milchfreier/veganer Joghurt aus Mandel-, Kokos- oder Sojamilch Hartkäse/gereifter Käse, z. B. Cheddar, Schweizer Käse, Parmesan, Feta Molkeprotein-Isolat (Proteinpulver und Zusatz zu Energieriegeln)
Desserts/ Süßspeisen	Eiscreme Milchshakes italienische Eiscreme Frozen Yogurt Cremespeisen, ein-schließlich Crème brû-lée, Cremetörtchen, Crème caramel, Panna cotta Pudding, Reispudding Dulce de leche (Creme aus Milch, Zucker und Vanille) Käsekuchen Toffee alles mit Dosenmilch Zubereitete	Milchschokolade Halbgefrorenes (mit Früchten und Milch-anteil) Sorbet	laktosefreie Eiscreme milchfreie gefrorene Leckereien (Sorbet, Halbgefrorenes mit Früchten, vegane „Eis-creme", ohne Milch-anteil)
Bestand-teile/Ver-schiedenes	Kondensmilch/Dosen-milch Laktose (als Füllstoff in Medikamenten, Milch-schokoladeriegeln u.a.)	Schlagsahne (größere Portionen)	Halb und halb (Sahne und Milch) Butter Frischkäse

Tabelle 9.2: Fruktosearme Ernährung bei Fruktoseintoleranz

	Hoher Fruktosegehalt (meiden)	Geringer Fruktosegehalt (sollte in Ordnung sein)
Getränke/ Flüssigkeiten	Limonade mit stark fruktosehaltigem Maissirup (HFCS) Sportgetränke oder Energie-Gels/Shots (Getränke mit hohem Koffeingehalt) mit hohem HFCS Eistees und Limonaden mit HCCS Likörweine (Sherry, Portwein) Apfelsaft und Apfelwein/Most Cranberrysaft-Cocktail die meisten Fruchtsäfte (und alkoholfreien Mischgetränke) Smoothies auf Saftbasis oder mit fruktosereichem Obst grüne Säfte auf Apfelbasis Bloody Mary-Mischungen mit HFCS	selbst hergestellte Limonaden mit echtem Zucker Erfrischungs- oder Sportgetränke, mit Zucker oder Glukose gesüßt 100% Cranberrysaft (mit Zucker gesüßt) Limonade, mit Zucker gesüßt Wein und Champagner ungesüßter Tee und Eistee
Obst/Gemüse	Äpfel/Apfelmus Kirschen Feigen Mangos Birnen Wassermelone Spargel	Trockenfrüchte Bananen (am besten reif, aber fest) Beerenfrüchte Cantaloupemelone Zitrusfrüchte (Orangen, Grapefruit, Clementinen, Mandarinen, Limonen, Limetten) Trauben Honigmelone Kiwis Papayas Ananas
Süßungsmitel/ Bestandteile	Honig, Agavendicksaft Maissirup mit hohem Fruktosegehalt (HFCS) Fruktose Fruchtsaftkonzentrate (z. B. Birne, Apfel, Trauben usw.) Melassen Invertzucker	weißer Zucker (auch als Zucker, Haushaltszucker, Saccharose, Dextrose, durch Dampfverfahren hergestellter Zuckerrohrsirup bezeichnet) brauner Zucker 100% Ahornsirup Naturreissirup Glykosesirup Maissirup künstliche Süßstoffe (alle) Stevia

	Hoher Fruktosegehalt (meiden)	Geringer Fruktosegehalt (sollte in Ordnung sein)
Würzmittel, Aromageber	Ketchup mit HFCS Würzsoßen mit HFCS Salatdressings und Marinaden mit HFCS Barbecuesoßen mit Honig Marmeladen/Gelees mit den oben aufgelisteten Obstsorten und Süßungsmitteln Mangochutney und andere Fruchtchutneys	100% Ahornsirup Bio-Ketchup mit Zucker Tomatensoße ohne Zuckerzugabe Senf Mayonnaise Sojasoße Kräuter und Gewürze alle Essigsorten Öle Butter Beerenmarmeladen/-gelees oder Orangenmarmelade mit echtem Zucker
Desserts/ Süßspeisen	viele kalorienreduzierte Joghurts getrocknete Fruchtstreifen Gummibonbons, Fruchtgummis Karamell Nachtisch mit Honig, z.B. Baklava Müslis und Müsliriegel mit Honig industriell gefertigte Backwaren mit HFCS Obstgebäck, Plundergebäck, Torten und Pasteten Obstkompott	Halbgefrorenes aus Beeren, Zitrone oder Kokosnuss Premium-Eiscreme (mit mehr Butterfett und mehr Kalorien), mit Zucker gesüßt Selbstgebackenes oder gekaufte Backwaren, mit Zucker gesüßt

Tabelle 9.3: Nahrungsmittel, die bei einer Unverträglichkeit von Zuckeralkoholen/Polyolen zu meiden sind

	Hoher Gehalt an Zuckeralkohol/Polyolen (meiden)	Niedriger Gehalt an Zuckeralkohol/Polyolen (ist in Ordnung)
Obst und Säfte (sowie Desserts, Riegel und Snacks, in denen sie enthalten sind)	Avocados Äpfel (und Apfelmus) Aprikosen Brombeeren Kirschen Litschis Pfirsiche Birnen	Bananen, Heidelbeeren, Cantaloupmelone, Zitrusfrüchte (Orangen, Grapefruit, Mandarinen, Tangerinen, Limonen, Limetten), Feigen Trauben

	Hoher Gehalt an Zuckeralkohol/Polyolen (meiden)	Niedriger Gehalt an Zuckeralkohol/Polyolen (ist in Ordnung)
Obst und Säfte (sowie Desserts, Riegel und Snacks, in denen sie enthalten sind)	Pflaumen Wassermelone Trockenobst (Pflaumen, Aprikosen usw.) Apfelsaft Sauerkirschsaft Cranberrysaft-Cocktail grüne Säfte und Smoothies auf Apfelbasis Pflaumensaft Birnen- und Aprikosennektar/-saft niederkalorische Säfte/Diätsäfte	Kiwis Honigmelone Mangos Papayas Ananas Himbeeren Erdbeeren 100% Cranberry-Saft Zitronenlimonade mit echtem Zucker gesüßt
Gemüse	Blumenkohl Sellerie Pilze Kaiserschoten Zuckerschoten	Alle anderen, die nicht aufgelistet sind
Süßungsmittel/ Bestandteile	Sorbit(ol), Xylit(ol), Mannit(ol), Erythrit, Lactit(ol), Truvia (natürliches Süßungsmittel, enthält Erythrit)	Aspartam, Agave, Honig, 100% Ahornsirup, Saccharin, Stevia, Sucralose, Zucker
Anderes/ Verschiedenes	zuckerfreier Kaugummi, Minzbonbons und Süßigkeiten zuckerfreie Schokoladen, Kekse und Kuchen Frozen Yogurt, Eiscreme und Eis am Stiel ohne Zuckerzusatz, zuckerfrei und kalorienreduziert manche Diätlimonaden/ niederkalorische Limonaden, Erfrischungsgetränke, Eistees manche kohlenhydrat- arme/zuckerarme Riegel manche zuckerfreien Gelees und Marmeladen Vitamin-Kautabletten und sublinguale, unter die Zunge zu gebende, B_{12}-Ergänzungsmittel für Kinder	Alles andere, das nicht verboten ist

Blähbeschwerden durch eine Resorptionsstörung: Zöliakie und Pankreasinsuffizienz

Dieses Kapitel unterscheidet sich etwas von den anderen Kapiteln im Buch, denn hier werden zwei Organerkrankungen beschrieben. Diese werden eher durch Veränderungen an den Organen oder Geweben im Körper verursacht (zumeist chronische Entzündungen des Gewebes, Anm. d. Übers.), als durch Probleme mit der Funktionsfähigkeit Ihrer offenbar normalen Muskeln, Nerven und Organe. Beide Erkrankungen verursachen eine Resorptionsstörung, auch Malabsorption genannt, und haben infolgedessen Blähbeschwerden als Begleiterscheinung, obwohl diese selten das einzige – und nicht das schwerwiegendste – Symptom sind. Es handelt sich um die Zöliakie und die Pankreasinsuffizienz, die Funktionsschwäche der Bauchspeicheldrüse.

Im Gegensatz zur häufigen, medizinisch harmlosen, wenn auch unangenehmen Kohlenhydratunverträglichkeit wie der Laktose- oder Fruktoseintoleranz, die im letzten Kapitel beschrieben wurden, können Zöliakie und Pankreasinsuffizienz zu einer schwerwiegenden Mangelernährung und deutlichem Gewichtsverlust führen.

Pankreasinsuffizienz

Ihre Bauchspeicheldrüse ist ein Organ, das viele der Enzyme bildet, die der Körper zur Aufspaltung von Stärken, Proteinen und Fetten braucht, um sie resorbieren zu können. Sie liefert dem Dünndarm bei Bedarf alle diese Enzyme, wenn der Speisebrei aus dem Magen dort eintrifft. Ist die Bauchspeicheldrüse jedoch nicht in der Lage, diese Enzyme in ausreichender Menge zur Verdauung bereitzustellen, kann es zu einer Resorptionsstörung eines oder aller Nährstoffe kommen, das heißt, der Kohlenhydrate, Proteine und/oder Fette. Die Pankreasinsuffizienz beschreibt einen Zustand, in dem abnormal wenige Verdauungsenzyme gebildet werden oder ihre Freisetzung aus der Bauchspeicheldrüse gestört ist. Das kommt häufiger bei älteren Menschen und Alkoholkranken vor als bei jungen Menschen und solchen, die keinen oder kaum Alkohol trinken. Bestimmte medizinische Beschwerden sind ein Risikofaktor für eine Pankreasinsuffizienz, darunter auch eine frühere akute Pankreatitis (eine Bauchspeicheldrüsenentzündung) oder Mukoviszidose. (Es handelt sich um eine angeborene Stoffwechselerkrankung, bei der in vielen Drüsen zäher Schleim gebildet wird. Unter anderem sind auch die von der Bauchspeicheldrüse gebildeten Verdauungssäfte zäher als normal und verstopfen die Ausführungsgänge; Anm. d. Übers.)

Das Blähgefühl bei einer Pankreasinsuffizienz

Blähbeschwerden führen hier zur Bildung von großen Mengen Gas und gehen meist mit voluminösen, faulig riechenden Durchfällen, Krämpfen im Unterbauch (unterhalb des Bauchnabels) und auf dem Wasser schwimmenden, hellen Fettstühlen einher. Der Stuhl lässt sich eventuell schwer hinunterspülen, denn durch seine fettige Konsistenz kann er auch an den Seiten der Toilettenschüssel kleben bleiben. Vielleicht wird auch ein Mangel an bestimmten Vitaminen festgestellt, und Sie verlieren ungewollt deutlich an Gewicht; das kommt daher, dass Sie erhebliche Mengen der zugeführten Kalorien gar nicht resorbieren und somit nicht nutzen können. Stellen Sie solche Symptome fest, sollten Sie sofort Ihren Arzt aufsuchen, um sie abklären zu lassen; es könnte sich um einen Hinweis auf ein ernsteres zugrunde liegendes medizinisches Problem handeln. Bei einer Pankreasinsuffizienz werden die schlimmsten Symptome der Gasbildung, Blähbeschwerden und Durchfälle im Grunde genommen durch die Fettresorptionsstörung verursacht.

Eine Pankreasinsuffizienz diagnostizieren

Stuhluntersuchung

Die Diagnose wird im Allgemeinen durch die Laboruntersuchung einer Stuhlprobe gestellt. Untersucht wird die Menge des Enzyms Elastase im Stuhl und mit einem normalen Standardwert verglichen. Als normal gilt allgemein alles über 200 Mikrogramm Elastase pro Gramm Stuhl; Werte darunter sind ein Hinweis auf eine Pankreasinsuffizienz.

Wenn Ihr Arzt mit alternativer oder integrativer Medizin arbeitet, müssen Sie sich darüber im Klaren sein, dass Ihre Stuhlprobe eventuell an ein Labor geht, das einen viel höheren Schwellenwert für die Elastase definiert. Das führt typischerweise dazu, dass es zu einer Überdiagnose von Pankreasinsuffizienz und zu Empfehlungen umfangreicher und teurer Behandlungen mit frei verkäuflichen Verdauungsenzymen und Ergänzungsmitteln aus tierischer Galle kommt, die eventuell medizinisch unnötig sind.

Eine weitere Stuhluntersuchung dient der Bestimmung des Fettgehalts in Ihrem Stuhl über 72 Stunden, wenn Sie sehr fettreich essen. Wie diese Beschreibung schon nahelegt, ist das eine ziemlich umständliche Angelegenheit: Dazu müssen Sie Ihren Stuhl drei Tage lang nach jedem Toilettengang sammeln, im Kühlschrank aufbewahren und im Labor zur Analyse abgeben. So wird bestimmt, ob Sie eine Fettresorptionsstörung haben, doch diese Untersuchung ist bezüglich der Diagnose einer Pankreasinsuffizienz nicht so präzise wie der Test auf Elastase im Stuhl. (Für eine Fettresorptionsstörung gibt es außer einer Pankreasinsuffizienz auch andere Gründe.) Fällt Ihre Stuhluntersuchung jedoch normal aus, ist eine Pankreasinsuffizienz ziemlich unwahrscheinlich.

Medizinische Behandlung der Pankreasinsuffizienz

Die Pankreas-Enzymersatztherapie (PERT)

Wenn die Bauchspeicheldrüse nicht genügend Verdauungsenzyme liefern kann und damit nicht sichergestellt ist, dass Sie alle Nährstoffe resorbieren, dann müssen Sie zu jeder Mahlzeit und Zwischenmahlzeit, die nicht vorwiegend aus Zucker wie Süßigkeiten oder Limonade bestehen, verschreibungspflichtige Bauchspeicheldrüsenenzyme nehmen. Diese unterscheiden sich sehr von den frei verkäuflichen Nahrungsergänzungen, die als Verdauungsenzyme verkauft werden.

Erstens sind viele verschreibungspflichtige Enzyme besonders beschichtet, damit gewährleistet ist, dass sie auf dem Weg durch den Magen und vor der Magensäure geschützt sind und heil im Dünndarm ankommen. Diese Enzyme wirken nur in einem relativ basischen Milieu wie dem des Dünndarms; wenn sie mit einer minderwertigen Schicht (oder gar nicht) überzogen sind, werden sie einfach zusammen mit Ihrem Essen im Magen verdaut und damit inaktiv. Zweitens sind verschreibungspflichtige Enzyme standardisiert und werden exakt dosiert, je nachdem, wie viel des Enzyms Lipase zur Fettverdauung sie enthalten. Damit ist sichergestellt, dass Sie Ihre Symptome gleichbleibend unter Kontrolle halten können, sobald die Dosis einmal feststeht, die Ihnen am besten hilft. Die als Verdauungsenzyme vertriebenen frei verkäuflichen Präparate werden unzureichend kontrolliert, sind nicht standardisiert und auch nicht auf Sicherheit und Wirksamkeit geprüft. Sie haben einen geringeren Lipase-Gehalt, und es ist nicht gewährleistet, dass sie einen richtigen Überzug haben, der sie vor der Verdauung im Magen schützt. Daher sind sie ein mangelhafter Ersatz für die PERT-Präparate, wenn Sie es mit einer relativ schwerwiegenden Erkrankung wie der Pankreasinsuffizienz zu tun haben.

Und schließlich werden die frei verkäuflichen Nahrungsergänzungen auf keinen Fall von Ihrer Krankenversicherung übernommen. Sprechen Sie mit Ihrem Arzt über die Kostenübernahme für verschreibungspflichtige Pankreasenzyme durch Ihre Versicherung.

Ergänzende Behandlungsmöglichkeiten einer Pankreasinsuffizienz durch die Ernährung

Zusätzlich zur konsequenten Enzymersatztherapie bei allen Mahlzeiten und Zwischenmahlzeiten, die nicht nur überwiegend Zucker enthalten, gibt es auch noch andere Ernährungsansätze, die in Betracht kommen.

- Wasserlösliche Versionen der Vitamine A, D, E und K als Ergänzungsmittel

Vier der vielen Vitamine, die unser Körper benötigt, gelten als fettlöslich, das heißt, sie können nur zusammen mit Fett resorbiert werden. Das ist für Menschen mit einer Pankreasinsuffizienz, deren Fettresorptionsfähigkeit gestört ist, ein Problem, denn es kann zu einem Mangel an diesen essenziellen Nährstoffen kommen. In den USA haben Pharmaunternehmen modifizierte Versionen der Vitamine A, D, E und K entwickelt, die wasserlöslich sind, also kein Fett zur Resorption benötigen. Zwei dieser Präparate sind dort rezeptfrei unter den Namen AquADEKs und DEKAs im Handel. (Für Patienten im deutschsprachigen Raum ist der Arzt der Ansprechpartner. Eventuell können Sie ihn auf die Website https://www.aa-s.de/apotheke/vitamine-adek.html aufmerksam machen; Anm. d. Übers.)

■ Trinken Sie keinen Alkohol mehr

Eine Hauptursache der Pankreasinsuffizienz ist der Alkoholmissbrauch. Auch wenn sie bei Ihnen nicht durch zu viel Alkohol verursacht wurde, bleibt es trotzdem eine Tatsache, dass Alkohol den Zustand einer entzündeten, gestörten Bauchspeicheldrüse nur noch verschlimmert. Es gibt sehr wenige noch stichhaltigere Gründe, um den Alkoholkonsum einzustellen, als die Diagnose einer Pankreasinsuffizienz.

■ Nehmen Sie leicht verdauliche, stärkehaltige Nahrungsmittel und Zucker in Ihren Speiseplan auf

Unser Verdauungssystem ist mit zahlreichen, ineinandergreifenden Möglichkeiten zur Verdauung von Kohlenhydraten ausgestattet. Die Enzyme der Bauchspeicheldrüse sind zwar überwiegend für alles schwerer Verdauliche zuständig, doch wir bilden noch andere Enzyme im Speichel und im Dünndarm, um Einfachzucker und fettarme, einfache Stärken wie Weißbrot, weißen Reis, raffiniertes Getreide und Kartoffeln verdauen zu können. Daher sind Sie, wenn Sie an einer Pankreasinsuffizienz leiden, vielleicht in der Lage, solche Nahrungsmittel leichter zu resorbieren als protein- und fettreiche, die viel stärker auf die Pankreasenzyme angewiesen sind. Stärke- und zuckerhaltige Nahrungsmittel verursachen weniger Blähbeschwerden und Durchfälle und tragen dazu bei, Ihr Gewicht zu stabilisieren, falls das nötig ist. Beispiele sind ballaststoffarme Frühstücksflocken (Inhaltsstoffe beachten), gekochtes Getreide (wie Grießbrei, Grütze, Reisbrei), Ofenkartoffeln, Toast mit Marmelade, Reiswaffeln, gekochter Reis und Obstsaft.

Achten Sie auch auf langsames, gründliches Kauen; das ermöglicht ein maximales Vermischen mit den Speichelenzymen vor dem Schlucken, sodass mehr Speisebrei bereits „vorverdaut" im Darm ankommt.

Zöliakie

Die Zöliakie ist eine Autoimmunerkrankung, bei der die körpereigenen Abwehrzellen die Dünndarmschleimhaut angreifen. Dadurch kommt es zu Entzündungen und die Fähigkeit des Darms zur Resorption von wichtigen Vitaminen, Mineralstoffen und manchmal sogar der Energie der Nahrungsmittel wird geschädigt. Diese vom Körper selbst gesteuerte Attacke wird ausgelöst, wenn Betroffene ein in Weizen, Gerste, Roggen (sowie Dinkel, Grünkern und den inzwischen zunehmend häufiger verwendeten alten Weizensorten Kamut und Emmer) vorkommendes Protein, das sogenannte Gluten, zu sich nehmen. Bei einer Zöliakie beruhigt sich die entzündliche Immunreaktion, wenn Sie glutenhaltige Nahrungsmittel oder solche, die durch Kontakt während der Verarbeitung oder beim Kochen auch nur mit Spuren von Gluten kontaminiert worden sind, streng und konsequent meiden. Die Dünndarmschleimhaut heilt schließlich aus, wenn Sie grundsätzlich dauerhaft auf Gluten verzichten, und ihre Fähigkeit, Nährstoffe zu resorbieren, normalisiert sich wieder.

Eine Zöliakie kündigt sich auf viele verschiedene Weisen an und nicht zu allen von ihnen gehören Verdauungssymptome. Manche Zöliakie-Patienten haben überhaupt keine Blähbeschwerden, es kommt zu keinerlei Gasbildung oder Veränderung der Stuhlgewohnheiten – zumindest nicht in den Frühstadien der Krankheit. In diesen Fällen denkt Ihr Arzt vielleicht deshalb an einen Zöliakie-Test, weil Sie einen charakteristischen Hautausschlag bekommen, weil er eine nicht erklärbare Eisenmangelanämie feststellt, weil Sie in einem ungewöhnlich frühen Alter Osteoporose oder eine geringe Knochenmineraldichte haben oder weil Sie unbeabsichtigt eine ganze Menge an Gewicht verlieren. Manchmal spricht man hierbei von einer stummen Zöliakie.

Das Blähgefühl bei einer Zöliakie

Wenn Sie zur Mehrheit der Menschen mit Zöliakie gehören, die Symptome im Verdauungstrakt haben, werden Sie vielleicht feststellen, dass Sie zusätzlich zu (oder anstelle von) einem der oben angegebenen, nicht durch die Verdauung bedingten Symptome Blähbeschwerden erleben, als würde sich Ihr Bauch nach dem Verzehr von glutenhaltigen

Nahrungsmitteln (Brot, Nudeln, Müsli, mit Mehl hergestellte Backwaren, Brezeln und vielen anderen mehr) wie ein Luftballon „aufblasen". Er ist im Allgemeinen sehr deutlich erkennbar, sieht aus wie ein Schwangerschaftsbauch, und es kann bis zu mehreren Tagen dauern, bis dieser durch die verantwortlichen Nahrungsmittel verursachte Zustand wieder behoben ist. (Dieser Blähbauch unterscheidet sich von dem durch Kohlenhydratunverträglichkeiten entstehenden, der sich meist über Nacht im Schlaf wieder zurückbildet.) Infolge des zunehmenden Bauchumfangs lässt sich Ihr Hosenbund vielleicht gar nicht schließen.

Blähbeschwerden durch eine Zöliakie gehen oft mit Schmerzen im gesamten Unterleib – Patienten beschreiben das Gefühl, als hätten sie ständig Magenschmerzen – und erheblichen Mengen Gas (Abgehen von Winden) einher. Diese Winde sind oft besonders übel riechend, ich hatte schon Patienten, die sagten, sie riechen „nach Stall" oder wie „giftiger Abfall". Zöliakie-Patienten haben sogar häufiger Durchfälle als Blähbeschwerden, sie sind das am häufigsten anzutreffende Symptom der Krankheit. Nur eine kleine Minderheit hat allerdings keine Durchfälle, bei diesen Menschen kommt es stattdessen nicht selten zu einer Verstopfung.

Eine Zöliakie diagnostizieren

Wenn Sie vermuten, dass Sie eine Zöliakie haben, ist es wichtig, weiterhin regelmäßig wenigstens etwas Gluten zu sich zu nehmen, bis Ihr Arzt die notwendigen diagnostischen Tests abgeschlossen hat. Werden sie erst gemacht, nachdem Sie sich schon ein paar Wochen lang glutenfrei ernährt haben, ist die Wahrscheinlichkeit eines falsch negativen Ergebnisses (ein Ergebnis, das Zöliakie fälschlicherweise ausschließt, Anm. d. Übers.) hoch.

Tests auf Antikörper im Blut

Der Schritt zur Diagnose einer Zöliakie ist eine Blutuntersuchung auf Antikörper gegen die Gewebstransglutaminase, tTG-IgA-AK, (t steht für engl. *tissue*, Gewebe; Anm. d. Übers.), die ein Hinweis auf das Vorliegen eines Autoimmunangriffs sind. Ihr Arzt überprüft auch die Gesamtmenge der Antikörper (Gesamt-IgA), um sicherzugehen, dass Ihr Immunsystem fähig ist, ein zuverlässiges Testergebnis zu liefern; eine kleine Minderheit der Menschen hat einen Mangel an IgA-Antikörpern, was zu einem falsch negativen Ergebnis führen kann. Der Antikörper gegen tTG ist der zuverlässigste Zöliakie-Marker und bei 98 Prozent der Zöliakie-Patienten positiv. Er ist jedoch nicht uneingeschränkt Zöliakie-spezifisch und kann auch bei Menschen mit anderen Autoimmunerkrankungen hoch sein.

Ihr Arzt untersucht Ihr Blut wahrscheinlich auch auf andere Antikörper vom Typ IgA und IgG (Antikörper gegen deamidiertes Gliandinpeptid). Sie werden herangezogen, um falsch negative Ergebnisse zu verhindern. Insbesondere können sie hilfreich sein, um eine potenzielle Zöliakie bei Menschen festzustellen, die einen IgA-Mangel haben oder zur Minderheit von zwei Prozent der Zöliakie-Patienten gehören, deren Test auf Antikörper gegen tTG nicht positiv ist.

Endoskopie

Weist einer der Antikörpertests im Blut einen hohen Wert auf, macht Ihr Arzt wahrscheinlich den nächsten Schritt im Diagnoseprozess, eine Endoskopie. Dieses Verfahren wird unter Sedierung durchgeführt; der Gastroenterologe führt ein Endoskop mit Kamera über die Speiseröhre durch den Magen in den Dünndarm ein, um Gewebeproben zu entnehmen. Diese Biopsien werden unter dem Mikroskop auf verdächtige Anzeichen einer Zöliakie untersucht. Aufgrund der Blutuntersuchungen und mithilfe der Endoskopie kann ein Arzt die Diagnose Zöliakie sicher stellen.

Biopsie des Hautausschlags

Manche Menschen mit einer Zöliakie bekommen einen juckenden, charakteristischen Hautausschlag, der sich oft an den Ellenbogen, den Knien, am Rücken und am Gesäß konzentriert und als Dermatitis herpetiformis bezeichnet wird. Eventuell macht ein Dermatologe eine Biopsie der Haut direkt neben den veränderten Stellen und lässt sie im Labor untersuchen. Werden IgA-Antikörper nachgewiesen, kann die Diagnose Zöliakie gestellt werden, ohne dass eine Endoskopie gemacht werden muss – allerdings schickt Sie Ihr Dermatologe wahrscheinlich zur Bestätigung der Diagnose trotzdem zu einem Gastroenterologen. Manche Menschen mit einer Dermatitis herpetiformis bekommen eventuell niemals Blähbeschwerden, Durchfälle oder andere Verdauungsbeschwerden infolge ihrer Zöliakie, selbst wenn der Darm entzündet ist und eine Resorptionsstörung auftritt. Eine streng glutenfreie Ernährung schützt jedoch vor dem Ausschlag und gewährleistet, dass der Darm langfristig gesund und funktionsfähig bleibt.

Gentest (Blut)

Immer häufiger kommen Menschen, die schon lange von Verdauungsproblemen betroffen sind und sich selbst eine glutenfreie Ernährung verordnet haben, zu uns in die Praxis; doch dann ist es nicht mehr möglich, eine Zöliakie-Diagnose durch Blutuntersuchungen und Endoskopie zu bestätigen. In solchen Fällen kann eine Untersuchung des Blutes auf das Vorliegen der beiden mit der Zöliakie verbundenen Gene bei der Entscheidung helfen, ob überhaupt eine Krankheitsmöglichkeit besteht. Bei Menschen, die nicht Träger von HLA-DQ2 oder HLA-DQ8 sind, ist eine Zöliakie äußerst unwahrscheinlich (zu mehr als 99 Prozent). Mit anderen Worten, ein negativer genetischer Test bedeutet, dass Ihr Arzt die Möglichkeit einer Zöliakie mit an Sicherheit grenzender Wahrscheinlichkeit ausschließen kann.

Der genetische Test kann jedoch nicht aufdecken, ob Sie eine Zöliakie haben. Das liegt daran, dass 25 bis 30 Prozent aller Amerikaner Träger von zumindest einem dieser Gene sind, aber nur etwa 1 Prozent der Bevölkerung jemals eine Zöliakie entwickelt. Wenn Ihr Test auf eines oder beide dieser Gene positiv ausfällt, wissen wir nur, dass wir die Möglichkeit einer Zöliakie bei Ihnen nicht ausschließen können. (Lt. Ärzteblatt vom 11. 9. 2013 sind 30 bis 40 Prozent der gesamten Bevölkerung Träger von HLA-DQ2 oder -DQ8; Anm. d. Übers.) Wenn Sie sich tatsächlich schon lange streng glutenfrei ernähren und trotzdem unter Gasbildung, Blähbeschwerden und/oder Durchfällen leiden, ist es ziemlich wahrscheinlich, dass Ihre Symptome nicht einer Zöliakie, also dem Gluten, geschuldet sind. Wie ich zu meinen Patienten immer sage: Es kann Ihnen nichts anhaben, wenn Sie es gar nicht essen!

Eine Zöliakie behandeln

Medizinische Behandlungen

Die medizinische Behandlung der Zöliakie ist identisch mit der Ernährungstherapie: Eine lebenslange streng glutenfreie Ernährung. *Es gibt keine Medikamente oder Ergänzungsmittel, die eine Zöliakie rückgängig machen oder den betroffenen Patienten einen gefahrlosen Verzehr von Gluten ermöglichen können.* Manche Hersteller von Ergänzungsmitteln vertreiben zwar ein frei verkäufliches Enzym, die DPP-IV (Dipeptidylpeptidase-IV) oder Glutenase, und behaupten, dass damit die Verdauung von Gluten unterstützt wird, doch dieses wirkt nicht bei Zöliakiepatienten, ein gefahrloser Verzehr von Gluten ist also nicht möglich.

Ernährungstherapie bei Zöliakie

Gegenwärtig ist eine streng glutenfreie Ernährung die einzig wirksame Behandlung der Zöliakie-Symptome. Dadurch kann Ihr Darm vollständig ausheilen und jede Resorptionsstörung, die eventuell infolge einer Schädigung von Dünndarmzellen aufgetreten ist, wird vollständig rückgängig gemacht. Wenn keine Resorptionsstörung mehr besteht, sollten sich die Gasbildung und die Blähbeschwerden ebenfalls bessern.

Es ist jedoch nicht ungewöhnlich, dass Menschen mit einer Zöliakie andere Verdauungsprobleme haben, die zu Blähbeschwerden beitragen, selbst wenn sich die Krankheit durch eine glutenfreie Ernährung beruhigen lässt. Stellen Sie also fest, dass manche Ihrer Blähsymptome selbst bei einer streng glutenfreien Ernährung bestehen bleiben – und sich bei Blutuntersuchungen keine Antikörper auf Zöliakie nachweisen lassen –, sollten Sie in den anderen Kapiteln dieses Buches nach weiteren möglichen Ursachen suchen. Zu den häufigen Beispielen gehören eine SIBO (Kapitel 8), die während der aktiven entzündlichen Phase einer unbehandelten Zöliakie auftreten kann; die Verstopfung (Kapitel 7), die sich bei manchen Menschen im Zuge einer glutenfreien Ernährung verschlechtert, wenn sie weniger an löslichen Ballaststoffen reichen Getreide zu sich nehmen; die klassische Verdauungsstörung (Kapitel 4), die wieder aufflackert, wenn Sie mehr Salat essen, um bei Ihrer glutenfreien Ernährung die belegten Brote zu ersetzen; oder die Kohlenhydratintoleranzen (Kapitel 9), die als Reaktion auf fermentierbare Mehle und Ballaststoffe – wie Inulin und Mehle aus Bohnen – in glutenfreien industriell gefertigten Nahrungsmitteln auftreten können.

■ Nahrungsmittelkennzeichnungen richtig lesen lernen

Um eine glutenfreie Ernährung erfolgreich durchführen zu können, werden Sie lernen müssen, wie man die Etiketten auf den Nahrungsmittelverpackungen richtig liest. Leider reicht es nicht aus, nur nach der Aussage „glutenfrei" zu suchen, da nach den gegenwärtigen gesetzlichen Kennzeichnungsvorschriften Produkte auch als „glutenfrei" bezeichnet werden dürfen, die wahrscheinlich mit Gluten verunreinigt sind, etwa konventionell verarbeiteter Hafer. Andererseits werden viele von Natur aus glutenfreie Nahrungsmittel nicht unbedingt als solche gekennzeichnet, und Sie möchten sich doch nicht unnötig einschränken, indem Sie diese zugunsten von glutenfrei gekennzeichneten Produkten weglassen. Und obwohl das selten vorkommt, wird ein Produkt gelegentlich als glutenfrei bezeichnet, obwohl die Zutatenliste einen glutenhaltigen Inhaltsstoff enthält! Fehler können passieren, und so ist es an Ihnen, aufmerksam zu sein und Gluten von Ihrem Speiseplan fernzuhalten.

Wenn Sie regelmäßig Zutatenlisten lesen, haben Sie vielleicht festgestellt, dass alle abgepackten Nahrungsmittel die gesetzlich vorgeschriebene Allergendeklaration aufweisen; wenn ein Nahrungsmittel Weizen enthält, muss da „ENTHÄLT WEIZEN" stehen. (Auf deutschen Produkten steht häufig: „Enthält Soja, Weizen ..." oder „Kann Spuren von Nüssen, Weizen, Soja ... enthalten"; Anm. d. Übers.) Leider kann man sich dadurch das Lesen der Inhaltsstoffe nicht ersparen, da Produkte, die als „weizenfrei" gekennzeichnet sind, nicht unbedingt glutenfrei sind! Ein Nahrungsmittel, das keinen Weizen enthält, kann trotzdem Gluten aus der Gerste, dem Roggen und anderen bereits erwähnten glutenhaltigen Getreiden enthalten oder Inhaltsstoffe, die von ihnen abgeleitet sind.

Beim Lesen einer Zutatenliste müssen Sie die vielen Kurznamen, unterschiedlichen Bezeichnungen und Pseudonyme kennen, die für Gluten verwendet werden. Die nachfolgende Liste ist schon mal ein guter Anfang:

Blätterteig	glattes Mehl für das	Hartweizen
Bulgur	Passahfest (bei uns	Hartweizengrieß
Couscous	wohl nur in Spezial-	Kamut (alte
Dinkel	geschäften erhält-	Weizensorte)
Einkorn (alte	lich; Anm.d.Übers.)	Kleie
Weizensorte)	Gluten	Kuchenmehl (die ent-
Emmer (alte	Grahammehl (Weizen-	sprechende Ver-
Weizensorte)	schrotmehl)	wendung geht in
Farro (ital. Bezeich-	hydrolysiertes	Deutschland aus
nung für Dinkel,	Pflanzeneiweiß	der Typenbezeich-
Emmer, Einkorn)	Hafer, Hafermehl	nung hervor; Anm.
Gerste	(außer als gluten-	d. Übers.)
Gerstengraupen	frei gekennzeich-	
Gerstenmalz	net)	

Malz (und Malz-
extrakt, Malz-
aroma, Malzsirup)
Mazzenmehl (Mehl
aus zerkleinerten
Matzen, den un-
gesäuerten Broten
in der jüdischen
Tradition)
Mehl

Roggen
Seitan (Weizengluten)
Semmelbrösel
Sojasoße (außer wenn
als glutenfreie
Tamari Sojasoße
bezeichnet)
Stärkemehl (farina)
Triticale, Kreuzung aus
Weizen und Roggen

Weizen
Weizenkeime
Weizenkleie
Weizenmehl, Weizen-
vollkornmehl
Weizenmehl, Type
405, bevorzugtes
Haushaltsmehl
Weizenstärke

■ Wissen, in welchen Nahrungsmitteln Gluten enthalten ist

Wenn Sie vorhaben, wieder einmal entspannt zu essen, werden Sie sich damit befassen müssen, welche Nahrungsmittel üblicherweise Gluten enthalten. Da Ihnen das Wort Gluten nicht auf jedem abgepackten Nahrungsmittel oder in der Speisekarte eines Restaurants bei jedem Gericht, in dem es enthalten ist, ins Auge springt, ist es hilfreich, diese Referenzlisten regelmäßig zu Rate zu ziehen, wenn Sie sich auf eine glutenfreie Ernährung einstellen – insbesondere, wenn Sie vorhaben, eine neue Länderküche auszuprobieren.

■ Achten Sie auf verstecktes Gluten

Die Grundlagen einer glutenfreien Ernährung sind ziemlich unkompliziert und es dauert nicht lange, bis man die Kunst beherrscht, Nahrungsmittelkennzeichnungen so zu lesen, dass man weiß, ob man es gefahrlos essen kann oder nicht. Für den Neuling in diesem Bereich ist es viel schwieriger, im Voraus zu bedenken, wo auf der Speisekarte im Restaurant, in der Hausapotheke, in Ihrem Café vor Ort, bei der Verpflegung im Urlaub und in den Süßigkeiten Ihrer Kinder überall Gluten versteckt sein kann.

Weizen	Brot, Toast, Brötchen, Wraps, Tortillas (Burritos [gefüllte Tortillas], Fajitas [Tortillas mit Fleisch- und Gemüsefüllung] und Quesadillas [Tortillas mit Käsefüllung]), Bagel, Fladenbrot, englische Muffins (flache Milchbrötchen, meist getoastet gegessen), Croissants, Pizzaboden Teigwaren, Gnocchi, Gerste, Udon (Nudelsorte aus der japanischen Küche), Soba (Buchweizennudeln aus der japanischen Küche) Lo mein Nudeln (chinesisch), Nudeln nach chinesischer Art, Ramen Nudeln (japanische Nudelart) Wan Tan (Teigtaschen aus der chinesischen Küche), Klöße, Piroggen (Teigtaschen aus der osteuropäischen und finnischen Küche), Gyoza (japanische Teigtaschen), Ravioli Couscous Pfannkuchen, Waffeln, Arme Ritter (und andere regionale Bezeichnungen; einfache Süßspeise aus altbackenen Brötchen oder Weißbrotscheiben), Crêpes Mehl, Semmelbrösel, Panko (japanische Variante des Paniermehls), Mazzemehl (und daraus hergestellte panierte oder im Backteig frittierte Nahrungsmittel) Kräcker, Laugenstangen, Pita Chips (aus Pitabrot hergestellt), Brezen, Mazze (ungesäuertes Brot) Stärkemehl, Grießbrei, Wheatena (amerikanisches ballaststoffreiches Frühstücksgetreide aus geröstetem Weizen [Schrot, Kleie und Keimen]) viele andere Frühstücksgetreide, einschließlich Kleie Kekse, Kuchen, Muffins, Feingebäck, Scones (Teegebäck, einschließlich Maisbrot und Maismuffins) viele Energieriegel, Proteinriegel, Ballaststoffriegel und Müsliriegel Bratensoßen, angedickte Soßen (insbesondere weiße, gelbe oder braune Soßen) mit Sojasoße zubereitete asiatische Gerichte, Marinaden oder Salatsoßen Bier und Inhaltsstoffe davon (zum Beispiel Bierhefe) Hostien
Gerste	Suppen und Eintopfgerichte mit Gerste manche Frühstückzerealien mit mehreren Getreidesorten Gerstenmalzaroma (Kartoffelchips, Reiscrispies/Knusperreis für Müsli, andere Zwischenmahlzeiten Bier Malzessig Malzgetränke, amerikanische Variante von aus Malz gebrauten Starkbieren über 4,5 % Vol. Ersatzkaffee
Roggen	Roggenbrot bestimmte Knäckebrotsorten und Kräcker auf skandinavische Art (z. B. Wasa) Pumpernickel oder Kräcker Frühstückszerealien aus verschiedenen Getreiden

Tabelle 10.1: Wo Gluten versteckt sein kann

Restaurants	**Japanische Restaurants**
	Sojasoße (und jedes Gericht, das damit mariniert wurde)
	Salate mit Ingwerdressing
	Misosuppe (Misopaste kann mit Gerste hergestellt sein)
	Krebsfleischimitat (Surimi, in Sushi, California Rolls, verarbeitet)
	„Knusper"-Topping auf Sushi (z. B. auf Volcano Sushi)
	Tempura (im Teigmantel frittierte Speisen in der japanischen Küche)
	Udon Nudeln, Ramen Nudeln, Soba Nudeln (Buchweizennudeln)
	Fisch und Fleisch, in Teriyaki-Soße mariniert
	Europäische Restaurants
	alle Sandwiches auf Brot, Brötchen und in Wraps
	Frikadellen, Hackbraten, Gemüseburger, manche Puten- oder Lachsburger, Crab cakes (amerikanisches Gericht mit Krabbenfleisch und wahlweise anderen Zutaten, u. a. Paniermehl) und viele andere eiweißhaltige Nahrung, für die ein „Bindemittel" gebraucht wird (oft Paniermehl/Semmelbrösel)
	Bratensoßen und jede weiße, gelbe oder braune Soße (sie werden mit Mehl zubereitet)
	panierte/frittierte/im Backteig zubereitete Nahrungsmittel wie Mozzarella-Stangen, Knusper-Shrimps
	Nahrungsmittel, die in der Fritteuse im selben Öl zubereitet werden wie panierte Gerichte oder solche im Backteig (einschließlich Pommes frites)
	Huhn oder Fisch, sautiert, in der Pfanne scharf angebraten, es ist (wahrscheinlich mit Mehl bestäubt)
	Suppen oder Kartoffelpüree aus der Tüte
	Steakhouse
	Appetithäppchen, im Backteig/gebraten/frittiert (z. B. Zwiebelringe, panierte Shrimps)
	Crab cakes (amerikanisches Gericht mit Krabbenfleisch und wahlweise anderen Zutaten, u. a. Paniermehl)
	Salate mit Croûtons oder panierter Ziegenkäse auf Salat
	Makkaroni und Käse
	Italienische Restaurants
	Pasta- und Pizzagerichte
	Appetithäppchen, paniert/im Backteig (gebratene/frittierte Calamares)
	gefüllte Pilze/Gemüse (enthalten oft Semmelbrösel)
	Salate mit Croûtons
	Huhn/Auberginen mit Parmesan (Schnitzel sind paniert)
	Hühner- oder Fleischgerichte mit einer Soße ohne Tomaten wie Marsala-Soße (oft mit Mehl angedickt)
	Chinesische Restaurants
	Lo mein Nudeln und andere Nudelgerichte
	Wan Tan Teigtaschen, Klöße
	Frühlingsrollen
	die meisten braunen Soßen/Würzmittel, die für Pfannengerichte verwendet werden (sie enthalten glutenhaltige Sojasoße und/oder Austernsoße)

Restaurants	Mu Shu-Gerichte (pfannengerührtes Gemüse, Fleisch, Fisch, oft Eier) in dünnen Pfannkuchen serviert Fleischgerichte im Teigmantel gebraten/frittiert **Mexikanische Restaurants** Burritos (gefüllte Tortillas) Fajitas (Tortillas mit Fleisch- und Gemüsefüllung) und Quesadillas (Tortillas mit Käsefüllung) (fragen Sie, ob sie mit Tortillas aus Maismehl zubereitet werden können) **Südostasiatische Restaurants (Thai, Vietnamesisch)** Pfannengerichte mit Sojasoße, dunkler Sojasoße oder Austernsoße (nachfragen) Nudelgerichte mit Eier- oder Weizennudeln anstelle von Reisnudeln gebratene Appetithäppchen, etwa Frühlingsrollen, gebratene/frittierte Teigtaschen Karipap (Curry puff), malaiischer, singapurischer und thailändischer Snack knusprige Frühlingszwiebeln (Garnierung in vietnamesischen Suppen) Bánh mi (vietnamesische Sandwiches auf Brot) **Südasiatische/westindische Restaurants** Brote: Naanbrot (indisches Fladenbrot), Parathabrot (indisches Fladenbrot), Puri (in Öl ausgebackenes, ungesäuertes Fladenbrot der indischen Küche), Chapati (ungesäuertes indisches Fladenbrot), Rotibrot (indisches Kurkuma-Fladenbrot) Appetithäppchen: Samosas (indische Teigtaschen mit unterschiedlichen Füllungen), manchmal Gemüse-Pakoras (Gemüse im Kichererbsenteig) Gerichte auf Stärkemehlbasis/Grießbasis Dosas (große südindische Crêpes): Pfannkuchenteig und/oder bestimmte Füllungen (Grieß) Desserts: Gualb jamun (frittierte Teigbällchen in aromatisiertem Zuckersirup), Gebäck
Hausapotheke	Medikamente mit Überzügen oder Füllstoffen aus Weizenstärke ballaststoffhaltige Nahrungsergänzungen mit Weizendextrin modifizierte Nahrungsmittelstärke oder Stärke, die als inaktiver Inhaltsstoff gelistet ist
Süßigkeiten	Lakritze Mandelkonfekt Schokoreis-Crisps, Schokowaffeln oder Schokokekse Malzkugeln mit Schokoüberzug (malt balls)
Ferien und kirchliche Feste	Hostien (auch glutenfrei erhältlich) Passah-Matze (glutenfrei eventuell in einem Spezialgeschäft, im Internet oder selbst gemacht mit glutenfreiem Mehl Anmerkung: Das Etikett „Koscher für Passah" bedeutet nicht glutenfrei.
Kaffee, Getränke	bestimmte mit Kürbis gewürzte Kaffeegetränke Milchkaffees, aromatisiert mit bestimmten Sirup-Marken oder -Aromen, die nicht glutenfrei sind Kräutertees, die Gerstenmalz enthalten (Etikett lesen!) Ersatzkaffee aus Gerste (Malzkaffee)

- Achtung vor Situationen, in denen eine Verunreinigung mit Gluten wahrscheinlich ist

Bei manchen Zöliakie-Patienten kann die in einem oder zwei Brotkrümeln enthaltene Glutenmenge bereits Beschwerden auslösen. Daher reicht es nicht aus, einfach nur glutenhaltige Nahrungsmittel zu meiden. Sie müssen auch auf an sich glutenfreie Nahrungsmittel achten, die aber eventuell eng genug mit etwas Glutenhaltigem in Kontakt gekommen sind, sodass Spuren von Gluten daran hängengeblieben sind. Möglich ist das zum Beispiel in folgenden Situationen und Fällen:

- Haferflocken und Müsliriegel aus üblichem Hafer (bei denen bei der Verarbeitung nicht darauf geachtet wurde, dass sie nicht mit Weizen in Kontakt kommen). Anmerkung: Sie können lt. Gesetz als glutenfrei gekennzeichnet werden!
- Pizzerien, die übliche und glutenfreie Pizza anbieten (aber vielleicht nicht darauf achten, die gemeinsame Zubereitungsfläche von glutenhaltigem Mehl zu reinigen).
- Restaurants, die übliche und glutenfreie Nudeln anbieten (aber sie vielleicht im selben Wasser kochen).
- Pommes frites in Restaurants (die in der Fritteuse mit demselben Öl zubereitet werden wie Mozzarella-Stangen, Zwiebelringe, panierte Shrimps usw.).
- Toaster, die sowohl für übliches als auch für glutenfreies Brot benutzt werden (wo sich die Krümel vermischen können).
- Wenn sowohl glutenhaltiges als auch glutenfreies Brot gegessen wird, und dieselben Löffel und Messer zum Auftragen von Erdnussbutter, Frischkäse, Gelee/Marmelade verwendet werden, können glutenhaltige Brotkrümel in die Gefäße gelangen.

Mit diesem Kapitel endet der Teil, der sich mit den Blähbeschwerden befasst, die ihren Ursprung im Darm haben. Wenn Sie Ihre Beschwerden in diesem Kapitel über Resorptionsstörungen nicht erkannt haben, empfehle ich Ihnen, Ihre Ergebnisse des Bye-bye Blähbauch-Tests noch einmal anzusehen; vielleicht gibt es ja eine andere Kapitelbeschreibung, die besser zu Ihrem Befinden passt. Sind Sie sich jedoch sicher, dass Sie eine mögliche Ursache Ihrer Blähbeschwerden herausgefunden haben, dann lassen Sie uns zu Teil 4 übergehen und uns eingehender damit befassen, wie Sie

Ballaststoffe und die dort beschriebene Ernährungsweise für sich nutzen können, die Ihnen sehr wahrscheinlich hilft, mit Ihren Blähbeschwerden ein für alle Mal fertig zu werden!

TEIL 4

Diätetische Maßnahmen bei Blähbeschwerden

KAPITEL 11

Die Alleskönner Ballaststoffe zu Ihrem Vorteil nutzen

Der Ballaststoff ist vielleicht der am häufigsten verkannte Nährstoff. Die meisten meiner Patienten haben eine ziemlich eindimensionale Sichtweise dazu und glauben, er sei nur dazu gut, um für regelmäßigen Stuhlgang zu sorgen und ordentlich Gas zu bilden. Die Wirklichkeit ist jedoch sehr viel komplexer! Wenn Sie von Blähbeschwerden geplagt werden, kann das Wissen um die feinen Unterschiede zwischen den Arten von Ballaststoffen eine Geheimwaffe sein, die Ihnen dazu verhilft, sich so gesund wie möglich zu ernähren und gleichzeitig Ihre Symptome bestens unter Kontrolle zu halten.

Was sind Ballaststoffe und warum sollte ich sie essen?

Ballaststoffe sind eine Gruppe von pflanzlichen Kohlenhydraten. Sie unterscheiden sich von anderen pflanzlichen Kohlenhydraten dadurch, dass uns Menschen die Verdauungsenzyme fehlen, um sie aufzuspalten und Energie daraus zu gewinnen. Daraus ergeben sich zwei Konsequenzen:

▪ Erstens: Ballaststoffe sind definitionsgemäß unverdaulich. Sie erscheinen in Ihrem Stuhl und wenn sie von farbenfrohen Nahrungsmitteln stammen, in denen sie reichlich enthalten sind, sind sie besonders gut zu sehen. Maiskörner etwa, die Haut von Tomaten und Paprikaschoten, Kiwisamen, Leinsamen, die Haut von Heidelbeeren, runzlige Spinatblätter, Nussstückchen oder Quinoafasern … Wenn Sie sie in Ihrem Stuhl sehen können, machen Sie sich keine Sorgen. Das bedeutet nicht, dass Sie diese Nahrungsmittel nicht vertragen und es bedeutet auch nicht, dass Sie die Nährstoffe daraus nicht resorbieren. Es bedeutet einfach, dass die Ballaststoffe ihre Aufgabe erfüllen. In weniger geformtem, weicherem Stuhl sehen Sie wahrscheinlich mehr Ballaststoffe als in einem besser geformten Stuhl, der kompakter ist und nicht so viel preisgibt.

- Zweitens: Ballaststoffe liefern sehr wenig Kalorien. Wenn ein Nahrungsmittel nicht durch Verdauungsenzyme im Dünndarm abgebaut werden kann, heißt das, dass kein Zugriff auf die darin gespeicherte Energie (die Kalorien) möglich ist. (Wenngleich vielleicht sehr bescheidene Kalorienmengen freigesetzt werden können, wenn die Darmbakterien bestimmte Arten von Ballaststoffen vergären, sobald sie im Dickdarm angekommen sind.) Da Ballaststoffe viel Platz im Magen einnehmen, aber eben die Kalorienausbeute gering ist, trägt eine ballaststoffreichere Ernährung oft dazu bei, dass man sein Gewicht hält. Sie füllen den Magen, sodass Nahrungsmittel mit höherer Kaloriendichte keinen Platz mehr haben.

Damit wir uns recht verstehen: Da Ballaststoffe definitionsgemäß pflanzlich sind, sind sie weder in tierischen Proteinen (Eiern, Fleisch, Huhn, Fisch, Käse), noch in reinen Fetten wie Ölen oder Butter enthalten. Pflanzen wie Bohnen, Nüsse und Kerne enthalten jedoch Ballaststoffe zusätzlich zu den anderen verdaulichen Nährstoffen wie Proteinen, Fett und/oder einigen verdaubaren Stärken.

Eine Ernährung, die reich an Ballaststoffen von verschiedenen Nahrungsmitteln ist, hat sehr sehr viele Vorteile für die Gesundheit. Menschen, die sich so ernähren, bekommen wahrscheinlich eher kein Übergewicht und die Wahrscheinlichkeit von Diabetes Typ 2 oder Herzerkrankungen ist auch geringer. Menschen, die schon einen Diabetes Typ 2 haben, kommen durch eine ballaststoffreiche Ernährung besser mit ihrem Blutzuckerspiegel zurecht; dasselbe gilt für den Cholesterinspiegel von Menschen, die bereits herzkrank sind. Eine ballaststoffreiche Ernährung schützt vor vielen Krebsarten, insbesondere solchen des Verdauungssystems: Darmkrebs, Speiseröhrenkrebs und Magenkrebs. Mit anderen Worten, es gibt viele triftige gesundheitliche Gründe für eine Ernährung mit dem höchstmöglichen Ballaststoffanteil, den Sie problemlos vertragen können.

Ich werde oft von Patienten gefragt, wie viele Ballaststoffe sie täglich zu sich nehmen sollten. Das ist schwer zu beantworten, denn der Bedarf und die Verträglichkeit ist bei jedem Menschen unterschiedlich. Von einem rein objektiven gesundheitlichen Standpunkt aus werden (in den USA) für Frauen 25 Gramm Ballaststoffe pro Tag empfohlen, Männer sollten sich bemühen, täglich 38 Gramm zu erreichen. (Zur Einordnung: Amerikaner nehmen normalerweise durchschnittlich etwa 11 bis 14 Gramm täglich zu sich.) (Die Deutsche Gesellschaft für Ernährung empfiehlt einen Richtwert für Frauen von 30 g und für Männer von 32 g täglich, der aber nach den Ergebnissen der Nationalen Verzehrstudie II nur von 25 Prozent der Frauen und 32 Prozent der Männer erreicht wird; s. https://infothek-gesundheit.de/ballaststoffe-wo-sind-sie-enthalten/; Anm. d. Übers.) Wenn Sie wissen möchten, wie hoch der Ballaststoffgehalt Ihrer typischen Ernährung im Vergleich zum Richtwert ist, können Sie sich die entsprechenden Apps auf Ihr Smartphone laden – etwa MyFitnessPal oder FatSecret – und bekommen die Ballaststoffmenge automatisch angezeigt, wenn Sie Ihr Nahrungsmittel eingeben.

Haben Sie jedoch Probleme mit der Verdauung, gibt es keine Rezeptur aus dem Lehrbuch für die „richtige" Ballaststoffmenge. Ich habe schon chronisch verstopfte Patientinnen gehabt, die trotz einer Ernährung mit mehr als 40 Gramm Ballaststoffen täglich, plus der Höchstdosis Magnesium, unter großen Mühen kaum alle drei Tage Stuhlgang hatten. Doch andererseits habe ich auch Patienten mit schweren Blähbeschwerden durch eine Gastroparese (Magenlähmung) gesehen, die regelmäßig ordentlich Stuhlgang hatten, obwohl sie kaum zehn Gramm Ballaststoffe täglich in weicher und pürierter Form, etwa als Obst-Smoothies oder pürierte Gemüsesuppen vertrugen. Die richtige Menge ist für Sie die höchste, die Sie problemlos vertragen können und die Ihnen hilft, mit Ihren Verdauungssymptomen zurechtzukommen.

Die unterschiedlichen Eigenschaften von Ballaststoffen

Nicht alle Ballaststoffe sind gleich. Es gibt verschiedene Arten in unseren Nahrungsmitteln und diese verhalten sich im Verdauungstrakt sehr unterschiedlich. Sie unterscheiden sich in ein paar wesentlichen Aspekten:

■ **Feuchtigkeitshaltevermögen:** Ein wesentlicher Unterschied bei den Ballaststoffarten besteht in ihrem Feuchtigkeitshaltevermögen oder wie gut sie sich in Wasser lösen können. Lösliche Ballaststoffe lösen sich in Wasser und bilden eine zähflüssige, gelartige Struktur, die Feuchtigkeit im Stuhl hält, sodass er weich und geformt bleibt und seine Passage einfach ist. Stellen Sie sich die löslichen Fasern als „speziellen Klebstoff" vor, der all die kleinen Stücke in einer Form zusammenhält, die als Ganzes problemlos ausgeschieden werden kann. Unlösliche Ballaststoffe lösen sich nicht in Wasser, was bedeutet, es entsteht ein voluminöser, aber nicht unbedingt zusammenhängender Stuhl. Falls Sie eine bildliche Vorstellung brauchen: Wenn Sie ein Paket Instant-Haferflocken in Wasser schütten, saugen sie es auf wie ein Schwamm und werden dabei klebrig. Genau das machen lösliche Ballaststoffe in Ihrem Darm. Stellen Sie sich nun vor, was passiert, wenn Sie ein großes Salatblatt in Wasser tauchen: Es wird einfach nur nass und verändert seine Form nicht. Genau das passiert mit unlöslichen Ballaststoffen in Ihrem Darm – sie bleiben ganz und tragen zu reichlicheren, voluminöseren Stühlen bei, können aber Feuchtigkeit im Allgemeinen nicht sehr gut halten.

Eine Ernährung mit überwiegend unlöslichen Ballaststoffen kann zu Stühlen mit eher kleineren Stücken in mehreren Portionen führen als zu einer längeren, ganzen „Wurst". Ist die Passagezeit im Dickdarm normal, können diese Stücke weich, locker oder wie „geschrotetes Getreide" aussehen. Dauert die Dickdarmpassage zu lange, können es harte kleine Bällchen sein, die Hasenkötteln ähneln. Für Menschen mit Verstopfung ist ein ausgewogenes Verhältnis zwischen beiden Ballaststoffarten im Allgemeinen ideal – einige unlösliche Fasern, die, weil sie sperrig sind, den trägen Dickdarm dazu stimulieren, immer ein bisschen in Bewegung zu bleiben und einige lösliche, die den Stuhl feucht und geformt halten, sodass er leicht ausgeschieden werden kann, wenn er schließlich die „Ziellinie" erreicht hat.

- **Auswirkung auf die Passagezeit im Verdauungstrakt:** Hauptsächlich infolge ihrer Sperrigkeit und der Unfähigkeit, Feuchtigkeit zu halten, beschleunigen unlösliche Fasern die Passagezeit des Speisebreis und der Abfallstoffe im Darm und sind daher für Menschen mit einer Verstopfung aufgrund von Darmträgheit besonders hilfreich. Im Gegensatz dazu verlangsamen die dickflüssigen, klebrigen, viskösen Eigenschaften von löslichen Fasern die Passagezeit im Darm und nützen daher insbesondere Menschen, die an Durchfällen, zu häufigem Stuhlgang oder Stuhldrang leiden. Sie können etwas von dem zusätzlichen Wasser aufnehmen, das sonst den Stuhl zu weich machen würde, sie verbessern seine Konsistenz und setzen den zahlreichen Toilettengänge ein Ende, da Sie nun mehr Stuhl auf einmal ausscheiden können.
- **Fermentierbarkeit (Gasbildungspotenzial):** Manche Ballaststoffarten, die auch als FODMAP-reich bezeichnet werden, werden von den Bakterien in Ihrem Dickdarm leicht vergoren, wodurch mit höherer Wahrscheinlichkeit große Mengen Gas gebildet werden. Andere, als FODMAP-arm bezeichnete Arten kann die Dickdarmflora nicht so leicht vergären und daher bilden sie eher keine Mengen Gas. In Kapitel 13 geht es ausführlicher um FODMAPs, merken Sie sich vorläufig einfach nur die Stichwörter FODMAP-reich für „potenziell stärker gasbildend" und FODMAP-arm für „mit geringerer Wahrscheinlichkeit gasbildend".

Welche Ballaststoffarten sind für mich am besten?

Menschen, die keine Verdauungsbeschwerden haben, brauchen sich keine großen Gedanken über die Arten, die Konsistenz und die Menge von Ballaststoffen zu machen, die sie zu sich nehmen, doch wenn Sie dieses Buch lesen, ist die Wahrscheinlichkeit groß, dass Sie sich mit diesen Themen beschäftigen müssen. Ich halte es daher für hilfreich, die Nahrungsmittel mit ihrem unterschiedlichen Ballaststoffgehalt danach zu kategorisieren, ob sie besser oder schlechter löslich und ob sie besser oder schlechter vergärbar sind. So können Sie diejenigen ballaststoffreichen Nahrungsmittel ermitteln, die von der Verdauung her am ehesten zu Ihnen passen.

Die individuelle Verträglichkeit variiert zwar, doch was die Auswahl des Ballaststoffs und die Blähbeschwerden betrifft, gibt es zwei Faustregeln:

- Neigen Sie zu irgendwie gearteten Blähbeschwerden, sind die pflanzlichen Nahrungsmittel, die allgemein **am besten** vertragen werden, solche mit vielen löslichen Ballaststoffen und einem geringen FODMAP-Anteil.

  Das sind die ballaststoffreichen Nahrungsmittel, die den Verdauungstrakt hinsichtlich der Magendehnung, der Dickdarmmotilität und des Gasbildungspotenzials am wenigsten reizen. Beispiele von Nahrungsmitteln, die diese Kriterien erfüllen, finden Sie im linken unteren Quadranten der folgenden Tabelle 11.1

- Wenn Sie zu irgendwie gearteten Blähbeschwerden neigen, sind die pflanzlichen Nahrungsmittel, die allgemein **am wenigsten** vertragen werden, solche mit vielen unlöslichen Ballaststoffen und einem hohen FODMAP-Anteil.

  Menschen mit diesen Blähbeschwerden, die meist vom Magen ausgehen, können Nahrungsmittel aus dieser Kategorie zwar oft essen, ohne Beschwerden zu bekommen, solange sie sie in veränderter Konsistenz als Suppe, Smoothie oder Brotaufstrich zu sich nehmen, doch Tatsache bleibt, dass der Verzehr dieser Nahrungsmittel in ihrer ursprünglichen, unveränderten Form für diese Menschen problematisch ist. Beispiele von Nahrungsmitteln, die diese Kriterien erfüllen, finden Sie im rechten oberen Quadranten der Tabelle 11.1.

Was die Nahrungsmittel betrifft, die zu den anderen Kategorien gehören, so hängt es wohl mehr von der Art Ihrer Blähbeschwerden ab, ob und wie Sie sie vertragen.

Wenn Ihre Blähbeschwerden vom Magen herkommen

Ob Ihre Blähbeschwerden von einer Gastroparese (GP), einer Dyssynergie im Bereich von Abdomen und Zwerchfell (APD), einer Verdauungsstörung oder einer funktionellen Dyspepsie (FD) kommen, die Konsistenz und die Form der ballaststoffreichen Nahrungsmittel, für die Sie sich entscheiden, spielen eventuell eine größere Rolle, als die Frage, ob die

Tabelle 11.1: Eigenschaften üblicher Nahrungsmittel mit hohem Ballaststoffgehalt

	Reich an löslichen Ballaststoffen	Reich an unlöslichen Ballaststoffen
mit höherem FODMAP-Anteil	Äpfel (geschält), Apfelmus Aprikosen Avocados Rüben (Rote Bete) Birnen Blumenkohlröschen Brokkoliröschen Gerstengraupen Mangos Nektarinen Pfirsiche Pflaumen Pilze Yambohne (Jicama) Wassermelone Zwiebeln	Artischocken Bohnen (schwarze, weiße, Pinto-bohnen) Brombeeren Edamame (gekochte Sojabohnen) Erbsen Granatapfelkerne Grünkohl Kichererbsen Kirschen Kohl, Weißkohl Linsen Sellerie Weizenkleie
mit geringerem FODMAP-Anteil	Cantaloupemelone Chiasamen Clementinen grüne Bohnen (Schnittbohnen) Gurken (geschält) Haferflocken, Haferkleie, Hafer-mehl Honigmelone Karotten Kiwis Winterkürbis (Eichelkürbis, auch Bischofsmütze genannt, Kabocha) die großen Kürbisse gelber Kürbis (verwandt mit Zucchini) Mandarinen Orangen Papayas Quinoa Süßkartoffel (geschält) Zucchini	Ananas Bohnensprossen Erdbeeren Erdnüsse Fenchel Heidelbeeren Kürbiskerne Leinsamen (2 Teelöffel höchstens) Maiskolben/Maiskörner Pak Choy (chinesischer Blätter-kohl) Paprikaschoten Popcorn Salat (alle Sorten) Trauben Rucola Sesamsamen Spinat Sonnenblumenkerne

Ballaststoffe löslich oder unlöslich sind oder einen hohen oder geringen FODMAP-Anteil haben. Da unlösliche ballaststoffreiche Nahrungsmittel von der Konsistenz tendenziell sehr massig und hart sind – denken Sie an die grobe Struktur etwa von grünem Blattgemüse, der Schale von Obst und von Gemüse, Samen/Körnern und Kleie – verursachen sie in ihrer ursprünglichen, nicht veränderten Form häufig Blähbeschwerden, es sei denn, sie wurden entsaftet, geschält und gekocht, zu Suppen püriert oder zu feinem Mehl gemahlen. Ein Grünkohlsalat mit Apfelscheiben wäre ein Albtraum, aber eine kleines Glas Grünkohl-Smoothie mit Apfelsaft sollte in Ordnung sein.

Nahrungsmittel, die mehr lösliche Ballaststoffe enthalten, dürften weniger Blähungen verursachen, selbst in vergleichsweise wenig veränderter Form, denn sie sind im Allgemeinen weicher, feuchter und passieren den Magen schneller. Nahrungsmittel mit vielen löslichen Ballaststoffen sind gekochte Getreide und das Fruchtfleisch von Obst (geschält und entkernt) oder Wurzelgemüse wie Rüben und Karotten. In Kapitel 12 gibt es Beispiele, wie Sie Nahrungsmittel aus beiden Kategorien in passender Konsistenz genießen können. Der FODMAP-Gehalt eines Nahrungsmittels sollte keine große Rolle spielen, wenn Ihre Blähbeschwerden vom Magen kommen – es sei denn, sie neigen auch zu Verstopfung und dem Abgang von Winden durch Probleme, die im Darm liegen. FODMAPs verursachen keine Gasbildung im Magen, da es dort keine Bakterien gibt. Daher können sogar Nahrungsmittel mit einem höheren FODMAP-Anteil, wenn sie von der Konsistenz her passen, wie Brotaufstriche aus Bohnen und pürierte Blumenkohlsuppe, perfekt für Sie geeignet sein.

Kommen Ihre Blähbeschwerden daher, dass Sie ein bestimmtes FODMAP-reicheres Kohlenhydrat in Bohnen oder bestimmten Gemüsen nicht vertragen, dann sind die Ballaststoffquellen mit geringeren FODMAP-Anteilen im Allgemeinen für Sie am angenehmsten; diese finden Sie in Tabelle 11.1. In Kapitel 13 gibt es längere Listen von Nahrungsmitteln, die über die Zucker hinaus einen höheren Anteil an FODMAP-Kohlenhydraten haben, sodass Sie sich auf die obige Basisliste der sicheren ballaststoffreichen Nahrungsmittel sowie zusätzliche, auf Ihre spezielle Unverträglichkeit zugeschnittene Alternativen stützen können.

Wenn Ihre Blähbeschwerden vom Darm herkommen

Hier müssen Sie vorsichtiger mit dem FODMAP-Gehalt Ihrer Ballaststoffquellen sein, denn Nahrungsmittel mit einem höheren FODMAP-Anteil tragen zu einer gesteigerten Gasbildung im Darm bei. Solche Ballaststoffquellen sind für SIBO-Patienten fast immer ein Problem und können bei Menschen mit einer Verstopfung, deren Stuhl sich in großen Mengen im Darm staut, ziemlich unangenehm sein. Doch alle FODMAP-armen Ballaststoffquellen – ob sie vorwiegend löslich oder unlöslich sind – werden von den meisten Menschen mit einer SIBO gut vertragen.

Wenn Sie eine Verstopfung haben und sich sehr viel Stuhl in Ihrem Darm staut, kann das Gas, das durch FODMAP-reiche Nahrungsmittel entsteht, hinter der durch den Stuhl gebildeten Engstelle eingeschlossen werden und eine Menge Schmerzen und Blähbeschwerden verursachen. (Sobald Sie die Dinge wieder besser in Gang bekommen und sich der Stuhlrückstau verringert, vertragen Sie FODMAP-reichere Ballaststoffquellen eventuell wieder besser.) Wird Ihre Verstopfung durch ein Reizdarmsyndrom (RDS) oder durch eine langsame Dickdarmpassage verursacht, werden vielleicht alle Arten von FODMAP-armen Ballaststoffen gut vertragen – sowohl solche, die vorwiegend löslich sind, als auch unlösliche. Ist Ihre Verstopfung die Folge einer Funktionsstörung des Beckenbodens, sollten Sie die Zufuhr von unlöslichen Ballaststoffen einschränken und sich an kleinere Mengen von FODMAP-armen, löslichen Ballaststoffen halten, bis Ihre Beschwerden erfolgreich behandelt wurden. Da die an der Defäkation beteiligten Muskeln den Stuhl faktisch nicht ausscheiden können, kommt es durch das Anhäufen weiterer großer Mengen an Ballaststoffen zu noch mehr Rückstau. Ist ein großer Teil davon unlöslich, kann der Stuhl während der Verzögerung stark austrocknen, sodass es dadurch potenziell zu einem Darmverschluss (Blockierung) kommt.

Werden Ihre Blähbeschwerden durch eine Resorptionsstörung von Laktose, Fruktose oder Zuckeralkoholen verursacht, sollten lösliche und unlösliche Ballaststoffe gleichermaßen gut vertragen werden, solange sie nicht genau den Zucker enthalten, auf den Sie reagieren! In den Tabellen in Kapitel 9 finden Sie die jeweiligen Nahrungsmittel, die Sie meiden müssen, wenn Sie eine Fruktose- oder Zuckeralkohol-Intoleranz haben. Alles, was in diesen Listen nicht enthalten ist, sollte problemlos in Ihren

Speiseplan aufgenommen werden können. In ballaststoffreichen Nahrungsmitteln ist keine Laktose enthalten.

Ballaststoffhaltige Nahrungsergänzungen

Solche Ergänzungsmittel werden im Allgemeinen zur Behandlung von unregelmäßigen oder problematischen Stuhlgewohnheiten eingesetzt, wenn eine Ernährungsumstellung allein nicht ausreicht. Nahrungsergänzungen, die lösliche Ballaststoffe enthalten, eignen sich am besten dazu, um einen „schnellen Darm", der zu Durchfällen neigt, zu „entschleunigen" oder um Menschen zu helfen, die zwar regelmäßig Stuhlgang, aber das Gefühl haben, dass sie sich nicht „vollständig entleeren" können. Ergänzungsmittel mit unlöslichen Ballaststoffen und solche mit Flohsamenschalen (die eine Mischung aus beiden Ballaststoffarten sind) eignen sich am besten zur Beschleunigung eines trägen Darms, der zur Verstopfung neigt. Beispiele aller dieser verschiedenen Arten von ballaststoffhaltigen Nahrungsergänzungen werden in Kapitel 14 beschrieben.

Wenn Sie zusätzlich zu Ihren Stuhlproblemen noch zu Blähbeschwerden neigen, sollten Sie bei der Auswahl einer ballaststoffhaltigen Nahrungsergänzung wohlüberlegt vorgehen. Solche Ergänzungsmittel können einem Blähbauch sehr helfen oder ihn sehr verschlimmern, je nachdem, um welche Art von Blähbeschwerden es sich handelt und welches Ergänzungsmittel Sie in Betracht ziehen. Ballaststoffe verlangsamen die Entleerung des Magens, daher sind sie für Menschen, deren Blähbeschwerden vom Magen kommen – insbesondere bei einer Gastroparese, einer Dyssynergie im Bereich von Abdomen und Zwerchfell (durch die Ernährung) und einer funktionellen Dyspepsie (FD) – typischerweise nicht gut geeignet. Ballaststoffhaltige Nahrungsergänzungen verursachen jedoch selten saure Magenblähungen, wenn Sie also periodisch zu Verdauungsstörungen neigen, aber auch unter Stuhlproblemen leiden, kann eine solche Nahrungsergänzung eine hilfreiche Ergänzung Ihrer Behandlung sein.

Kommen Ihre Blähbeschwerden vom Darm, hängt die Verträglichkeit der ballaststoffhaltigen Nahrungsergänzung davon ab, welche Art von Blähbeschwerden Sie haben.

- Menschen, deren Verstopfung durch eine Funktionsstörung des Beckenbodens verursacht wird, sollten einen Arzt aufsuchen, bevor sie eine ballaststoffhaltige Nahrungsergänzung nehmen. Funktioniert Ihre Muskelkoordination nicht richtig, sodass der Stuhl nicht entleert werden kann, dann können die Blähbeschwerden durch die Überlastung des Systems mit zusätzlichen Ballaststoffen tatsächlich schlechter statt besser werden. Hat die Funktionsstörung Ihres Beckenbodens jedoch mit übermäßig schwachen Muskeln, einer sogenannten Rektozele (s. Kapitel 7) zu tun, könnte ein Ergänzungsmittel mit löslichen Ballaststoffen dazu beitragen, dass der Stuhl mehr Volumen bekommt und Sie ihn leichter ausscheiden können.

- Manche Menschen mit einem RDS oder einer Verstopfung aufgrund einer langsamen Darmpassage mögen ein ballaststoffhaltiges Ergänzungsmittel vertragen, doch ich empfehle es im Allgemeinen nicht als erste Maßnahme. Meine Patienten, die wirklich einen ordentlichen Stuhlrückstau im Darm haben und es mit einem solchen Ergänzungsmittel versuchen, beschreiben das so, als hätten sie „einen Ziegelstein verschluckt", denn sie haben das Gefühl, als bleibe es hinter dem Stuhlrückstau stecken. Meine Patienten mit einer leichten opioidbedingten Verstopfung (durch Schmerzmittel ausgelöste Verstopfung; Anm. d. Übers.) scheinen jedoch mit den ballaststoffhaltigen Ergänzungsmitteln zusätzlich zu den in den Kapiteln 7 und 14 beschriebenen frei verkäuflichen Abführmitteln ziemlich gut zurechtzukommen. Doch in schweren Fällen einer opioidbedingten Verstopfung würde ich auf diese Ergänzungsmittel verzichten; sie können zu Stühlen führen, die tatsächlich die reinsten Ziegelsteine sind.

- Haben Sie Durchfälle aufgrund einer SIBO, kann ein Ergänzungsmittel mit löslichen Ballaststoffen manchmal zu einem besser geformten Stuhl und zum Nachlassen des Stuhldrangs sowie der häufigen Toilettengänge führen, ohne dass die Blähbeschwerden schlimmer werden. Ballaststoffe mit einem geringeren FODMAP-Gehalt (Ihr Arzt oder Apotheker kann Sie bezüglich der entsprechenden Produkte beraten; Anm. d. Übers.) werden besser vertragen als die stärker fermentierbaren, die als Präbiotika auf dem Markt sind. Beispiele solcher Präbiotika finden Sie auf Seite 340. Ich würde auch alle ballaststoffhaltigen Nahrungsergänzungen meiden, die Probiotika enthalten; Sie verfügen schon über genügend Bakterien, da brauchen Sie nicht noch mehr.

- Ballaststoffhaltige Nahrungsergänzungen helfen wahrscheinlich nicht, wenn Ihre Blähbeschwerden oder Stuhlunregelmäßigkeiten durch andere Arten von Resorptionsstörungen verursacht werden, etwa durch eine Laktoseintoleranz, eine Fruktoseintoleranz, eine Zöliakie oder eine schwere Pankreasinsuffizienz. Ist Ihre Zöliakie gut unter Kontrolle, und Sie würden gerne eine ballaststoffhaltige Nahrungsergänzung wegen Verdauungsproblemen nehmen, die nichts mit der Zöliakie zu tun haben – etwa einer Verstopfung oder Durchfällen durch ein Reizdarmsyndrom (RDS) – sollten Sie sie ebenso gut vertagen wie jeder andere auch. Stellen Sie lediglich sicher, dass es sich um ein glutenfreies Präparat handelt; Beispiele gibt es in Kapitel 14.

KAPITEL 12

Die Sanfte Ernährung für den Gastrointestinaltrakt (GI-Ernährung)

Die Konsistenz Ihrer Ernährung zu verändern kann die vom Magen kommenden Blähbeschwerden und Bauchschmerzen bessern, die typischerweise unmittelbar nach dem Essen auftreten. Ist sie weicher, kann sie den Magen schneller passieren, er leert sich also rascher und das bedeutet, dass nicht über eine zu lange Zeit Magensäure ausgeschüttet wird. Speisen von weicherer Konsistenz verringern auch die Magendehnung nach dem Essen, die den Dickdarm anregt und bei Menschen mit Blähbeschwerden durch einen Rückstau von Stuhl manchmal zu Krämpfen im Unterbauch führen kann (Kapitel 7).

Die Sanfte Ernährung für den Gastrointestinaltrakt, kurz Sanfte GI-Ernährung, besteht aus feuchter, weicher Kost und Flüssigkeiten. Sie kann ballaststoffreich oder ballaststoffarm sein oder irgendwo dazwischen liegen, je nachdem, was Sie brauchen und vertragen. Die meisten Ballaststoffe sollten allerdings von reifem Obst ohne Schale, weich gekochtem Gemüse und Getreide von weicherer Konsistenz stammen. Solche Nahrungsmittel verlassen den Magen verhältnismäßig schneller, da Schalen, Kleie und Stücke mit großen, grob strukturierten Partikeln fehlen, deren Abbau lange dauern kann. Nahrungsmittel mit großem Ballaststoffanteil wie grünes Blattgemüse, Kohl, Krautsalate, faseriges Obst oder Obst mit viel Schale oder Kernen, Bohnen, Nüsse und Kerne sollten gemieden werden, wenn sie nicht sehr gut püriert sind. Viele Menschen, die sich langfristig so ernähren, halten die Anschaffung eines leistungs- ken Mixers für eine lohnende Investition.

Wer sich nach der Sanften GI-Ernährung richtet, sollte sich normalerweise mit Fett zurückhalten, das heißt, Gebratenes und Frittiertes, gehaltvolle Soßen mit Butter, Speck oder Sahne sowie fettere Fleischsorten wie Hackfleisch vom Lamm, Schweinerippe oder Rinderhochrippe und Ente sollten gemieden werden. Denn Fett verlangsamt die Magenentleerung und kann die Art der Blähbeschwerden, die in Kapitel 3 als „nahrungsbedingte Zwillingsbabys" beschrieben wurden, oder die unangenehme Magendehnung durch eine funktionelle Dyspepsie (Kapitel 5) verlängern. Da fettreiche Kost auch einen Reflux auslösen kann, ist sie für Menschen, die zu sauren Magenblähungen neigen (Kapitel 4), ein Albtraum.

Obst

Obst passt immer zu einer Sanften GI-Ernährung und durch den regelmäßigen Verzehr sollte der Stuhlgang auch ohne große Mengen an groben Nahrungsbestandteilen reibungslos funktionieren. Der Trick besteht darin, dass man Obst wählt, das sich aufgrund seiner Konsistenz im Magen rasch verflüssigt, und man nicht zu lange darauf warten muss, bis die Magensäure wirkt.

Die Portionsgrößen von Obst sind bei der Sanften GI-Ernährung ein wichtiger Aspekt. Die weiche Konsistenz der Wassermelone ist zum Beispiel perfekt, doch wenn meine Patienten es bei den Portionen übertreiben, kommt es nach dem Essen zu Blähbeschwerden. Bei Smoothies ist das Problem ähnlich; ihre flüssige Konsistenz ist bei der Sanften GI-Ernährung ideal, doch man kann leicht sehr große Mengen sehr schnell auf einmal trinken, was zu einem deutlich aufgeblähten Bauch führt. Smoothies werden von Einzelhandelsketten (in den USA) üblicherweise in Mengen zwischen etwa einem halben und einem Liter verkauft, das ist eine ganze Menge sämige Flüssigkeit, die innerhalb von Minuten weg sein kann, wenn Sie nicht darauf achten. Wählen Sie kleinere Mengen von etwa einem viertel bis zu einem halben Liter und trinken Sie sie in kleinen Schlucken im Laufe einer Stunde.

Wenn Sie auch unter Reflux leiden, könnte Ihnen Obst mit einem höheren Säuregehalt zu schaffen machen, obwohl es den Reflux selbst nicht unbedingt verschlimmert. Ist Ihr Reflux gut unter Kontrolle, haben Sie mit saurerem Obst eventuell überhaupt kein Problem.

Statt dieser Obstsorten von fester Konsistenz ...	Versuchen Sie es mit diesen Alternativen von weicherer Konsistenz
Obst mit vielen Schalen, dicken Schalen, fasrigen Häuten oder großen Mengen von Kernen, zum Beispiel:	**weiches, reifes Obst ohne oder mit sehr dünner Schale ohne Kerne, zum Beispiel:**
Äpfel Beerenfrüchte* Kirschen Grapefruit oder Pampelmusen* Trauben Ananas* Passionsfrucht* Kaki Granatapfelkerne	Aprikosen (jeweils 2 auf einmal) Bananen Clementinen (jeweils 2 auf einmal) weiche, reife Birnen (jeweils nur 1) weiche, reife Melonen: Cantaloupe, Honigmelone und Wassermelone (1 bis zu 2 Tassen geschnittene Melonen auf einmal) Papayas (jeweils 1 bis 2 Tassen auf einmal) weiche Pfirsiche, Pflaumen und Nektarinen (jeweils nur 1 mittelgroße Frucht) reife Mangos, jeweils nur 1 mittelgroße Frucht Ananas in Dosen und anderes Dosenobst
Trockenobst von fester, ledriger Konsistenz, zum Beispiel:	**püriertes Obst, zum Beispiel:**
Rosinen Datteln Pflaumen getrocknete Aprikosen getrocknete Mangos getrocknete Feigen	Fruchtpüree für Kinder Pflaumensaft oder Birnennektar Obst-Smoothies mit einigen Früchten aus der linken Spalte, sehr gut püriert und langsam im Laufe einer Stunde getrunken Fruchteis am Stiel mit 100% reinen Früchten oder mit Früchten und Joghurt
	gekochtes Obst, zum Beispiel:
	Apfelmus Bratäpfel (ohne Schale) Kompott aus fein geschnittenem Trockenobst Cranberrysoße

Die Nahrungsmittel in der obigen Tabelle, die – auch in veränderter Konsistenz – für Menschen mit einem Reflux eventuell nicht geeignet sind, sind mit * gekennzeichnet.

Gemüse

Damit Sie bei einer Sanften GI-Ernährung nicht oder nicht zu viel zunehmen oder eine arge Verstopfung bekommen, nehmen Sie am besten solche Gemüsesorten regelmäßig in Ihren Speiseplan auf, die von der Konsistenz her unproblematisch sind. Leider gehören rohes Gemüse im

Allgemeinen und Salate im Besonderen bei Menschen, deren Blähbeschwerden vom Magen kommen, zu den stärksten Auslösern. Manche Menschen können Salate in der Größe einer kleinen Vorspeise ohne Probleme vertragen, insbesondere, wenn sie mit den weicheren jungen Salatblättern zubereitet sind und nicht mit den festen Romana-Salatherzen und Eisbergsalat. Leiden Sie an einer sauren Magenblähung (Kapitel 4), werden kleine Salatportionen am besten gegen Ende der Mahlzeit vertragen als zu Beginn. Dennoch werden Sie nicht umhinkommen, ein wenig über den Rand Ihrer Küchenspüle der hinauszublicken, damit es mit dem Gemüse klappt. Gegen Ende dieses Kapitels gibt es einige Rezepte.

Bestimmte Gemüsesorten haben einen natürlichen Gehalt an Nitriten, die bei empfindlichen Menschen, insbesondere roh oder als Saft, einen Reflux verursachen können. Manche stark säurehaltigen Sorten wie Tomaten können bei diesen Menschen die Reflux-Symptome verschlimmern. In der nachfolgenden Tabelle werden solche Gemüse mit * gekennzeichnet. Da sie äußerst nährstoffreich sind, empfehle ich, sie nur dann zu meiden, wenn sie tatsächlich bei Ihnen Reflux-Symptome hervorrufen.

Statt dieser Gemüsesorten von fester Konsistenz ...	Versuchen Sie es mit diesen Alternativen von weicherer Konsistenz
rohe Salate, speziell in Vorspeisengröße: Eisbergsalat Romanasalat roher Spinat roher Grünkohl Kohlsorten, einschließlich: Krautsalat (in unterschiedlicher Zubereitung) Sauerkraut	Salat mit gebratenen Roten Beten und Ziegenkäse Avocadosalat mit ganz wenig rohem Blattgemüse nach asiatischer Art eingelegter Gurkensalat* mit Gurken ohne Schale und ohne Kerne grüne Säfte, Tomatensaft* oder andere Gemüse- säfte (rote Bete-* oder Selleriesaft* können wegen ihres hohen Nitritgehaltes zu Reflux führen) Gazpacho* Salate mit jungem Salat in der Größe einer kleinen Vorspeise, wenn er vertragen wird (sehr gut kauen)
rohe Gemüsesticks/Gemüserohkost (z.B. zum Dippen für Hummus oder andere Soßen oder Dips) wie Selleriesticks* rohe Baby-Karotten rohe Paprika-Stücke rohe Brokkoli- oder Blumenkohlröschen	**gedünstete, blanchierte oder gekochte Gemüse** **zum Dippen;** auf jeweils nur 1 Portionstasse beschränken: gedünstete Baby-Karotten weich gedünstete Brokkoli- oder Blumenkohlröschen gebratene, geschälte roten Paprika aus dem Glas

Statt dieser Gemüsesorten von fester Konsistenz ...	Versuchen Sie es mit diesen Alternativen von weicherer Konsistenz
gekochtes Gemüse, das seine dicke, holzige, fasrige oder zähe Konsistenz behält, zum Beispiel: Wildbrokkoli/Rübstiel gekochter Grünkohl und Blattkohl gedünstete, gebratene oder sautierte ganze Spargelstangen gebratene Pastinaken Zuckerschoten oder Zuckererbsen gedünstete Artischocken gekochte Aubergine (mit Schale und Kernen) Rosenkohl Kohl	**weiches, gekochtes Gemüse** (setzen Sie sich ½ bis 1 Portionstasse auf einmal zum Ziel): gehackter, gedünsteter oder gekochter Spinat* gekochte grüne Bohnen gekochter Winterkürbis (Eichelkürbis, auch Bischofsmütze genannt, Butternuss, Kabocha) und die großen Kürbisse gekochte Karotten gekochter Sommerkürbis Zucchini, gelber Kürbis [verwandt mit Zucchini], vorzugsweise ohne Kerne spiralig geschälte Gemüsenudeln gekochte Aubergine, ohne Schale gekochte Spargelspitzen gebratene oder gekochte Rote Bete* weich gedünstete/gebratene Blumenkohlröschen, Blumenkohl-„Reis" oder pürierter Blumenkohl weich gedünstete/gekochte Brokkoliröschen Artischockenherzen aus dem Glas weich sautierte Paprikaschoten, Pilze und Zwiebeln* Gemüsesuppen (setzen Sie sich eine Portion von etwa 350 bis 450 ml auf einmal zum Ziel)

Getreide

Bei einer Sanften GI-Ernährung fahren Sie wahrscheinlich am besten, wenn Sie raffiniertes Getreide mit Vollkornprodukten kombinieren, die etwas verarbeitet wurden, das heißt, deren Ballaststoffe zu einer wie Mehl feinen Teilchengröße vermahlen wurde – denken Sie an weiches Vollkorn-Sandwichbrot, Kräcker, Getreidechips und Waffeln. Denken Sie zum Beispiel an den Unterschied in der Konsistenz von gekochter, grob zerkleinerter Hafergrütze und Haferring-Frühstücksflocken, die beide aus Vollkornhafer hergestellt sind. Beide sind zwar Vollkornprodukte, doch die zähe Konsistenz und grobe Kleie der Hafergrütze brauchen länger, um den Magen wieder zu verlassen, als das fein gemahlene Hafervollkornmehl, das für Haferring-Frühstücksflocken verwendet wurde.

Sie sollten auch bedenken, dass der Anteil von Ballaststoffen in verschiedenen Vollkorngetreiden unterschiedlich ist. Obwohl beide Vollkorngetreide sind, enthält Naturreis wesentlich weniger Ballaststoffe als

Statt dieser Getreideprodukte von fester Konsistenz …	Versuchen Sie es mit diesen Alternativen von weicherer Konsistenz
ballaststoffreiche (>5g pro Portion) Frühstücksflocken, unter anderem: verschiedene Weizenfrühstücksflocken geröstete Frühstücksflocken/ Kleieflocken (bran flakes), einschließlich der mit Rosinen (Raisin Bran) Knusperstreusel (grape nuts) „Ballaststoffwunder" aus Weizenkleie und Vollkornweizen Knuspermüsli und normales Müsli (Granola Müsli und Müsli)	**Frühstücksflocken von feiner Konsistenz, mit mittlerem Ballaststoffgehalt (3–4 g pro Portion),** die etwas Vollkorngetreide enthalten, unter anderem: Wheaties, Haferkleieflocken, Haferring-Frühstücksflocken (Cheerios) und andere Sorten mit mittlerem Ballaststoffgehalt (Packungsangaben studieren) **Frühstücksflocken mit geringem Ballaststoffgehalt (1–2 g pro Portion), unter anderem:** Reis Krispies, Corn Flakes und andere entsprechende Sorten (Packungsangaben studieren) Anmerkung: Die obengenannten Frühstücksflocken mit einem geringem Ballaststoffgehalt können durch ihre leichte Verdaulichkeit bei Menschen mit einer normalen Magenentleerungsdauer zu einem hohen Blutzucker-spiegel führen. Von daher sind sie für Menschen mit einem Prädiabetes (zu hohe Blutzuckerwerte, aber noch kein Diabetes; Anm. d. Übers.) oder einem Diabetes Typ 2 vielleicht nicht die beste Wahl.
gekochte Vollkorngetreide von dichter, zäher Konsistenz, zum Beispiel: Haferschrot oder kernige Haferflocken Gerste Weizenkörner Wildreis Hirse Sorghumhirse Vollkornweizennudeln **Nudelgerichte mit hohem Fettgehalt,** zum Beispiel: Instant Ramen Nudeln Lo mein Nudeln zum Mitnehmen	**gekochte Vollkorngetreide mit geringem Ballaststoffgehalt und raffinierte Getreide** (bis zu 1 Tasse auf einmal): Schnellkochhaferflocken oder Instant-Haferschrot gekochte Getreide: Grieß, Reisbrei oder Buchweizenbrei Couscous (normal oder Vollkorn) Naturreis weißer Reis (einschließlich Safran- oder Kurkumareis, gelber Reis) Polenta oder Maisgrütze Quinoa Teigwaren aus Hartweizengries Sobanudeln Reisnudeln Ofenkartoffel, ohne Schale oder Ofensüßkartoffel
Brot mit vielen Körnern oder „rustikales" Brot mit dicker Kruste dunkle Vollkorn-Kastenbrote nach europäischer Art, von dichter Konsistenz und Körnerbrote Körner-Kräcker oder -Kräcker von dichter Konsistenz	**weiches Vollkornweizen Sandwichbrot** mit 2 g oder weniger Ballaststoffen pro Scheibe (jeweils nur 2 Scheiben auf einmal) **Brote aus raffinierten Getreiden,** unter anderem: Weißbrot Sauerteigbrot Roggenbrot Bagels (von großen nach New Yorker Art nur ½ auf einmal) Vollkorn-Kräcker aus Vollkornmehlen mit bis zu 3 Gramm Ballaststoffen pro Portion, zum Beispiel:

Statt dieser Getreideprodukte von fester Konsistenz ...	Versuchen Sie es mit diesen Alternativen von weicherer Konsistenz
dichte, rustikale Knäckebrote nach skandinavischer Art, zum Beispiel Wasa	dünnes Knäckebrot Kräcker mit eingebackenem gebratenem Gemüse Wasa Crisp'n light Knäckebrot Naturreis-Waffeln (glutenfrei) Blumenbrot-Knäcke (Le Pain des Fleur, glutenfrei, in Biomärkten) **Kräcker und Chips aus raffiniertem Getreide,** unter anderem: Pita Chips Chips aus gepopptem Getreide oder Reiswaffeln Brezel Kräcker mit Backpulver (Soda Crackers), Kräcker mit Wasser, Reiskräcker, runde Butterkräcker , Käsekräcker, Salzgebäck dünne Nusskräcker

Gerste. Daher wird er wahrscheinlich von Menschen besser vertragen, deren Blähbeschwerden vom Magen kommen.

Wenn Sie ein wenig mit beidem, Vollkorngetreide und raffiniertem Getreide, experimentieren, kommt dabei am Ende die Ernährung heraus, die für Sie am gesündesten ist, weil Sie sie problemlos vertragen. Dasselbe gilt auch für die stofflichen Eigenschaften der Nahrungsmittel selbst; machen Sie sich Gedanken darüber, wie die Konsistenz aussieht und sich anfühlt, wenn ein Nahrungsmittel gekocht und gut gekaut ist. Wenn ein kleines Kind es leicht schlucken könnte, sind Sie auf dem richtigen Weg.

Proteine und Milchprodukte

Proteinhaltige Nahrungsmittel, speziell tierische, enthalten von Natur aus keine Ballaststoffe, können also im Magen leicht verflüssigt werden und ihn problemlos passieren. Daher werden sie von Menschen mit verschiedenen Blähbeschwerden, die vom Magen kommen, normalerweise gut vertragen. Die erwähnenswerten Ausnahmen sind Fleisch mit sehr hohem Fettgehalt und zähflüssige Käsespeisen, die aus diesem Grund sehr lange brauchen können, bis sie den Magen verlassen. Dasselbe gilt für magere, sogenannte Lean-Proteine wie Huhn, Fisch und Shrimps, die im Backteig

Statt dieser Proteine und Milchprodukte, die nur langsam verdaut werden ...	Versuchen Sie es mit diesen Alternativen
Fleisch mit hohem Fettgehalt, zum Beispiel: fette Steaks oder feste Scheiben (ein sehr flach geschnittenes und grobfaseriges Steak aus dem inneren schrägen Bauchmuskel aus dem unteren Rippenbereich, Porterhouse-Steak, Kronfleisch-Steak, New York Strip Steak aus der Lendengegend, T-Bone Steak, Rib eye-Steak aus der Hochrippe) Rippchen (Spareribs vom Schwein, Rippchen für Barbecue) Schinkenspeck Lamm (insbesondere als Hackbraten) **gebratene/frittierte proteinhaltige Nahrungsmittel,** zum Beispiel: Brathuhn chinesische Vorspeisen im Teigmantel gebraten/frittiert wie Huhn à la General Tso, Huhn süß-sauer, Sesam-Huhn gebratene/frittierte Shrimps und Tempura-Shrimps gebratener/frittierter Fisch oder Fisch und Chips fetter Aufschnitt, z. B. von der Salami, Pastrami (geräucherter, scharf gewürzter Rinderschinken), Corned Beef	**magere, feuchtigkeitshaltige Proteine,** zum Beispiel: Fisch (gebacken, gekocht, gedünstet, gegrillt) magerer Aufschnitt: Pute, Puten-Pastrami, Huhn, Schinken, Roastbeef Lachsschinken (von der Schweinelende) oder Putenschinken sehr mageres Steak, z. B. Lendensteak Eier, Eischnee, Eierflöckchensuppe Frikadellen oder Hackbraten aus Puten-, Hühner- oder Kalbshackfleisch Thunfischsalat, Hühnersalat, Eiersalat mit fettarmer Mayonnaise gebratenes Huhn (z. B. vom Spieß) oder gedämpfte/geschmorte/gebackene/ gegrillte Hühnerschenkel Tofu (sautiert, in der Suppe gekocht)
große Portionen Vollfettkäse wie Aufläufe in chinesischer Soße und Nudelgerichte/ Teigwaren mit Sahnesoßen: selbstgemachte Makkaroni mit Käse Lasagne Käsefondue Auberginen oder Huhn à la Parmigiana (mit Käse und Tomatensoße) Pfannenpizza mit dickem Hefeteigboden/ Pizza mit besonders viel Käse Pasta Alfredo (mit Butter und Käse) oder Carbonarasoße gebratene/frittierte Mozzarella-Sticks	**Milchprodukte von cremiger Konsistenz, fettreduziert oder milchfreie Alternativen:** fettarmer Hüttenkäse teilentrahmter Ricotta fettfreier oder fettarmer griechischer Joghurt fettarmer normaler Joghurt oder Soja-Joghurt **portionierter Vollfettkäse als Zwischenmahlzeit** oder Garnierung (nur etwa 30 Gramm auf einmal) Babybel Feta zum Bestreuen, Ziegenkäse oder Parmesan auf Nudelgerichten/Teigwaren oder weich gekochtem Gemüse eine dünne Scheibe Käse auf einem Sandwich mit magerer Auflage (z. B. Pute oder Schinken) bis zu einem Portionsstück einer normalen Pizza auf einmal

Statt dieser Proteine und Milchprodukte, die nur langsam verdaut werden ...	Versuchen Sie es mit diesen Alternativen
Sahne-Desserts, zum Beispiel: hochwertiges Speiseeis Käsekuchen Milchshakes Milchreis mit Vollmilch	**Desserts mit fettärmeren Milchprodukten oder milchfreie Desserts** (auf ½ bis 1 Tasse pro Portion beschränken) Frozen Joghurt fettarme Eiscreme
ganze Bohnen, Erbsen und Linsen, jeweils mit Schale, zum Beispiel: Kichererbsen Bohnen (schwarze, Kidneybohnen, weiße) Linsen und Linsensuppen Schälerbsensuppe (aus getrockneten und schalenlosen Erbsen) Edamame (gekochte Sojabohnen) Erbsen **ganze Nüsse oder Kerne,** zum Beispiel: Erdnüsse, Mandeln, Cashewkerne, Pistazien, Walnüsse, Pekannüsse, Kürbiskerne, Sonnenblumenkerne, Sesamsamen Snackriegel mit ganzen Nüssen	**pürierte Bohnen und Linsen,** zum Beispiel: Hummus fettfreies Bohnenmus/-püree Erbsenpüree auf britische Art (auf ½ Tasse beschränken; s. Rezept auf S. 222) Bohnenvorspeisen von weicher Konsistenz, zum Beispiel: Gemüseburger von weicher Konsistenz (jeweils nur einen) Tofu Gemüsesuppen mit wenig Bohnenanteil (z. B. Minestrone) **Nussmus/Körner- oder Nussschrot/-Mehl,** zum Beispiel: Erdnussbutter, Mandelbutter, Sonnenblumenkernbutter (auf 2 Esslöffel begrenzen) Tahini (Sesampaste, auf 2 Esslöffel begrenzen) fettarme Erdnussbutter Mandelmehl Snackriegel mit verschiedenen Sorten von Nussbutter

frittiert werden. Fettreiche Nahrungsmittel führen bei empfindlichen Menschen auch eher zu einem Reflux und sollten am besten gemieden werden, insbesondere, wenn eine Gastroparese (Kapitel 3) und saure Magenblähungen (Kapitel 4) vorliegen.

Pflanzliche Proteine wie Nüsse, Kerne und Bohnen enthalten jedoch Ballaststoffe. Daher ist es wichtig, auf die Konsistenz und die Portionsgröße zu achten, damit sie den Magen rasch passieren, ohne dass er sich zu stark dehnt und dadurch Blähungen verursacht werden. Für alle Nahrungsmittel im Allgemeinen und für diese im Besonderen gilt: Langes, gründliches Kauen ist unerlässlich!

Schließlich ist bei Bohnen zu beachten, dass sie ihrem Ruf, Gas zu bilden, alle Ehre machen (denken Sie an das Sprichwort: Jedes Böhnchen macht ein Tönchen), auch wenn sie weich und püriert sind wie im Hummus, dem orientalischen Aufstrich oder Dip. Haben Sie damit keine Probleme, suchen Sie sich aus der folgenden Tabelle die Bohnen mit weicherer Konsistenz heraus und halten Sie sich an diese! Wenn Sie bereits unter erheblicher Gasbildung leiden, sollten Sie Bohnen nicht in Ihren Speiseplan aufnehmen oder ein Alpha-Galaktosidase-Enzym nehmen, um ihre Verdaulichkeit zu verbessern; die Kapitel 9 und 14 befassen sich ausführlicher damit.

Beispiel für einen Tagesplan nach der Sanften GI-Ernährung

Die meisten Nahrungsmittel können in eine Ernährung, die von weicher Konsistenz sein soll, eingegliedert werden und es ist einfach, sich auch ohne Salate gesund zu ernähren. Tatsächlich lässt sich die Sanfte GI-Ernährung an jede bevorzugte Ernährungsweise anpassen. Lesen Sie weiter und lassen Sie sich inspirieren!

	Beispiel für einen vegetarischen Essensplan	Beispiel für einen Essensplan mit Mischkost	Beispiel für einen Essensplan nach Paläo-Art	Beispiel für einen glutenfreien Essensplan
Frühstück	eine Portion einfache Instant-Haferflocken 1 Esslöffel Erdnussbutter, untergemischt 1 kleine Banane Zimt, Ahornsirup nach Geschmack	2 Scheiben Sauerteig-Toast ½ Avocado, zerdrückt 2 geschlagene Eiweiße Salz und Pfeffer	3 kleine Frühstückswürstchen von Huhn oder Pute 1 Tasse Melone oder Papaya in Scheiben ½ Tasse Kokosmilch-Joghurt	Mischen Sie: 180 g fettarmen Kefir, Milch oder Mandelmilch 1 reife Banane 1 Tasse Obst, frisch oder in der Dose oder, falls angeboten, gefroren (Beerenfrüchte, Mango, Pfirsiche, Ananas) 1 Messlöffel Molkeneiweiß-Isolat oder biologisches Reisprotein oder ½ Tasse pasteurisiertes flüssiges Eiweiß

	Beispiel für einen vegetarischen Essensplan	Beispiel für einen Essensplan mit Mischkost	Beispiel für einen Essensplan nach Paläo-Art	Beispiel für einen glutenfreien Essensplan
Mittagessen	1 kleines Gemüse-Burger-brötchen mit Hummus, gerösteten Paprika-schoten aus dem Glas und eine kleine geraspelte Gurke ½ mittelgroße Süßkartoffel in Pommes frites-Form aus dem Ofen als Beilage	1–2 Sushirollen (je 6 Stück) 1 Teller Miso-suppe	120–180 Gramm gegrilltes oder gebratenes Lachsfilet 1 Tasse gekochter Blumenkohl-Reis ½ Tasse Apfelmus als Dessert	2 weiche Hühner-tacos mit einem Klecks Guacamole, Bohnenmus, Salsa von weicher Konsistenz
Abendessen	120 g gebratener Tofu ½ Tasse weißer Reis 1 Tasse gefrorenes Pfannengemüse nach asiatischer Art, gedünstet und nach Geschmack gewürzt	½ Hühnerbrust vom Spieß (120 g) ½ Tasse Kartoffel- oder Süßkartoffel-Püree 1 Tasse weich gedünstete grüne Bohnen	2 Eier, in je einer Avocado-hälfte im Ofen gebraten (15 Min. bei ca. 220 °C), mit Salz, Pfeffer und/oder gehacktem Schnittlauch ½ Tasse Püree vom Kabocha-Kürbis	4–5 große Jakobsmuscheln, in der Pfanne in Butter sautiert ½ Tasse Polenta oder Maisgrütze ½ Tasse gehackten gefrorenen Spinat, sautiert und nach Geschmack gewürzt
Imbiss-Alternativen	fettfreier, -armer griechischer Joghurt oder eine Kokos-Alternative 1 Tasse sämige Karotten-Ingwer- oder Butternusskürbis-Suppe ca. 30 g dunkle Schokolade 2 kleine Kiwis, geschält	2 Clementinen oder Aprikosen 1 teilentrahmter Fadenkäse ½ Tasse Mango-Sorbet oder gefrorenes Fruchteis am Stiel ⅓ Tasse Guacamole und ca. 30 g Pita-Chips	ca. 90 g Thunfisch aus der Dose auf ca. 30 g gebratene Süßkartoffel-Chips Banane mit 1 Esslöffel Mandelbutter 1 kleiner Riegel nach Paläo-Art aus weichem Trockenobst und magere Protein-Snacks gebratene Algenblätter	1 Reiswaffel mit Hummus ca. 60 g Puten-wurst-Scheiben mit ca. 30 g fettreduziertem Schweizerkäse (Emmentaler) ½ Tasse fettarmer Pudding (Reis, Schokolade, Tapioka, Vanille) 1 Tasse Wasser-melonen-Bällchen

Rezepte für die Sanfte GI-Ernährung

Suppen, Smoothies, Omeletts, Putensandwiches und Sushi sind für die Sanfte GI-Ernährung zwar leicht verfügbare Gerichte, man braucht jedoch nicht immer bei den gleichen Grundnahrungsmitteln zu bleiben. Und nur weil Ihre Nahrungsmittel weich sein müssen, heißt das nicht, dass sie auch langweilig sein müssen. Mit ein wenig Anregung finden Sie viele neue Lieblingsgerichte, die Ihnen schmecken und Ihre Blähbeschwerden in Schach halten.

Die folgenden Rezepte verweisen auf die FODMAP-arme Ernährung (s. Kapitel 13), und Gluten sowie Milch und Milchprodukte werden durch gluten- und milchfreie Zutaten ersetzt, sodass Sie sich auf die Mahlzeiten einstellen können, die am besten zu Ihren Essgewohnheiten passen. Bei allen Rezepten wurde auch auf die Menschen Rücksicht genommen, die zu einem sauren Reflux neigen; das heißt, sie sind nicht nur fettarm, sie enthalten auch keinen Knoblauch und sind nicht scharf, kommen mit ganz geringen Mengen an Zwiebeln aus und halten sich bei sauren Zutaten zurück.

Vorbemerkung der Übersetzerin zu den Rezepten:

Die im englischen Sprachraum übliche Mengenbezeichnung „Tasse" entspricht für Flüssigkeiten knapp 236 ml, ist also etwas weniger als ¼ l.

1 Tasse entspricht knapp 250 ml. Das gilt für Flüssigkeiten. Bei Zutaten, die man sonst nach Gramm verwendet, empfehle ich folgenden Trick: Halten Sie eine „Maßtasse" in Ihrer Küche parat, an der Sie die Höhe von knapp 250 ml markieren und sich dann daran orientieren.

Toasts mit Avocado, Koriander und geschlagenem Eiweiß

1 Portion

2 Scheiben feinkrumiges Brot Ihrer Wahl, normal oder glutenfrei
⅓ einer großen Avocado
½ Limette
grobkörniges nicht raffiniertes Salz
3 große Eiweiße oder ⅓ Tasse flüssige Eiweiße (großzügig bemessen)
Olivenöl oder anderes pflanzliches Öl aus der Sprühflasche
Pfeffer aus der Mühle
1 Esslöffel zerkrümelter Fetakäse
1 Esslöffel gehackte Korianderblätter

Knuspriger Toast mit cremiger Avocado, vorsichtig geschlagenem Eiweiß und zerkrümeltem Feta-Käse darüber ergibt ein leichtes, aber sättigendes Frühstück. Es gehört zu meinen persönlichen Favoriten und hält bis zum Mittagessen vor. Ich verwende lieber Eiweiße anstatt ganzer Eier, um das Fett der Avocado auszugleichen, wodurch die Mahlzeit leicht verdaulich wird. Um leichte und fluffige Eiweiße zu bekommen, darf man sie nicht zu lange auf der Herdplatte lassen.

Die Brotscheiben toasten und auf einen Teller legen. Das Avocado-Fruchtfleisch mit dem Löffel aus der Schale holen. Vorsichtig mit einer Gabel zerdrücken und auf den Toastscheiben verteilen. Etwas Limettensaft darüber träufeln. Leicht mit Salz bestreuen.

Die entsprechende Menge Eiweiß in eine kleine Schüssel geben. Eine mittelgroße antihaftbeschichtete Pfanne mit Öl einsprühen und bei mittlerer Temperaturstufe 30 Sekunden lang erwärmen. Eiweiße hineingießen und durch Schwenken der Pfanne gleichmäßig verteilen. Leicht mit Salz und Pfeffer bestreuen und etwa 1 Minute stehenlassen, bis die Eiweiße um den Boden herum weiß werden. Mit einem Gummispatel etwa 15 Sekunden lang verrühren, bis sie durchwegs weiß und fest zu werden beginnen. Die Pfanne vom Herd nehmen, Fetakäse und Koriander darüberstreuen und unterrühren. Die Eiweißmasse auf die Toasts verteilen und servieren.

Frittata (italienisches Omelett) aus Süßkartoffel, Würstchen und Grünkohl

4 Portionen

Hier kommt ein „Einpfannen-Gericht", das sich großartig als Frühstück, Brunch oder sogar als schnelles Abendessen an einem Werktag eignet. Das Rezept enthält fettarme Zutaten wie fettfreien Ricotta-Käse und eine Mischung aus ganzen Eiern und Eiweißen. Achten Sie darauf, dass die Würstchen kalorienreduziert sind und weniger Fettgehalt haben als allgemein üblich, etwa 2,5 bis 3,5 g pro ca. 30 g.

6 große Eier
4 große Eiweiße
½ Tasse Parmesankäse, fein gerieben
2 Esslöffel Basilikum, fein gehackt
¼ Teelöffel grobes nicht raffiniertes Salz
Pfeffer aus der Mühle
2 Esslöffel Olivenöl extra vergine
2 Würstchen, kalorienreduziert, der Länge nach geviertelt und quer in ca. 1 cm große Stücke geschnitten
1 Tasse Süßkartoffel, geschält und grob gerieben (etwa eine Süßkartoffel von ca. 120 g)
1 dicht gepackte Tasse junger Grünkohl, dünn und schräg geschnitten
⅓ Tasse fettfreier Ricotta-Käse

Herd auf 200 °C vorheizen. Eier, Eiweiße, Parmesan, Basilikum, Salz und etwas Pfeffer in einer mittelgroßen Schüssel mischen. Mit einer Gabel verschlagen.

Einen Esslöffel des Öls in einer schweren, beschichteten Pfanne von ca. 25 cm Durchmesser bei oberer Mittelhitze heiß machen. Würstchen zugeben und unter häufigem Rühren etwa 1 bis 2 Minuten sautieren (kurzbraten), bis sie braun zu werden beginnen. Die geriebene Süßkartoffel hinzufügen und etwa 2 Minuten unter häufigem Rühren garen, bis sie weich zu werden beginnt. Dann den Grünkohl unterrühren, bis er zusammenfällt, das dauert etwa 1 Minute. Den restlichen Esslöffel Öl in die Pfanne geben und durch Rühren über den Pfannenboden verteilen. Die Eimischung hinzufügen und unter sanftem Rühren gleichmäßig verteilen. Temperatur auf mittlere Hitze reduzieren. Ricotta mit einem Löffel gleichmäßig über die Eier verteilen. Etwa 2 Minuten garen, bis die Eier beginnen, an der Unterseite fest zu werden.

Die Pfanne in den Ofen schieben und etwa 15 Minuten dort belassen, bis die Frittata aufgegangen und gerade fest geworden ist. Mit einem

Gummi- oder Silikonspatel vom Rand lösen. Auf eine Platte gleiten lassen oder in der Pfanne belassen. In Stücke schneiden und heiß, warm oder bei Zimmertemperatur servieren.

Anmerkung: Die jungen Grünkohlblätter für dünne Streifen (damit sie leicht verdaulich sind) übereinanderlegen und schräg schneiden oder gehackten Grünkohl aus der Tiefkühltruhe nehmen.

Pilze-Tofu-Mischung

4 Portionen

1 Packung fester Tofu, 400–450 g
2 Esslöffel Olivenöl, extra vergine
2 ⅔ Tassen (etwa 200 g) fein geschnittene Pilze wie Shiitake, Champignons und/oder Enoki-Pilze
¼ Zwiebel, klein gehackt
grobes nicht raffiniertes Salz
1 Esslöffel Sojasoße oder Tamari
2 Teelöffel frischer Thymian, klein gehackt
Parmesan, frisch gerieben
das Grün von Frühlingszwiebeln, klein gehackt, optional

Das ist ein perfektes Rezept für Menschen, die sich fleischlos ernähren, und es schmeckt jedem anderen auch. Ich serviere dieses nahrhafte Frühstück gerne auf Toast oder in getoasteten Maistortillas gefüllt (als Wraps). Es geht schneller, wenn Sie alle anderen Zutaten zubereiten, während der Tofu abtropft. Das Geheimnis beim Zugeben von Pilzen zu diesem Rezept besteht darin, dass man sie in kleine Stücke oder in dünne Scheiben schneidet und sie dann sehr weich kocht.

Den Tofu abtropfen lassen, dann in zwei Schichten Küchentücher einwickeln und auf einen großen Teller legen. Mit einem anderen Teller und einem weiteren Gegenstand, etwa einer vollen Dose, beschweren und die noch vorhandene Flüssigkeit 15 bis 20 Minuten ablaufen lassen. Tofu in gut 2 cm große Stücke schneiden und diese dann mit einer Gabel zerbröseln.

Das Öl in einer schweren, großen, beschichteten Pfanne bei oberer Mittelhitze heiß machen. Die Pilze und die Zwiebel zugeben. Mit Salz bestreuen und unter häufigem Rühren etwa 4 Minuten lang weich kochen. Den Tofu hinzufügen und 1 Minute rühren. Auf niedrige Temperatur zurückschalten, zudecken und unter gelegentlichem Rühren etwa 5 Minuten garen, bis die Pilze sehr weich sind und die Aromen sich vermischt haben. Sojasoße und Thymian untermischen. Salzen nach Geschmack.

Das fertige Gericht auf vier Teller verteilen. Nach Wunsch mit Käse und Frühlingszwiebelgrün bestreuen und servieren.

Grüner Smoothie

2 Portionen

Gönnen Sie sich diese Milchshake-artige Gaumenfreude voller Nährstoffe als super-schnelles Frühstück. Ich genieße es lediglich mit der natürlichen Süße der Beeren, doch Sie können ein wenig Zucker oder Ahornsirup dazugeben. Wenn Sie sich vegan ernähren oder einfach Milch und Milchprodukte meiden, ersetzen Sie den Kefir durch einen Milchersatz Ihrer Wahl oder probieren Sie eine der neuen milchfreien Kefirsorten.

1½ Tassen gefrorene Beeren nach Wahl
1 Tasse Kefir ohne Zusätze
½ reife Banane, in ca. 2 cm große Stücke geschnitten
½ vollgepackte Tasse Grünkohl, zerkleinert/gehackt
1 Esslöffel geschälte Hanfsamen
¼ Tasse fettfreie oder fettarme Milch oder Milchersatz nach Wahl
ca. 1 Teelöffel Ahornsirup oder Zucker (optional)

Beeren, Kefir, Banane, Grünkohl und Hanf in den Mixer geben und zu einer sämigen Masse verarbeiten. Die Milch hinzufügen und untermixen. Nach Geschmack mit Sirup oder Zucker süßen.

Anmerkung: Für einen FODMAP-armen Smoothie verwenden Sie Milch oder Kefir in laktosefreier Form, Mandelmilch oder Kokosmilch als Grundlage, ersetzen den Grünkohl durch Spinat und beschränken die Beerenauswahl auf Erdbeeren, Heidelbeeren oder Himbeeren.

Salat aus Rote Beten und Ziegenkäse mit Meerrettichsoße

4 Portionen

ca. 340 g grüne Bohnen, Enden abgeschnitten

ca. 140 g Ziegenfrischkäse

1 Esslöffel Meerrettich plus 1 Teelöffel zusätzlich

1 Esslöffel Kefir, fettfreie oder fettarme Milch oder Milchersatz nach Wahl

1½ Teelöffel Apfelessig

⅛ Prise Zucker

ca. 1½ Teelöffel frischer Dill, klein gehackt

ca. 230 g gekochte und geschälte Baby-Bete, abgegossen und in Scheiben geschnitten

Diejenigen meiner Patienten, die die Sanfte GI-Ernährung durchführen, vermissen Salate am meisten, deshalb habe ich diesen kreiert, um ihnen einen Wunsch zu erfüllen. Vorgekochte Baby-Bete findet man problemlos im Kühlregal oder eingeschweißt beim Gemüse der meisten Supermärkte und damit lässt sich das Rezept schnell zubereiten.

Die grünen Bohnen etwa 12 Minuten in einem großen Topf mit sprudelndem Salzwasser kochen, bis sie weich sind. Gut abtropfen und auskühlen lassen.

Ziegenkäse, Meerrettich, Kefir, Essig und Zucker in einer kleinen Schüssel mischen und mit dem Rührbesen von Hand aufschlagen oder einer Küchenmaschine zu einer sämigen Soße verarbeiten.

Die Bohnen auf vier kleine Teller verteilen. Etwa ½ Esslöffel Soße auf jede Portion träufeln und großzügig mit Dill bestreuen. Die Bete jeweils in der Mitte auf den Bohnen auffächern. Etwa 1 Esslöffel Soße darüber träufeln. Mit reichlich Dill bestreuen.

Anmerkung: Die Soße eignet sich auch gut als Dip für gekochte grüne Bohnen.

Gurken-Melonen-Salat

4 Portionen

Noch ein Salat, der perfekt zur Sanften GI-Ernährung passt. Dieser hier ist äußerst erfrischend, denken Sie also an einem heißen Sommertag daran. Rohe Gurken sollten für die meisten Menschen mit einem empfindlichen Magen in Ordnung sein, wenn sie geschält und (ohne Kerne) in Streifen geschnitten sind, und Melonen sind ein ideales Obst, da sie, ausgereift, weich sind und ohne Schale und Kerne gegessen werden.

Melonenscheiben in einer flachen Salatschüssel mischen. Gurke schälen. Mit einem Gemüseschäler rund um die Gurke herum Streifen abschälen und aufhören, wenn Sie bei den Kernen angelangt sind.

Limettensaft, Öl, Minze und Limettenzesten zu den Melonen geben. Mit Salz bestreuen und schwenken, damit es sich verteilt. Gurkenstreifen und Feta hinzufügen und sanft schwenken. Probieren und eventuell mehr Salz zugeben. Auf vier Teller verteilen und servieren.

¼ Cantaloupe-Melone, geschält und schräg in dünne Scheiben geschnitten (ca. 1½ Tassen)
¼ einer kernlosen Mini-Wassermelone, geschält und schräg in dünne Scheiben geschnitten (etwa 2 Tassen)
1 kleine Salatgurke, schräg halbiert und in dünne Streifen à la Julienne geschnitten
1 Esslöffel frischer Limettensaft
1 Esslöffel Olivenöl extra vergine
1 Esslöffel frische Minze, fein gehackt
1 Teelöffel Limettenzesten, fein gerieben
grobes nicht raffiniertes Salz
1 Esslöffel zerkrümelten Fetakäse

Anmerkung: Für einen FODMAP-armen Salat verdoppeln Sie den Anteil der Cantaloupe-Melonen und lassen die Wassermelone weg.

Spargelsuppe mit Reis

Ergibt 4 Tassen

ca. 350 g dünne Spargelstangen
2 Esslöffel Olivenöl extra vergine
½ Tasse Zwiebel, fein gehackt
4 Tassen Gemüse- oder Hühnerbrühe und mehr, wenn gewünscht
¼ Tasse weißer Basmati- oder Jasminreis
1 (dicht gepackte) Tasse frische Spinatblätter
1 Teelöffel frischer Zitronensaft
1 Teelöffel frischer Estragon, fein gehackt
grobes nicht raffiniertes Salz
Pfeffer aus der Mühle
Parmesankäse, frisch gerieben

Mit diesem Rezept kochen Sie in etwa ½ Stunde einen Topf wohltuende Suppe. Garniert mit pochierten Eiern wird sie von einer kleinen Vorspeise zu einem sättigenden Eintopfgericht. Estragon passt zwar sehr gut zu Spargel, doch Dill und Basilikum sind auch eine gute Wahl. Die manchmal holzigen Spargelstangen werden in dünne Scheiben geschnitten, damit sie leicht verdaulich werden, doch die weichen Spitzen können ganz bleiben.

Die harten Spargelenden (ein ca. 1 – 2 cm langes Stück) abschneiden. Die Stangen in sehr dünne Scheiben schneiden, die Spitzen ganz lassen.

Das Öl in einen schweren, großen Topf bei unterer Mittelhitze heiß machen. Zwiebel zugeben und unter häufigem Rühren etwa 5 Minuten glasig sautieren. Vier Tassen Brühe und den Reis zugießen und zum Kochen bringen. Hitze reduzieren, Deckel auflegen und etwa 15 Minuten köcheln lassen, bis der Reis etwas weich ist. Spargelscheiben zugeben, Deckel wieder auflegen und etwa 8 Minuten weiter köcheln lassen, bis sie fast weich sind. Spargelspitzen hineingeben, wieder zudecken und etwa 5 Minuten köcheln lassen, bis sie weich sind. Spinat und Zitronensaft hinzufügen und den Spinat etwa 1 Minute lang zusammenfallen lassen. Estragon untermischen. Leicht mit Salz und Pfeffer würzen und nach Wunsch mit mehr Brühe verdünnen.

Suppe in Schalen füllen, jede Portion mit ein wenig Parmesan bestreuen und servieren.

Suppe mit gebratenem Butternusskürbis und Pilzen

4 Portionen

Samtig püriert ist diese Suppe und entfaltet die Fülle der Herbstaromen vor einer Mahlzeit oder als Imbiss am Nachmittag. Sie können sie auch mit Toast als sättigendes Mittagessen servieren.

Herd auf 220°C vorheizen. Ein Backblech mit Rand mit Olivenöl einsprühen. Den Kürbis der Länge nach halbieren, Kerne und Fasern entfernen. Die Schnittflächen mit Öl einpinseln und mit Salz und Pfeffer bestreuen. Die Kürbishälften mit der Schnittfläche nach unten auf das vorbereitete Backblech legen. Braten, bis der Kürbis an der dicksten Stelle weich ist, das dauert ca. 1 Stunde. Etwas auskühlen lassen.

Das Kürbisfleisch aus der Schale holen und in eine Küchenmaschine geben (es sind ungefähr zwei Tassen). Eine halbe Tasse Brühe zugießen und zu einer sehr sämigen Masse verarbeiten.

In einem schweren, großen Topf 1 Esslöffel Öl bei mittlerer Hitze heiß machen.

Olivenöl aus der Sprühflasche
ca. 1½ Kilo Butternusskürbis
1 Esslöffel Olivenöl extra vergine und bei Bedarf mehr
grobes nicht raffiniertes Salz
Pfeffer aus der Mühle
3 Tassen Hühner- oder Gemüsebrühe und auf Wunsch auch mehr
etwa 500 g Zuchtchampignons oder Egerlinge
¼ Zwiebel, fein gehackt
2 Teelöffel Thymian oder Majoran, frisch gehackt
1 Teelöffel Kümmel, gemahlen
1 Esslöffel (vorzugsweise brauner) Zucker und 1 Teelöffel extra
Parmesankäse, frisch gerieben

Die in Scheiben geschnittenen Pilze, Zwiebel und 1 Teelöffel vom Thymian zugeben. Etwa 8 Minuten sautieren, bis Zwiebel und Pilze weich sind, dabei gelegentlich umrühren. Den Kümmel zugeben und etwa 30 Sekunden rühren, bis er Aroma entfaltet. Zweieinhalb Tassen Brühe zugießen. Temperatur erhöhen, Brühe zum Kochen bringen, alle braunen Stückchen verrühren. Kürbispüree dazugeben und zum Kochen bringen. Hitze reduzieren, Deckel auflegen und 20 Minuten köcheln lassen, damit sich die Aromen verbinden können. Zucker untermischen. Die Suppe mit Salz und ein wenig Pfeffer abschmecken. Nach Wunsch mit zusätzlicher Brühe auf die gewünschte Konsistenz verdünnen.

In Schalen verteilen. Jeweils etwa ¼ Teelöffel Thymian und ein wenig Parmesan darüberstreuen.

Anmerkung: Durch das Braten des Kürbisses im Ofen wird das Aroma verstärkt, doch um Zeit zu sparen, kann man den gebratenen Kürbis auch durch etwa 450 g Kürbis aus der Dose ersetzen. Man braucht ihn nicht mit Brühe zu pürieren; gießen Sie stattdessen nach dem Sautieren der Pilze 3 Tassen Brühe dazu, bringen Sie sie zum Kochen und zerquetschen Sie den Dosenkürbis darin, bevor Sie weiter nach dem Rezept vorgehen.

Poke-Bowl mit Thunfisch auf hawaiianische Art

4 Portionen

Marinierte Gurke und Radieschen
1 Esslöffel Reisessig
¾ Teelöffel Zucker
grobes nicht raffiniertes Salz
¼ einer Salatgurke, geschält, der Länge nach halbiert, mit einem Löffel entkernt und in dünne Scheiben geschnitten (etwa ⅓ Tasse)
3 große Radieschen, in dünne Scheiben geschnitten (etwa ¼ Tasse)
1 Tasse weißer Basmati- oder Jasminreis, gespült

Die moderne Form von „Eintöpfen" oder verschiedenen Zutaten in einer Schüssel, sogenannte Poke-Bowls, sind in New York City, wo ich praktiziere, sehr beliebt und eine praktische Alternative zu den Mitnehm-Salaten zum Mittagessen. Diese Version ist vielfältig im Aroma und in ihrer Konsistenz, Eigenschaften, die bei der Sanften GI-Ernährung oft fehlen: Der „Knusperfaktor" durch hauchdünne Gurken- und Radieschenscheiben, die schnell mariniert wurden, die weiche Konsistenz von blanchierten Karotten und blanchiertem Spinat und die zarte Beschaffenheit von Thunfisch.

Gurke und Radieschen: Essig, Zucker und Salz in einer kleinen Schüssel mischen.

Einen Esslöffel Wasser zugeben und rühren, um Zucker und Salz aufzulösen. Gurke und Radieschen hinzufügen. Mindestens 10 Minuten und bis zu einer Stunde marinieren.

Den Reis spülen und in einen kleinen Topf geben. Eineinhalb Tassen Wasser hinzufügen. Zum Kochen bringen, auf niedrige Temperatur zurückschalten, Deckel auflegen und etwa 15 bis 20 Minuten garen lassen, bis das Wasser aufgenommen wurde. Platte abschalten und den Topf zugedeckt 5 Minuten stehenlassen. Mit einer Gabel auflockern, dann Deckel wieder auflegen, um den Reis warmzuhalten.

Inzwischen Thunfisch und Gemüse zubereiten: Sojasoße, Ingwer, Essig, Sesamöl und Zucker in eine mittelgroße Schüssel geben und unter Rühren vermischen.

Salzwasser in einem großen Topf zum Kochen bringen. Spinat zugeben und zusammenfallen lassen, das dauert etwa 10 bis 20 Sekunden. Spinat mit einer Schaumkelle zum Auskühlen in eine Schüssel Eiswasser geben. Karotten zugeben und etwa 6 Minuten im kochenden Wasser weich kochen. Spinat aus dem Eiswasser nehmen und das meiste Wasser vorsichtig ausdrücken. Karotten mit einer Schaumkelle zum Auskühlen in die Schüssel mit dem Eiswasser geben. Spinat grob hacken und in eine kleine Schüssel füllen. Eineinhalb Esslöffel der Soja-Ingwer-Soße hinzufügen und schwenken. Den Thunfisch und die restliche Soße in die Schüssel geben und schwenken, um ihn überall zu benetzen. Das Grün der Frühlingszwiebeln untermischen. Mindestens 5 Minuten marinieren lassen. Die Karotten abgießen.

Den Reis auf vier Schalen und die Karotten sowie den Spinat auf dem Reis verteilen. Soße aus der Schüssel darüber träufeln. Thunfisch verteilen, Soße aus der Schüssel mit dem Löffel darüber träufeln. Avocado in Würfel schneiden, diese dann aufteilen. Die Gurken-Radieschen-Marinade abgießen und das Gemüse hinzufügen. Alles mit den angerösteten Sesamsamen bestreuen und servieren.

Anmerkung: Dieses Rezept ist auch für eine FODMAP-arme Ernährung geeignet, wenn Sie nur ⅛ Avocado pro Portion verwenden.

Thunfisch und Gemüse
¼ Tasse Sojasoße oder Tamari
1 Esslöffel plus 1 Teelöffel frischer Ingwer, geschält und klein gehackt
2 Teelöffel Reisessig
2 Teelöffel asiatisches (geröstetes) Sesamöl
¼ Teelöffel Zucker (großzügig bemessen)
170 g Baby-Spinat
2 mittelgroße Karotten, in dünne Scheiben geschnitten (etwa 1 Tasse)
500 g frischen Thunfisch, in gut einen Zentimeter große Würfel geschnitten
2 Esslöffel fein gehacktes Grün von Frühlingszwiebeln
1 Avocadohälfte (ohne Kern)
geröstete Sesamsamen

Lachsküchlein mit Senf-Dill-Soße und Blumenkohl-„Reis"

4 Portionen

Senf-Dill-Joghurt-Soße
½ Tasse fettfreier griechischer Joghurt
1 Esslöffel Dijonsenf
2½ Teelöffel frischer Dill, fein gehackt
¼ Teelöffel Zucker
¼ Teelöffel Apfelessig
grobes nicht raffiniertes Salz
Pfeffer aus der Mühle

Blumenkohl-Reis
450 g-Beutel Blumenkohl-Reis oder selbst gemacht
2 Esslöffel Olivenöl extra vergine
½ Teelöffel grobes nicht raffiniertes Salz

Sie beruhen auf dem Originalrezept meiner Großmutter für Krabbenküchlein, werden jedoch mit dem praktischen, erschwinglichen und unglaublich nährstoffdichten Lachs aus der Dose gemacht. Sie schmecken kalt und warm gleichermaßen gut, können in größeren Mengen im Voraus zubereitet und im Laufe der Woche zum Mittag- oder Abendessen serviert werden. Blumenkohl-„Reis", der (in den USA) in der Lebensmittelabteilung der meisten Märkte erhältlich ist, ist eine gesunde Alternative zu Reis und sehr schmackhaft.

Soße: Joghurt, Senf, Dill, Zucker und Essig in einer kleinen Schüssel unter Rühren mischen. Mit Salz und Pfeffer abschmecken.

Blumenkohl-Reis: Backrohr auf 200°C vorheizen. Den Blumenkohl-Reis auf ein großes Backblech mit Rand schütten. Das Öl darüber träufeln, Salz hinzufügen und verrühren. Blumenkohl auf dem Blech verteilen, etwa 12 Minuten braten, bis er gerade weich ist und nach 6 Minuten umrühren. Zudecken, um ihn warmzuhalten.

Lachs: Brotrinden abschneiden und die Scheiben in gut 1 cm große Stücke schneiden. In der Küchenmaschine zu feinen Krümeln verarbeiten. Lachs mit dem Saft in eine mittelgroße Schüssel geben. Die sichtbaren Gräten entfernen. Eier hinzufügen und mit einer Gabel unter den Lachs schlagen, bis beides eine homogene Mischung bildet. ½ Tasse der Brotkrümel, Kefir, Dill, Zitronenzesten, Backnatron, Salz und ein wenig Pfeffer zugeben. Gut vermischen.

Öl dünn in einer schweren, großen (vorzugsweise beschichteten) Pfanne bei mittlerer Hitze heiß machen. Lachsmischung in mehreren

Partien von je ⅓ Tasse hineingeben. Etwa 3 Minuten braten, bis die Unterseite goldbraun ist. Wenden und wieder etwa 3 Minuten braten, bis sie auf Druck nachgeben (aber kein Loch hinterlassen oder auseinanderfallen) und auf der zweiten Seite goldbraun sind. Auf einen Teller legen und mit Folie zudecken, damit sie warm bleiben, bis alle Lachsküchlein fertig sind.

Den Blumenkohl-Reis auf 4 Teller verteilen. Je 2 Lachsküchlein daraufsetzen, jedes mit einem Teelöffel Soße krönen und servieren.

Anmerkung: Wenn Sie weder Kefir noch Buttermilch haben, geben Sie ½ Esslöffel frischen Zitronensaft oder Essig in einen Messbecher. Fügen Sie so viel fettarme Milch oder Sojamilch hinzu, dass sich ½ Tasse (also ca. 118 ml) ergibt. Umrühren und 5 Minuten stocken lassen.

Dieses Rezept ist auch für eine FODMAP-arme Ernährung geeignet, wenn Sie den Blumenkohl-Reis durch echten Reis ersetzen sowie einfache glutenfreie Brösel und – wenn nötig – fast laktosefreie Milchprodukte (Joghurt, Kefir) verwenden.

Lachsküchlein
2 Scheiben feinkrumiges Brot nach Wahl, normal oder glutenfrei
ca. 400 g Lachs aus der Dose mit Saft
2 große Eier, verquirlt
½ Tasse Kefir ohne Zusätze oder fettarme Buttermilch (s. Anmerkung)
1 Esslöffel frischer Dill, fein gehackt
2 Teelöffel Zitronenzesten, fein gerieben
¼ Teelöffel Backnatron
¼ Teelöffel grobes nicht raffiniertes Salz
Pfeffer aus der Mühle
Olivenöl extra vergine oder Rapsöl

Fladenbrot mit weißen Bohnen und Artischocken

4 Portionen

2 Esslöffel Olivenöl extra vergine
1 große Schalotte, fein gehackt
2 Teelöffel frischen Rosmarin, fein gehackt
400 ml Cannelini (weiße Kidneybohnen) aus der Dose, abgetropft
400 ml-Dose Artischockenherzen (nicht mariniert), abgetropft, grob gehackt
2 Esslöffel frischer Zitronensaft
2 Teelöffel geriebene Zitronenzesten
grobes nicht raffiniertes Salz
Pfeffer aus der Mühle
8 Maistortillas

Ballaststoff- und aromareiche ganze Artischockenherzen und weiße Bohnen kann ein träger Magen viel leichter verdauen, wenn sie zu cremiger Konsistenz püriert werden. Dieser verlockende mediterrane Aufstrich ist eine feine Basis für das Mittagessen oder ein Dip für gedünstetes Gemüse, wenn jemand auf Nahrungsmittel mit höherem FODMAP-Anteil nicht empfindlich reagiert. Soll es schnell gehen, streichen Sie das Püree einfach auf getoastete Tortillas und belegen sie nach Belieben. Ich mag sie am liebsten mit sautiertem Baby-Spinat und Feta sowie mit gebratenen, abgetropften roten Paprikaschoten aus dem Glas und Feta.

Beläge: Zum Beispiel sautierter Baby-Spinat; Fetakäse; Streifen von gerösteten roten Paprikaschoten aus dem Glas, abgetropft; geschälte und entkernte dünne Gurkenscheiben.

Das Öl in einem schweren, kleinen Topf bei niedriger Temperatur erhitzen. Schalotte und Rosmarin zugeben. Unter häufigem Wenden etwa 10 Minuten garen, bis die Mischung Aroma annimmt und die Schalotte weich ist.

Die abgetropften Bohnen und die gehackten Artischocken in eine Küchenmaschine geben. Schalottenmischung, Zitronensaft und Zitronenzesten hinzufügen. Zu einer sehr geschmeidigen Masse pürieren. Mit Salz und ein wenig Pfeffer abschmecken.

Tortillas direkt über einem Gasbrenner oder in einer Pfanne oder Grillpfanne bei mittlerer Temperatur heiß machen, bis sie beidseitig gebräunt sind. Auf eine Arbeitsfläche legen. Mit je 3 bis 4 Esslöffeln Püree bestreichen. Nach Wunsch belegen. Jede Tortilla vierteln und servieren.

Haschee aus Putenfleisch, Paprikaschote und Süßkartoffel

4 Portionen

Wenn Sie keine Lust mehr auf Burger und Frikadellen haben, gibt es hier eine leckere Alternative aus Putenhackfleisch, die fettarm, aber kräftig im Geschmack ist. Das ist ein ausgewogenes Pfannengericht mit magerem Protein, gesunden Kohlenhydraten und weichen Paprikaschoten.

Backofen auf 220°C vorheizen. Ein kleines Backblech mit Rand mit Olivenöl besprühen. Süßkartoffeln in eine mittelgroße Schüssel geben, ½ Esslöffel Olivenöl zugeben und durch Schwenken benetzen. Dreiviertel Teelöffel vom geräucherten Paprikapulver sowie etwas Salz darüber streuen und schwenken, sodass alle Stücke gewürzt sind. Süßkartoffeln nebeneinander auf dem vorbereiteten Blech verteilen und ca. 20 Minuten braten, bis sie in der Mitte gerade weich sind.

Inzwischen den restlichen Esslöffel Olivenöl in einer großen beschichteten Pfanne bei unterer Mittelhitze heiß machen. Paprikastücke und Zwiebel zugeben und 2 Minuten sautieren. Deckel auflegen und unter gelegentlichem Rühren etwa 10 Minuten garen, bis sie weich sind.

Temperatur auf obere Mittelhitze erhöhen und das Putenhackfleisch sowie den Rosmarin in die Pfanne geben. Salz und etwas Pfeffer darüber streuen. Etwa 4 Minuten garen, bis das Fleisch nicht mehr rosa ist und dabei mit einem großen Löffel auflockern. Den restlichen ¾ Teelöffel des geräucherten Paprikapulvers und den Kümmel zugeben, etwa 30 Sekunden rühren, bis die Masse Aroma annimmt. Wein zugießen und etwa 2 Minuten kochen lassen, bis er verdunstet ist.

Olivenöl aus der Sprühflasche
ca. 625 g Süßkartoffeln, geschält und in etwa 1 cm große Stücke geschnitten
1½ Esslöffel Olivenöl extra vergine
1½ Teelöffel geräuchertes Paprikapulver
grobes nicht raffiniertes Salz
1 große rote Paprikaschote, entkernt und in gut 1cm große Stücke geschnitten
¼ Zwiebel, fein gehackt
500 g Putenhackfleisch
1 Teelöffel frischer Rosmarin, fein gehackt
Pfeffer aus der Mühle
¾ Teelöffel Kümmel, gemahlen
½ Tasse trockener Weißwein
2 Tassen Hühnerbrühe
1 Teelöffel Dijonsenf

Eineinhalb Tassen der Hühnerbrühe zugeben, etwa 8 Minuten unter häufigem Rühren köcheln lassen, bis sie fast verdunstet ist.

Die Süßkartoffeln, die restliche halbe Tasse Brühe und den Senf einrühren. Die Flüssigkeiten köcheln lassen, bis sie eine sirupartige Konsistenz haben. Probieren, gegebenenfalls nachwürzen und servieren.

Tacos mit gegrilltem Fisch und Zucchini, mit Mango-Avocado-Salsa

4 Portionen

Salsa
1 große Mango (etwa 400 g), geschält, ohne Kern und in gut 1 cm dicke Scheiben geschnitten
¼ Tasse frische Korianderblätter, fein gehackt
2–3 Esslöffel (nach Geschmack) Grün von Frühlingszwiebeln
fein geriebene Zesten von einer kleinen Limette
1 Teelöffel frischer Limettensaft
1 mittelgroße Avocado, ohne Schale und Kern
grobes nicht raffiniertes Salz
Pfeffer aus der Mühle

Wenn sich Klienten Sorgen machen, dass eine Ernährungsweise von weicher Konsistenz uninteressant und langweilig sein wird, dann präsentiere ich diese wunderbaren Fisch-Tacos auf weichen Maistortillas – die perfekte Lösung für einen sich langsam entleerenden Magen, der sich schwer dehnt. Die mit reichlich Limetten zubereitete Salsa hat ein erfrischendes Aroma und enthält die ergiebige Avocado; sie kommt ohne die Zwiebeln und die Schärfe aus, die einen Reflux auslösen können.

Salsa: Gewürfelte Mango, Korianderblätter, das Grün der Frühlingszwiebeln, Limettenzesten und Limettensaft in einer mittelgroßen Schüssel mischen. Avocado vorsichtig einrühren. Mit Salz und ein wenig Pfeffer abschmecken.

Tacos: Einen Grill auf Mittelhitze vorheizen. Goldmakrele und Zucchini auf ein kleines Backblech legen. Beides auf beiden Seiten mit Olivenöl einpinseln. Mit Salz und ein wenig Pfeffer bestreuen. Kümmel und Paprikapulver in einer kleinen Schüssel mischen. Fisch beidseitig damit bestreuen. Auch die Zucchini bestreuen und schwenken, um sie überall zu würzen. Limettenzesten auf die obenliegende Seite des Fisches streuen.

Tortillas kurz über einem Gasbrenner oder in einer Grillpfanne rösten.

Fisch und Zucchini auf jeder Seite 4 bis 5 Minuten grillen, bis sie gerade so durchgegart sind. Auf einen Teller legen. Die Zucchini in etwa 2 cm große Stücke schneiden. Fisch in große blättrige Stücke zerteilen und mit den Zucchini sowie der Salsa auf die Tortillas verteilen. Nach Wunsch gehacktes junges Grüngemüse darauf geben und sofort servieren.

Anmerkung: Wenn Sie keinen Grill haben, garen Sie Fisch und Zucchini im Backofen mit der Grillfunktion.

Tacos
ca. 375 g frische Goldmakrele oder frischer Thunfisch
2 mittelgroße Zucchini, Enden abgeschnitten, der Länge nach durchgeschnitten und geviertelt
Olivenöl
grobes nicht raffiniertes Salz
Pfeffer aus der Mühle
1 Teelöffel Kümmel, gemahlen
1 Teelöffel geräuchertes Paprikapulver oder normales Paprikapulver
fein geriebene Zesten einer Limette
8 Maistortillas
¾ Tasse (ca. 30 g) gehacktes junges Grüngemüse (wenn verträglich, optional)

Geschmorte Hühnerschenkel auf griechische Art mit Oliven und roten Paprikaschoten

4 Portionen

1½ Esslöffel Olivenöl extra vergine
750 g Hühnerschenkel, zusätzliches Fett wird entfernt
grobes nicht raffiniertes Salz
Pfeffer aus der Mühle
¼ rote Zwiebel, fein gehackt
⅓ Tasse entsteinte Kalamata-Oliven
4 Streifen Zitronenschale, frisch mit dem Gemüseschäler abgeschält
1½ Teelöffel Majoran oder Oregano, getrocknet
½ Tasse trockener Weißwein
½ Tasse Hühnerbrühe
1 Tasse geröstete rote Paprikaschoten aus einem (größeren) Glas, abgetropft und in gut 1 cm breite Streifen geschnitten
1 Esslöffel frischer Zitronensaft
frisch gekochter weißer Basmati- oder Jasmin-Reis oder weiches Pitabrot
Zaziki mit dem Grün von Frühlingszwiebeln (s. Rezept, optional)

Dieses angenehme, mit Zitrone und Oliven gewürzte mediterrane Gericht sättigt, ohne dass man einen Reflux durch Knoblauch befürchten muss. Hühnerschenkel bleiben durch den aromatischen Fleischsaft saftiger als Hühnerbrust.

Das Öl in einer großen beschichteten Pfanne bei mittlerer Temperatur erhitzen. Hühnerschenkel mit Salz und ein wenig Pfeffer bestreuen und in die Pfanne legen. Auf jeder Seite etwa 4 Minuten garen, bis sie außen weiß sind. Auf einen Teller legen. Herdplatte auf untere Mittelhitze zurückschalten, Zwiebeln zugeben und etwa 6 Minuten dünsten, bis sie glasig sind.

Hühnerschenkel und etwaige Flüssigkeit wieder in die Pfanne geben. Oliven, Zitronenstreifen und 1 Teelöffel Majoran oder Oregano hinzufügen. Etwa 2 Minuten rühren, bis die Mischung Aroma annimmt. Wein zugießen und 2 Minuten kochen, damit der Alkohol verfliegt. Hühnerbrühe und Paprikastreifen dazugeben. Zum Köcheln bringen. Deckel auflegen und unter gelegentlichem Wenden etwa 30 Minuten köcheln lassen, bis das Hühnerfleisch weich ist und das Fleischthermometer an der dicksten Stelle ca. 70°C zeigt.

Deckel abnehmen und Zitronensaft sowie den restlichen halben Teelöffel Majoran oder Oregano zugeben, 1 bis 2 Minuten weiterkochen, um die Flüssigkeit leicht zu reduzieren. Mit Salz und ein wenig Pfeffer abschmecken.

Hühnerschenkel, Soße, Oliven und Paprikaschoten auf Tellern anrichten. Nach Wunsch Zaziki dazugeben und mit Reis oder weichem Pitabrot servieren.

Zaziki mit dem Grün von Frühlingszwiebeln

ergibt etwa 1½ Tassen

Dieser traditionelle griechische Joghurt-Dip wird oft mit sehr viel Knoblauch zubereitet. Bei meiner Version wird das gut verdauliche Grün der Frühlingszwiebeln verwendet, damit wird er für die Menschen verträglicher, die unter einem Reflux leiden und auch für alle, die ihre Blähbeschwerden mit einer FODMAP-armen Ernährung meistern (Kapitel 9).

½ Salatgurke, geschält, entkernt, grob geraspelt oder fein gehackt
1 Tasse fettfreier griechischer Naturjoghurt (bei Laktoseintoleranz können Sie einen laktosefreien Joghurt verwenden)
2 Esslöffel Olivenöl extra vergine
2 Esslöffel Grün von Frühlingszwiebeln, fein gehackt
grobes, nicht raffiniertes Salz
Pfeffer aus der Mühle

Die übermäßige Flüssigkeit aus der geraspelten Gurke herauspressen und die Gurkenmasse dann in eine kleine Schüssel geben. Joghurt, Olivenöl und das Grün der Frühlingszwiebeln hineinrühren. Mit Salz und ein wenig Pfeffer abschmecken. (Kann am Tag vorher zubereitet werden. Zugedeckt in den Kühlschrank stellen.)

Anmerkung: Dieser Zaziki passt auch zu gegrilltem Fleisch, Huhn oder Fisch oder als Dip zu weich gedünstetem Brokkoli. Die Gurke kann auch leicht in einer Küchenmaschine (mit dem entsprechenden Einsatz) geraspelt werden.

Vegetarischer Couscous

4 (großzügige) Portionen

2 Esslöffel Olivenöl extra vergine
¼ Zwiebel, fein gehackt
2 Teelöffel Paprikapulver
1 Teelöffel Kümmel, gemahlen
½ Teelöffel Zimt, gemahlen
½ Teelöffel Ingwer, gemahlen
1 Dosen (400 bis ca. 450 g) Bio-Kichererbsen mit Flüssigkeit
3 Tassen Gemüsebrühe
500 g Yamswurzel, geschält, in gut 2 cm großen Stücke geschnitten (etwa 3 Tassen)
¼ Tasse Rosinen, fein gehackt
250 g Karotten, in gut 1 cm dicke Scheiben geschnitten (ca. 2 Tassen)
500 g Zucchini, der Länge nach halbiert und schräg in gut 1 cm dicke Stücke geschnitten (ca. 3 ½ Tassen)
ca. 230 g grüne Bohnen, Spitzen abgeschnitten und in etwa 5 cm lange Stücke geschnitten (ca. 2 Tassen)
grobes nicht raffiniertes Salz
Pfeffer aus der Mühle
Couscous oder Quinoa, frisch gekocht
frische Korianderblätter, gehackt

Marokkanische Eintöpfe – Tajines genannt – sind ein traditionelles nordafrikanisches Gericht, das köstlich mit Couscous schmeckt. Meist enthalten sie viele Tomaten, die von Menschen mit einem Reflux eventuell nicht vertragen werden, doch unsere Version bietet die Aromen exotischer Gewürze ohne das brennende Gefühl sowie Gemüse, die weich gekocht werden. Ein herzhaftes, aber nicht schweres Gericht. Bereiten Sie eine größere Menge zu und servieren Sie es einmal als Hauptgericht und die Reste als Beilage.

Das Öl in einem schweren, großen Topf bei mittlerer Temperatur erhitzen. Zwiebeln zugeben und ca. 5 Minuten sautieren, bis sich weich zu werden beginnen. Paprikapulver, Kümmel, Zimt und Ingwer hinzufügen und etwa 30 Sekunden rühren, bis sich Aroma bildet. Die Kichererbsen mit der Flüssigkeit dazugeben. Fünf Minuten köcheln lassen. Kichererbsen mit einem Löffel zerdrücken. Gemüsebrühe, Yams und Rosinen zufügen. Temperatur erhöhen und zum Kochen bringen. Temperatur zurückschalten, Deckel auflegen und 5 Minuten köcheln lassen. Karotten und Zucchini hinzufügen, Deckel auflegen und 5 Minuten köcheln lassen. Grüne Bohnen zufügen. Deckel auflegen und unter gelegentlichem Rühren etwa 20 Minuten köcheln lassen, bis die Gemüse weich sind. Mit Salz und Pfeffer abschmecken.

Gekochter Couscous oder Quinoa auf vier Teller verteilen. Gemüse mit der Flüssigkeit darüber geben. Mit Koriander bestreuen und servieren.

Anmerkung: Versuchen Sie Dosen-Kichererbsen aus biologischem Anbau zu bekommen; sie sind tendenziell weicher und enthalten weniger Salz als solche aus konventionellem Anbau.

Gebratener Tofu, südostasiatisch gewürzt, mit Shiitake-Pilzen

4 Portionen

Dies ist ein einfach zuzubereitendes Gericht, das sich für das Abendessen an einem Wochentag eignet. Tofu ist ein Protein, das die perfekte Konsistenz für die Sanfte GI-Ernährung hat, doch viele meiner Patienten geben zu, dass sie ihn selten essen, weil sie nicht wissen, wie sie ihn zubereiten sollen. Hier ist eine großartige Lösung.

Tofu abtropfen lassen und quer in 8 Stücke schneiden. Nebeneinander auf zwei Schichten Papierküchentücher legen und mit zwei Schichten Papierküchentüchern bedecken. Überschüssiges Wasser ablaufen lassen und inzwischen die Marinade zubereiten.

In einer ca. 20 x 30 cm großen gläsernen Auflaufform Sojasoße, Zucker, Fischsoße, Sesamöl, Limettensaft und Ingwer mischen und rühren, bis sich der Zucker auflöst. Tofustücke nebeneinander hineinsetzen und wenden, um beide Seiten mit der Flüssigkeit zu bedecken. Etwa 1 Stunde marinieren, dabei gelegentlich wenden. (Kann einen Tag vorher vorbereitet werden.) Zudecken und in den Kühlschrank stellen.

400 – 450 g extra fester Tofu
¼ Tasse Sojasoße oder Tamari
3 Esslöffel Zucker
3 Esslöffel asiatische Fischsoße oder Sojasoße
2 Esslöffel asiatisches (geröstetes) Sesamöl
2 Esslöffel frischen Limettensaft
2 Esslöffel frischen Ingwer, fein gehackt
1½ Esslöffel Rapsöl
200 bis 230 g frische Shiitakepilze ohne Stiele, in dünne Scheiben geschnitten
frisch gekochten weißen Basmati- oder Jasminreis oder Quinoa
Grün von Frühlingszwiebeln, in dünne Scheiben geschnitten
etwas Basilikum, dünn geschnitten

Backofen auf 200°C vorheizen. Ein Backblech mit Rand mit Pergamentpapier auslegen. Tofu aus der Marinade nehmen – Marinade aufheben – und nebeneinander auf das vorbereitete Blech legen. 20 Minuten braten. Wenden und nochmals etwa 15 Minuten braten, bis die Tofuecken braun zu werden beginnen.

Inzwischen das Rapsöl in einer mittelgroßen beschichteten Pfanne bei mittlerer Temperatur erhitzen. Shiitake-Pilze zugeben und etwa 6 Minuten unter häufigem Rühren sautieren, bis sie weich sind. Zwei Esslöffel Wasser hinzufügen und etwa weitere 30 Sekunden garen, bis die Pilze sehr weich sind und das Wasser verdampft. Von der Platte nehmen und 3 Esslöffel Marinade zugeben, schwenken, um die Pilze damit zu benetzen.

Reis auf vier Teller verteilen. Je zwei Tofu-Stücke darauf anrichten. Ein wenig Marinade über alle geben, dann Pilze, Frühlingszwiebeln und Basilikum darauf verteilen.

Anmerkung: Ich mische die Marinade gerne am Morgen zusammen oder sogar am Abend vorher und „weiche" den Tofu darin „ein". So geht es mit dem Abendessen recht schnell.

Butternusskürbis-Löffelbrot

6 bis 10 Portionen

Meine Familie freut sich auf dieses Festessen an allen unseren Feiertagen im Herbst. Reste eignen sich großartig für ein Mittagessen oder einen Brunch mit einem Ei und etwas Reibkäse obendrauf. Es ist mit den entsprechenden Produkten leicht an eine milch- und glutenfreie Ernährung anzupassen. Servieren Sie es warm, mit dem Löffel aus der Pfanne (daher der Name) oder lassen Sie es über Nacht in Ecken geschnitten auskühlen und wärmen es im Backofen oder in der Mikrowelle auf. Es schmeckt auch lecker als Imbiss direkt aus dem Kühlschrank. Kleine Portionen sollten bei Verwendung von laktosefreier Milch auch von Menschen vertragen werden, die sich FODMAP-arm ernähren.

Backofen auf 180°C vorheizen. Eine kleinere Backform von ca. 23 cm Durchmesser und einer Randhöhe von 5 bis 7,5 cm mit Olivenöl- oder einem anderen Pflanzenöl aussprühen.

Eine halbe Tasse Wasser in einem schweren mittelgroßen Topf zum Kochen bringen. Kürbis hineingeben. Deckel auflegen und den Kürbis etwa 7 Minuten sehr weich kochen. Gut abtropfen lassen. In eine Schüssel geben und mit einer Gabel gut zerdrücken.

Die Eier in einer großen Schüssel mit dem Rührbesen verquirlen, sodass sich Eigelb und Eiweiß mischen. Alle Zutaten, die noch hinzukommen, werden jeweils verrührt oder verschlagen, bis die Masse wieder sämig ist; dann kommt erst wieder etwas dazu: Mehl zugeben und verrühren, dann den braunen Zucker, Öl und Salz unterrühren, danach die Milch zugießen und einrühren. Den Kürbis zugeben und gut vermischen. Den Teig in die vorbereitete Backform füllen.

30 Minuten backen.

Zimt und Kristallzucker in einer kleinen Schüssel mischen. Backform aus dem Ofen nehmen und die Zimtmischung gleichmäßig auf dem Löffelbrot verteilen. Wieder in den Ofen schieben und noch 15 bis 20 Minuten backen, bis sich das Löffelbrot bei Berührung fest anfühlt und an einem eingestochenen Holzstäbchen kein Teig hängenbleibt. Aus dem Ofen nehmen und vor dem Servieren etwa 20 Minuten auskühlen lassen. (Kann zwei Tage im Voraus zubereitet werden. In Dreiecke schneiden und jedes Stück etwa 1½ Minuten in der Mikrowelle erhitzen oder mehrere Ecken in eine Backform setzen, mit Folie zudecken und etwa 10 Minuten bei 180°C im Backofen aufwärmen.)

Olivenöl oder anderes pflanzliches Öl aus der Sprühflasche
ca. 500 g frische Butternusskürbis-Stücke (alternativ aus dem Tiefkühler)
3 große Eier
½ Tasse Mehl oder glutenfreies Mehl
¼ Tasse brauner unraffinierter Rohrzucker
¼ Tasse Olivenöl extra vergine oder Rapsöl
½ Teelöffel grobes nicht raffiniertes Salz
1½ Tassen fettfreie oder fettarme Milch oder Milchersatz nach Wahl
1 Esslöffel Zimt, gemahlen
1 Esslöffel Kristallzucker

Erbsenpüree mit Minze, wie in der englischen Kneipe

4 bis 6 Portionen

500 bis 600 g gefrorene kleine Erbsen
½ Tasse Wasser
1½ Esslöffel Butter
1½ fein gehackte frische Minze
¼ Teelöffel grobes nicht raffiniertes Salz
1 Esslöffel Gemüsebrühe oder Wasser (bei Bedarf)

„Mushy peas", auf Deutsch etwa „Erbsenpüree", ein Klassiker auf der Speisekarte der britischen Kneipen-Gastronomie, doch der Name wird dieser sämigen Version kaum gerecht. Ich habe die Trockenerbsen, die im Originalrezept verwendet werden, des frischen Aromas und der smaragdgrünen Farbe wegen durch gefrorene Erbsen ersetzt. Ganze Erbsen können durch ihre Schale bei einer Sanfte GI-Ernährung (zu) schwer sein, doch püriert sind sie viel leichter verdaulich und als Ergänzung zu Gerichten willkommen. Bekommen Sie durch die Minze einen Reflux, lassen Sie sie einfach weg; das Rezept schmeckt auch nur mit Butter und Salz himmlisch.

Die Erbsen, Wasser und 1 Esslöffel Butter in einem schweren, kleinen Topf mischen. Zum Kochen bringen. Hitze reduzieren und unter gelegentlichem Rühren etwa 20 Minuten köcheln lassen, bis die Erbsen sehr weich sind.

Erbsen und etwaige Flüssigkeit in eine Küchenmaschine geben. Den restlichen halben Esslöffel Butter hinzufügen und zu einem gleichmäßigen Püree verarbeiten. Minze und Salz untermischen. Nach Wunsch mit etwas Brühe oder Wasser leicht verdünnen.

Gebratene Blumenkohl-„Steaks"

4 Portionen

Scheiben aus der Mitte des Blumenkohlkopfs mit Brotbröseln und Pinienkernen, Zitronenzesten und frischen Kräutern darauf ergeben eine schöne und sättigende Beilage zu Geflügel- und Fischgerichten. Verteilt man einen Klecks Mayonnaise auf dem Blumenkohl, bleibt die Bröselmischung haften, doch das Rezept ist auch ohne diesen ausgezeichnet.

Backofen auf 230°C vorheizen. Ein Backblech mit Rand mit Pergamentpapier auslegen und später in das untere Drittel des Backofens schieben.

Die Blätter vom Blumenkohl entfernen und den Stiel bündig am Ansatz abschneiden; das Innere nicht entfernen. Blumenkohl mit der Unterseite auf ein Schneidbrett setzen und ca. 1 cm dicke Scheiben aus der Mitte des Blumenkohls schneiden. Die Scheiben auf das vorbereitete Blech legen. Beide Seiten mit Öl besprühen und leicht mit Salz und Pfeffer bestreuen.

Blumenkohl etwa 20 Minuten braten, bis er weich zu werden beginnt.

Inzwischen das Brot in etwa 2 cm große Stücke reißen. In der Küchenmaschine zu feinen Bröseln verarbeiten. ½ Tasse Brösel in eine kleine Schüssel geben. Die Pinienkerne in der Küchenmaschine fein hacken. Zu den Bröseln geben. Käse, Zitronenzesten und ¼ Teelöffel Salz hinzufügen und zu einer Mischung verarbeiten. Zwei Teelöffel Olivenöl hinzugeben und schwenken, damit es sich vermischt.

Eventuell auf jede Blumenkohlscheibe ¼ Teelöffel Mayonnaise streichen. Die Bröselmischung auf den Scheiben verteilen und leicht andrücken. Noch etwa 10 Minuten braten, bis die Brösel bräunen. Auf die Teller geben und servieren.

Anmerkung: Im Rezept werden nur die Scheiben aus der Mitte des Blumenkohls verwendet. Ich schneide die restlichen Röschen gerne in mundgerechte Stücke, übersprühe sie mit Olivenöl, gebe Salz, Pfeffer und etwas Currypulver darauf und brate sie in einer separaten Pfanne, während die „Steaks" im Backofen sind. Sie ergeben einen großartigen Imbiss.

---

1 großer Blumenkohl (ca. 1 kg)
Olivenöl aus der Sprühflasche
¼ Teelöffel grobes nicht raffiniertes Salz und bei Bedarf auch mehr
Pfeffer aus der Mühle
1 Scheibe feinkrumiges Brot nach Wahl, normal oder glutenfrei
2 Esslöffel Pinienkerne
¼ Tasse fein geriebener Parmesan
1 Teelöffel frischer Thymian, fein gehackt
1 Teelöffel Zitronenzesten, fein geraspelt
2 Teelöffel Olivenöl extra vergine
1 Teelöffel Mayonnaise, vorzugsweise „light" (optional)

Marokkanische Würzkarotten

4 bis 6 Portionen

500 g Karotten, geputzt und schräg in Scheiben von etwa ½ cm Dicke geschnitten
1½ Esslöffel Olivenöl extra vergine
1 Teelöffel Kreuzkümmel, gemahlen
½ Teelöffel Koriander, gemahlen
½ Teelöffel Paprikapulver
¼ Teelöffel Zimt, gemahlen
¼ Teelöffel Ingwer, gemahlen
2 Teelöffel frischer Zitronensaft
½ Teelöffel Zucker
grobes nicht raffiniertes Salz
Pfeffer aus der Mühle
1 Esslöffel frische Korianderblätter, Petersilie oder Minze, gehackt

Ich wiederhole es gerne: Die Sanfte GI-Ernährung muss nicht langweilig sein. Durch wohlüberlegtes Würzen kann man viele komplexe Aromen erhalten, auch ohne Knoblauch und Gewürze, die einen Reflux verursachen, wie dieses Rezept zeigt. Das Gericht ist für sich genommen eine perfekte Beilage oder mit einem Klecks Joghurt auf Quinoa ein angenehmes vegetarisches Mittagessen.

Karotten über kochendem Wasser etwa 8 Minuten dampfgaren, bis sie weich sind. Gut abtropfen lassen.

Das Öl in einer großen beschichteten Pfanne bei unterer Mittelhitze heiß machen. Kreuzkümmel, Koriander, Paprikapulver, Zimt und Ingwer dazugeben. Etwa 30 Sekunden rühren, bis sich Aroma entwickelt. Die Karotten hinzufügen, einrühren und durcherhitzen. Zitronensaft und Zucker untermischen. Mit Salz und Pfeffer abschmecken. Mit den frischen Kräutern garniert servieren.

Birnen, in Honig und Ingwer pochiert

4 bis 6 Portionen

Dieses anspruchsvolle Dessert bietet zusätzliche Vorzüge: Es ist ein totaler Magen-Schmeichler. Hinter diesem französischen Klassiker stecken weiche, säurearme Birnen, getränkt in frischem Ingwer, um der Empfindlichkeit entgegenzuwirken, sowie Honig für den Hals. Zitronenschalen geben frisches Aroma ohne störende Säure.

2 Tassen Wasser
½ Tasse Honig
6 etwa 2,5 cm große Scheiben geschälter Ingwer
3 lange Streifen Zitronenschale, mit dem Gemüseschäler abgeschält
4 mittelgroße feste, aber reife Birnen (sie sollten bei Druck auf den Stielansatz etwas nachgeben), geschält, geviertelt und entkernt
fettfreier griechischer Joghurt oder laktosefreier Naturjoghurt, zum Servieren

Wasser, Honig, Ingwer und Zitronenschalen in einem mittelgroßen Topf mischen. Zum Köcheln bringen. Deckel auflegen, auf niedrige Temperatur zurückschalten und 10 Minuten köcheln lassen. Birnen hinzufügen, Hitze erhöhen und zum Köcheln bringen. Temperatur herunterschalten und unter gelegentlichem Wenden 4 bis 6 Minuten offen köcheln lassen, bis sie gerade weich sind, wenn sie mit einem kleinen scharfen Messer angestochen werden.

Birnen mit einer Schaumkelle in eine Schüssel geben. Die Flüssigkeit mit den anderen Zutaten etwa 10 Minuten einkochen lassen und auf 1 Tasse reduzieren. Die Mischung über die Birnen gießen. Etwas auskühlen lassen, zudecken und mindestens 2 Stunden zum Kaltwerden in den Kühlschrank stellen. (Kann zwei Tage im Voraus zubereitet werden. Im Kühlschrank aufbewahren.)

Ingwer und Zitronenschalen entfernen. Birnen und den Sirup auf Schalen verteilen. Auf jede Portion einen Klecks griechischen Joghurt setzen und servieren.

Pfirsich-Apfel-Streusel für Zwei

2 Portionen

Pflanzenöl aus der Sprüh-
flasche
1½ Tassen Pfirsichscheiben,
entweder aus der Dose oder
TK, aufgetaut (etwa 1 Tasse,
wenn aufgetaut)
1 Apfel, geschält, geviertelt,
entkernt und schräg in
dünne Scheiben geschnitten
¼ Tasse Schnellkochhafer
(keine Instant-Haferflocken)
2 Esslöffel Mehl oder glutenfreies Mehl
2 Esslöffel brauner unraffinierter Rohrzucker
½ Teelöffel Zimt, gemahlen
¼ Teelöffel Kardamom oder
Ingwer, gemahlen (optional)
Prise Salz
2 Esslöffel ungesalzene Butter, bei Zimmertemperatur

Manchmal hat man einfach Verlangen nach etwas Süßem, doch wenn zu viel von einem fettreichen Dessert verfügbar ist, kann der Beste von uns oft der Versuchung nicht widerstehen und es damit ein wenig übertreiben. Meine Lösung ist eine fettarme Alternative in einer Portion, die gerade groß genug ist, um zwei Naschkatzen zufriedenzustellen. Mit einem Klecks griechischem Joghurt ist das auch ein großartiges Frühstück.

Backofen auf 175°C vorheizen. Zwei Soufflé- oder Auflaufformen von je 1¼ Tasse Fassungsvermögen mit Öl aussprühen. Die Pfirsiche und 1 Tasse von den Äpfeln in einer mittelgroßen Schüssel mischen. Das Obst auf die vorbereiteten Formen verteilen und leicht flach drücken. Hafer, Mehl, Zucker, Zimt, eventuell Kardamom und Salz in dieselbe Schüssel geben und miteinander mischen. Butter zugeben, die trockenen Zutaten und die Butter mit den Händen zu einer krümeligen Masse verarbeiten. In einer gleichmäßigen Schicht auf die Formen verteilen.

35 bis 45 Minuten backen, bis das Obst weich und der Belag knusprig ist. Vor dem Servieren etwas auskühlen lassen.

Anmerkung: Die Zusätze in manchen Marken von Instant-Hafer ergeben statt eines knusprigen Belags eine gummiartige Struktur, suchen Sie daher nach Schnellkochhafer, oder verarbeiten Sie Haferflocken mit der Pulse-Taste in der Küchenmaschine, bis sie zerkleinert, aber nicht pulvrig sind.

Tropischer Biskuit-Sorbet-Kuchen

10 Portionen

Dieses fettarme Dessert wird einfach aus fertigen Zutaten zubereitet, nicht gebacken. Man verwendet einen gekauften, sehr fettarmen Biskuitkuchen und ein von Natur aus fettarmes Sorbet für eine Leckerei mit tropischem Aroma, die nicht schwer im Magen liegt. Eine attraktive Variante ist ein Dessert aus Pfirsich- und Himbeersorbet mit dem Geschmack von Pfirsich Melba; versuchen Sie es auch mit anderen Sorbets, die Sie mögen. Stellen Sie die Sorbets in ihren Behältnissen in den Kühlschrank, bis sie weich genug sind, dass sie sich auf den Kuchen streichen lassen, aber nicht schmelzen. In meinem Kühlschrank braucht das Mango-Sorbet etwa 30 Minuten, um weich zu werden, das Kokos-Sorbet etwa eine Stunde.

300 g Biskuitkastenkuchen
etwa 1¾ Tassen weiches Mango-Sorbet
etwa 1 ¾ Tassen weiches Kokos-Sorbet
2 bis 3 Esslöffel kernlose Beerenmarmelade

Eine etwa 20 x 10 cm große Kastenform mit Frischhaltefolie auslegen. Den Kuchen mit einem gezahnten Messer waagerecht durchschneiden. Die untere Hälfte mit der Schnittfläche nach oben in die vorbereitete Kastenform legen. Jetzt das Mango-Sorbet mit einem Metalllöffel in einer gleichmäßigen Schicht auf den Kuchen streichen. Frischhaltefolie an den Seiten und Enden des Kuchens hochziehen und sanft drücken, um das Sorbet zu glätten. Eine Stunde ins Gefrierfach des Kühlschranks oder in den Gefrierschrank stellen.

Mit einem Metalllöffel das Kokos-Sorbet in einer gleichmäßigen Schicht über das Mango-Sorbet streichen. Die Marmelade auf der Schnittfläche der oberen Kuchenhälfte verteilen, diese vorsichtig auf das Sorbet setzen und sanft andrücken. Frischhaltefolie an den Seiten und Enden des Kuchens hochziehen und an diesen sanft andrücken, um das Sorbet zu glätten. Mit der Folie bedecken und mindestens 6 Stunden gefrieren.

Folie vom gefrorenen Kuchen entfernen und ihn auf eine Servierplatte oder Arbeitsfläche setzen. Die Enden eventuell gleichmäßig zurechtschneiden. Schräg in Scheiben schneiden und servieren.

Anmerkung: Reste halten sich etwa eine Woche gut im Gefrierschrank.

Schokoladen-Bananen-Mousse

6 Portionen

¾ Tasse fettfreie Milch oder eine milchfreie Alternative, etwa Mandelmilch
140 g dunkle Schokolade, gehackt
1½ Esslöffel Zucker oder mehr, je nach Geschmack
1 Teelöffel Vanilleextrakt
Prise Salz
2 reife Bananen. geschält und in große Stücke geschnitten
1 Tasse fettfreier griechischer Naturjoghurt

Dieses himmlische, kräftige Dessert mit dunkler Schokolade passt gut zur Sanften GI-Ernährung. Der griechische Joghurt und die Bananen sorgen für die charakteristische cremige Konsistenz der Mousse ohne das Fett, und die qualitativ hochwertige Schokolade steuert einen großartigen Geschmack bei.

Einen kleinen Topf mit kaltem Wasser ausspülen und abtropfen lassen. Milch hineingeben und erhitzen, bis sie am Topfrand Blasen wirft. Von der Platte nehmen und sofort die Schokolade, 1½ Esslöffel Zucker, Vanille und Salz hinzufügen. Rühren, bis die Schokolade schmilzt. Abkühlen, bis die Soße lauwarm ist.

Die Bananen in einer Küchenmaschine pürieren. Die Schokoladensoße zugießen und untermischen. Den Joghurt in eine mittelgroße Schüssel geben. Die Schokoladen-Bananen-Mischung allmählich einrühren. Probieren und eventuell mehr Zucker zugeben. Servieren oder zudecken und in den Kühlschrank stellen. Hält sich dort 5 Tage.

Anmerkung: Für eine ebenso schmackhafte Milchschokoladen-Version nehmen Sie 2 Tassen griechischen Joghurt; das ergibt 8 bis 10 Portionen.

Fettarme Gewürzkekse mit Kürbis

Ergibt ungefähr 48 Stück

Weiche, kuchenartige Kekse mit weniger Fett und Zucker als üblich, aber großartig im Geschmack. Das Geheimnis ist, dass man einen Teil der Butter durch Kürbis aus der Dose oder aus dem Glas ersetzt. Sie sind so schon wunderbar, aber noch besser, wenn man Schokoraspeln unterhebt. Für eine FODMAP-arme Version verwenden Sie Mehl oder glutenfreies Mehl und ersetzen das Apfelmus durch die gleiche Menge einer zerdrückten reifen Banane.

2¼ Tassen Mehl oder glutenfreies Mehl
1½ Teelöffel Zimt, gemahlen
1 Teelöffel Backpulver
½ Teelöffel Backnatron
½ Teelöffel Salz
½ Teelöffel Ingwer, gemahlen
½ Teelöffel Muskat, gemahlen
½ Tasse ungesalzene Butter, zimmerwarm
½ Tasse brauner unraffinierter Rohrzucker
¾ Tasse Kristallzucker
ca. 425 g Kürbis aus der Dose oder dem Glas
2 große Eier
1 Teelöffel Vanilleextrakt
½ Tasse ungesüßtes Apfelmus
1½ Tassen halbsüße Schokoraspel (optional)

Den Backofen auf 190°C vorheizen. Zwei Backbleche mit Backpapier auslegen, sodass nichts anklebt.

Mehl, Zimt, Backpulver, Backnatron, Salz, Ingwer und Muskat in eine mittelgroße Schüssel geben und mit einem Schneebesen mischen.

Butter und beide Zuckersorten in eine große Schüssel geben. Mit einer Küchenmaschine oder einem Handrührgerät mixen, bis eine helle Creme entsteht. Kürbis, Eier und Vanille hinzufügen und verarbeiten. Das Apfelmus untermischen. Die trockenen Zutaten bei niedriger Geschwindigkeit untermischen. Eventuell Schokoraspel zugeben.

Den Teig mit zwei Esslöffeln in runden Formen etwa 3 bis 4 cm voneinander entfernt auf die vorbereiteten Bleche setzen. Etwa 18 Minuten backen, bis sie sich fest anfühlen und an der Unterseite braun sind, dabei nach der Hälfte der Zeit – etwa nach 9 Minuten – die Bleche in wechseln – das untere nach oben. Plätzchen auf den Blechen 5 Minuten abkühlen lassen. Dann auf Backroste legen und auskühlen lassen.

Anmerkung: Sie halten sich vier Tage bei Zimmertemperatur und lassen sich gut einfrieren.

KAPITEL 13

Die FODMAP-arme Ernährung

Die FODMAP-arme Ernährung stimuliert den Darm kaum, da nicht so viel Gas durch unverdauliche Kohlenhydrate gebildet wird. Diese Ernährung hilft Ihnen eventuell, wenn Sie an bestimmten Arten von Blähbeschwerden leiden, die vom Darm ausgehen.

Das F in FODMAP steht für fermentierbar und bezieht sich auf die potenzielle Fähigkeit eines Nahrungsmittels, Gas zu bilden. FODMAP-arme Nahrungsmittel lassen sich von Darmbakterien nicht besonders gut fermentieren und das bedeutet, dass die Bildung großer Mengen von blähendem Gas unwahrscheinlich ist, selbst wenn die Nahrungsmittel objektiv betrachtet ballaststoffreich sind. Diese Ernährungsform wurde von Ärzten und Ernährungsberatern der Monash University in Australien entwickelt. und hat die Art und Weise der Ernährungstherapie revolutioniert, mit der Kliniker auf der ganzen Welt Patienten mit bestimmten Blähbeschwerden sowie den Symptomen des Reizdarmsyndroms (RDS) und einer entzündlichen Darmerkrankung wie Morbus Crohn unterstützen. Wenn ich an meine erste Zeit als Ernährungsberaterin zurückdenke, als ich die FODMAP-arme Ernährung noch nicht kannte, kann ich gar nicht glauben, wie es mir damals überhaupt gelungen ist, meinen Patienten zu helfen.

Lernen Sie die FODMAP-Familien kennen

FODMAP ist ein Akronym für all die Arten von Nahrungsmitteln, die zu einer übermäßigen Gasbildung im Darm führen können. Sie wissen bereits, wofür das F steht, doch ich halte die nachfolgende Tabelle für sinnvoll, damit Sie sehen, was die anderen Buchstaben bedeuten. Das A in FODMAP steht einfach nur für „und".

Sofern Sie nicht unter einer SIBO leiden, ist es unwahrscheinlich, dass alle FODMAP-Familien Blähbeschwerden sowie eine Gasbildung verursachen und sich allgemein belastend auswirken. Ich hatte beispielsweise Patienten, die alle Bohnen der Welt essen konnten – und sie enthalten viele Galakto-Oligosaccharide (GOS) –, ohne dass sich Gas bildete oder sie Blähbeschwerden bekamen, aber bei Fruktanen (Speicherkohlenhydraten) litten sie ganz fürchterlich!

Wenn Sie auf einer der folgenden Listen ein Nahrungsmittel erkennen, mit dem Sie früher Probleme hatten, dann ist die Wahrscheinlichkeit groß, dass Sie mit den anderen Nahrungsmitteln dieser Familie ebenfalls Probleme haben. Wenn zum Beispiel Weizen bei Ihnen zu Blähbeschwerden und einer reichen Gasbildung führt, Sie aber keine Zöliakie haben, ist es möglich, dass andere Nahrungsmittel mit einem hohen Fruktangehalt ebenfalls problematisch sind. Dazu gehören Zwiebeln und Knoblauch sowie ihre jeweilige Pulverform, Artischocken, Jicama (die Yambohne) sowie alle industriell verarbeiteten Nahrungsmittel, Nahrungsergänzungen oder Süßungsmittel, die den Inhaltsstoff Inulin, einen Ballaststoff, enthalten (er findet sich zum Beispiel im Chicorée).

Wenn Sie andererseits wissen, dass Sie ein spezielles Nahrungsmittel auf dieser Liste problemlos vertragen, werden Sie wahrscheinlich mit den anderen Nahrungsmitteln dieser Familie auch keine Probleme haben. Wenn Ihnen der mannit(ol)reiche Blumenkohl keinen Kummer bereitet, dann können Sie vermutlich auch Pilze, Kaiserschoten und Zuckerschoten ohne Schwierigkeiten essen.

So wie es bei Immobilien immer auf „die Lage" ankommt, ist bei den FODMAPs „die Menge" das oberste Gebot. Mit anderen Worten, wie viel Gas FODMAPs bilden, hängt davon ab, wie viel Sie davon essen. Zum Beispiel enthalten sowohl Weizen als auch Zwiebeln Fruktane, doch in Zwiebeln kommen sie in viel höherer Konzentration vor. Sie haben vielleicht bei einer geringen Menge Weizen – etwa einer oder zwei Scheiben

Brot – keine großen Blähbeschwerden, aber eine geringe Menge Zwiebeln kann zu erheblichen Symptomen führen. Daher schlage ich vor, dass Sie mithilfe der nachfolgenden Listen die Nahrungsmittel einkreisen, die mit größter und mit geringster Wahrscheinlichkeit problematisch für Sie sind, und dann ein wenig experimentieren, um herauszufinden, ob Sie sich eine bestimmte Menge erlauben können.

Wenn sich Laktose als Ihr FODMAP-Problem erweist, können Sie mithilfe des Enzyms Laktase als Ergänzungsmittel die Verträglichkeit von laktosereichen Nahrungsmitteln verbessern. Ist es die Fruktose, hilft Ihnen eventuell das Enzym Xylose-Isomerase als Ergänzungsmittel, allerdings nur dann, wenn das fruktosereiche Nahrungsmittel nicht auch FODMAPs anderer Familien enthält, auf die Sie empfindlich reagieren. Sind Galakto-Oligosaccharide (GOS) Ihr FODMAP-Problem, können Sie die Verträglichkeit mithilfe des Enzyms Alpha-Galaktosidase als Ergänzungsmittel verbessern. In den Kapiteln 9 und 14 wird der Einsatz dieser Ergänzungsmittel ausführlicher besprochen. Leider gibt es keine Enzym-Supplemente zur Verbesserung der Verdaulichkeit von Polyolen (Zuckeralkoholen) oder Fruktanen.

Die 2-Wochen-FODMAP-Eliminationsdiät

Wenn Sie keine Ahnung haben, welche FODMAP-reichen Nahrungsmittel an Ihrer Gasbildung und den Blähbeschwerden beteiligt sind, dann ist es vielleicht am besten, mit einer zweiwöchigen FODMAP-Eliminationsdiät zu beginnen. Zwei Wochen sind genug Zeit, um Ihre Symptome unter Kontrolle zu bekommen, wenn FODMAPs das Problem sind, und wenn Ihr Blähbauch erst einmal verschwunden ist und Sie wissen, dass ein flacher Bauch dadurch zu erreichen ist, dann können Sie damit beginnen, jede FODMAP-Familie jeweils einzeln zu testen, um die problematischen Kohlenhydrate zu identifizieren.

Ich möchte Ihnen nahelegen, FODMAP-reiche Nahrungsmittel während dieser Zeit nicht in die gedankliche Schublade „schlecht" oder „ungesund" einzuordnen, wozu viele meiner Patienten neigen. Manche der gesündesten Nahrungsmittel der Welt haben den höchsten FODMAP-Gehalt und manche der ungesündesten (Kartoffelchips fallen mir da ein) sind FODMAP-arm. Der Stellenwert eines Nahrungsmittels in Bezug auf

Tabelle 13.1: Die FODMAP-Familien und wo man sie findet

Kürzel	Bedeutet	Dazu gehören diese Kohlen-hydratfamilien	Bekannte Nahrungsmittel, in denen sie enthalten sind
O	Oligo-saccharide	Fruktane Galakto-Oligo-saccharide (GOS)	**Fruktane:** Weizen, Gerste Zwiebeln, Knoblauch, Schalotten, Lauch Ballaststoffe vom Chicorée/Inulin Artischocken Topinambur, Yambohne **GOS:** alle Bohnen, Linsen, Kichererbsen, Erbsen, nicht fermentierte Sojabohnen (und Sojamilch) Gemüse aus der Familie der Kreuzblütler: Rosenkohl, Brokkoli, Kohl, Grünkohl Rote Bete
D	Disaccharide	Laktose (Milchzucker)	**Milch und Milchprodukte** Eine ausführlichere Liste von Milch und Milchprodukten finden Sie auf Seite 154.
M	Mono-saccharide	Fruktose	bestimmte Obstsorten die meisten Obstsäfte und Obstsaftkonzentrate Honig, Agavendicksaft industriell verarbeitete Nahrungsmittel, Erfrischungsgetränke und Würzmittel, die mit fruktosereichem Maissirup gesüßt sind Eine ausführlichere Liste von fruktosereichen Nahrungsmitteln finden Sie auf Seite 155.
P	Polyole (Zucker-alkohole)	Alles, was auf -ol endet (wie bereits erwähnt, ist diese Endung im Deutschen nicht zwingend; Anm. d. Übers.) Sorbit(ol), Xylit(ol), Erythrit(ol), Laktit(ol) usw.	**Sorbit(ol):** bestimmte Obstsorten wie Brombeeren, Äpfel, Birnen, Wassermelone, Aprikosen, Pfirsiche, Nektarinen, Pflaumen, Kirschen Avocados (größere Portionen) zuckerfreie Marmeladen/Gelees/Süßigkeiten/Konfekt manche Vitamin-Kautabletten, auch für Kinder und sublinguale (unter die Zunge zu legende) Vitamin B12-Ergänzungsmittel **Xylit(ol):** Zuckerfreie Kaugummis und Süßigkeiten **Mannit(ol):** Pilze Blumenkohl Kaiserschoten und Zuckerschoten kohlenhydratarme/zuckerarme Energieriegel manche Enzym-Ergänzungsmittel als Kau-tabletten **Erythrit(ol):** zuckerarme/Diät-Säfte und Erfrischungsgetränke kalorienarme „gesunde" Eiscreme"in größeren Mengen Süßstoff der Marke Truvia

den FODMAP-Gehalt ist lediglich ein Hinweis auf sein Gasbildungspotenzial, nicht auf seine Nährwertqualität. Ich erwähne das deshalb, weil eine streng FODMAP-arme Ernährung auf sehr lange Sicht vielleicht nicht die gesündeste ist. Deshalb ermuntern diejenigen, die sich diese Ernährungspläne ausdenken, diejenigen, die sie durchführen, ständig dazu, nicht in der Auslassphase steckenzubleiben, sondern einen Schritt weiterzugehen und wieder FODMAP-reiche Nahrungsmittel auszuprobieren.

Viele meiner Patienten, deren Blähbeschwerden vom Darm kommen, fühlen sich nach einer oder zwei Wochen einer FODMAP-armen Ernährung so großartig, dass sie die Grenzen ihrer Nahrungsmittelverträglichkeit gar nicht ausloten wollen, weil sie befürchten, dass die Blähbeschwerden wiederkommen. Es kann zwar verlockend sein, es nach jahrelangem Leiden zu genießen, dass der Bauch nicht mehr gebläht ist, doch Sie sollten sich davon nicht abhalten lassen, jede FODMAP-Familie wieder auszuprobieren, um Ihre individuellen Auslöser herauszufinden. Denken Sie daran: Sie können nötigenfalls immer wieder etwas strenger FODMAP-arm essen. Mein Ziel ist es aber, dass Sie sich so gesund wie möglich und nur so eingeschränkt wie nötig ernähren, um beschwerdefrei zu sein.

Zu Beginn mag es etwas knifflig sein, sich an die FODMAP-arme Ernährung zu gewöhnen, doch das Schöne daran ist, dass Sie nicht ganze Nahrungsmittelgruppen weglassen müssen. Es gibt Obst, Gemüse, Getreide, Milch und Milchprodukte sowie pflanzliche Proteine mit geringem FODMAP-Gehalt, aus denen Sie – zusätzlich zu allen tierischen Proteinen – wählen können.

Obst

Die Obstsorten, die bei einer FODMAP-armen Ernährung am besten vertragen werden, sind diejenigen, die wenig Fruktose und Zuckeralkohole/Polyole enthalten.

Anstatt dieser FODMAP-reichen Obstsorten ...	Versuchen Sie es mit diesem FODMAP-armen Obst
Äpfel Aprikosen Birnen Brombeeren Feigen Granatäpfel Kakifrüchte Kirschen Litschis Mangos Nektarinen Pfirsiche Pflaumen Quitten Wassermelonen	Ananas Bananen Kochbananen Clementinen Erdbeeren Heidelbeeren Himbeeren Kokosnuss Kiwis Mandarinen Cantaloupe-Melonen Honigmelonen Orangen Papayas Rhabarber Trauben Tropische Früchte: Brotfrucht, Drachenfrucht (Pitaya), Guave, Mangostanfrucht, Sternfrucht (Karambole), Passionsfrucht Zitronen, Limonen
getrocknete Früchte: Apfelscheiben Datteln Feigen Goji-Beeren Mangos Pflaumen	bis zu 1 Esslöffel Rosinen oder getrocknete Cranberrys bis zu ¼ Tasse getrocknete Kokosnuss (Raspeln oder Flocken)
Cocktails mit Cranberry-Saft und allen anderen Fruchtsäften und Fruchtnektar-Konzentrationen, die nicht in der rechten Spalte dieser Tabelle gelistet sind	100% reiner Cranberry-Saft, mit Wasser gemischt/mit Zucker gesüßt Limonade, mit „echtem" Zucker gesüßt bis zu ½ Tasse Kokoswasser oder Orangensaft

Gemüse

Patienten, die zu mir kommen und bereits von sich aus FODMAP-arm essen, klagen oft, dass sie zunehmen, weil ihre Ernährung so kohlenhydratlastig ist. Ich erinnere sie dann ganz schnell daran, dass es viele FODMAP-arme Gemüse gibt, die man in einem solchen Fall essen kann, und dass die häufigsten Salatzutaten ebenfalls FODMAP-arm sind.

Der kniffligste Teil bei einer FODMAP-armen Ernährung besteht jedoch darin, die Gemüse aus der Allium-Familie, der Familie der Zwiebelgewächse, zu meiden: Zwiebeln, Knoblauch, Schalotten, Frühlingszwiebeln und Lauch. Zwiebel- und Knoblauchpulver enthalten noch höhere FODMAP-Konzentrationen als die frischen Knollen. Für den Geschmack,

Anstatt dieser Gemüse mit einem höheren FODMAP-Anteil …	Versuchen Sie es mit diesen FODMAP-armen Gemüsen
Artischocken	Auberginen
Avocados (in Portionen > ⅛ einer Frucht auf einmal)	Bambussprossen
	Blattkohl
Rote Bete	grüne Bohnen/ Strauchbohnen/Gartenbohnen
Blumenkohl	
Brokkoli	Endiviensalat
Butternuss-Kürbis, Sommerkürbisse	Frühlingszwiebeln/Schalotten, Schnittlauch, Pflanzenschafte (nur die grünen Teile)
Chayote (aus der Familie der Kürbisgewächse)	
Erbsen	Gurken
Fenchelknollen	Ingwer
Grünkohl	Karotten
Kaiserschoten	Mais
Knoblauch (einschließlich Knoblauchpulver)	Mangold
Kohl	Meeresalgen (Nori)
Lauch	Paprikaschoten, Chilischoten
Okraschoten	Pak Choy (verwandt mit Chinakohl)
Pilze	Rucola
Rosenkohl	Salat, alle Arten
Schalotten/Frühlingszwiebeln	Sojasprossen
Sellerie	Sommerkürbis (gelb, Zucchini)
Spargel	Spinat
getrocknete Tomaten	Tomaten (frisch)
Topinambur	Wasserkastanien
Taro	Winterkürbisse (Eichelkürbis, Kabocha-Kürbis, Spaghetti-Kürbis, Riesenkürbis usw.)
Yambohne	
Yuca/Maniok	Wurzelgemüse: Süßkartoffeln, weiße Kartoffeln, Rüben, Rettich/Radieschen, Steckrüben, Pastinaken, Knollensellerie
Zuckerschoten	
Zwiebeln (einschließlich Zwiebelpulver)	

aber ohne die FODMAPs, verwenden Sie das Grün: die grünen Teile der Frühlingszwiebeln, Schnittlauch und die Schäfte des Knoblauchs. Sie können auch Zwiebel-, Frühlingszwiebel- oder Knoblauchöl herstellen oder kaufen, solange Sie nichts von den Zwiebeln oder dem Knoblauch essen, die Sie in das Öl eingelegt haben, um das Aroma herauszuziehen. Brühe oder Fond, die mit diesen Gemüsen gewürzt wurden, können Sie jedoch nicht verwenden; die FODMAPs mischen sich mit Wasser, aber nicht mit Öl.

Getreide

Entgegen der verbreiteten Ansicht ist eine FODMAP-arme Ernährung nicht glutenfrei. Manche glutenhaltigen Nahrungsmittel sind FODMAP-arm, und viele glutenfreie Getreideprodukte haben einen sehr hohen FODMAP-Anteil. Da Gluten ein Protein ist und alle FODMAPs Kohlenhydrate sind, hat der Glutengehalt eines Nahrungsmittels keinerlei Einfluss darauf, wie viel FODMAP enthalten ist. Da Weizen allerdings Fruk-

Anstatt dieser Getreide mit einem höheren FODMAP-Gehalt ...	Versuchen Sie es mit diesen FODMAP-armen Getreiden
nicht fermentierte Weizen- und Mehlprodukte, unter anderem: Weizenvollkorn- oder Weißbrot, Brötchen, Fladenbrot, Tortillas, Wraps oder Kräcker Weizenkörner Bulgurweizen Teigwaren, Makkaroni und Nudeln (Udon, Lo mein) Couscous kaltes Müsli aus Weizen oder Weizenmehl Weizengrieß oder Wheatena (Vollkornmüsli) Gerste nicht fermentierte Roggen-/Pumpernickelbrote **Industriell gefertigte und glutenfreie Brote, Riegel oder Imbisse,** die Inulin/Ballaststoffe zum Beispiel aus dem Chicorée, Sojamehl oder Sojaprotein-Konzentrat, Bohnenmehl (Linsen, Kichererbsen, Favabohnen u.a.) enthalten	Sauerteigbrot (Weizen, Dinkel oder Roggen) Haferflocken/Hafer/Haferkleie Quinoa Kartoffeln/Kartoffelstärke Reis/Reiswaffeln/Reiscräcker/Reisgrieß Mais/Maistortillas/Tortilla-Chips/Grütze/Polenta Buchweizen/Buchweizenbrei (Kascha) Tapiokastärke Sorghumhirsemehl glutenfreie Brote, Teigwaren, Pizzaböden, Müsli und Mischungen für Pfannkuchen, die keine Zutaten aus der linken Spalte oder FODMAP-reiche Süßungsmittel enthalten

tane enthält, wird auf Ihrem FODMAP-armen Speiseplan wahrscheinlich ziemlich wenig Weizen stehen, er wird aber nicht unbedingt weizenfrei sein.

Proteine, Milch und Milchprodukte

Nur kohlenhydrathaltige Nahrungsmittel können FODMAPs enthalten, daher sind alle Fleisch-, Geflügel- und Fischarten von Natur aus FOD-MAP-frei, es sei denn, sie werden mit FODMAP-reichen Gewürzen zubereitet. Der FODMAP-Gehalt von Milch und Milchprodukten mit tierischen und pflanzenbasierten Proteinen variiert jedoch, da sie außer Proteinen auch einige Kohlenhydrate enthalten.

Statt dieser proteinreichen Nahrungsmittel mit hohem FODMAP-Anteil ...	Versuchen Sie es mit diesen FODMAP-armen Proteinen
Bohnen (alle Sorten: schwarze, weiße, Kidneybohnen, Pintobohnen usw.) Edamame (gekochte Sojabohnen) Linsen Kichererbsen, Hummus Schälerbsen Gemüseburger mit Sojaprotein oder Bohnen Sojamilch	Rindfleisch Schweinefleisch Lamm Huhn Pute Fisch Schalentiere Eier schnittfester Tofu Tempeh (Sojaprodukt) Miso Hanfmilch, Mandelmilch, Kokosmilch
Pistazien Cashewkerne	Erdnüsse, Erdnussbutter Pekannüsse Pinienkerne Macadamianüsse Walnüsse Kastanien Mandeln (höchstens 10 Stück auf einmal) Haselnüsse (höchstens 10 Stück auf einmal) Sonnenblumenkerne Sesamsamen Kürbiskerne Hanfsamen Chiasamen

Statt dieser proteinreichen Nahrungsmittel mit hohem FODMAP-Anteil ...	Versuchen Sie es mit diesen FODMAP-armen Proteinen
Milch	laktosefreie Milch
Joghurt und griechischer Joghurt	laktosefreier Joghurt
Buttermilch	laktosefreier Hüttenkäse
Hüttenkäse	harte/gereifte Käsesorten: Cheddar, Colby-Käse (dem Cheddar ähnlich), Havarti-Käse, Schweizer Käse, Parmesan, Manchegokäse (spanischer Schafskäse), Comté (französischer Hart-Rohmilchkäse), Feta usw.
Ricottakäse	
frischer Mozzarella	
veganer Joghurt/ Käseersatzprodukte aus Erbsenprotein oder Cashewkernen	
	Scheiblettenkäse
	Kokosjoghurt
vegane Proteinpulver, aus Erbsenprotein oder Soja hergestellt	Reis, Hanf- oder Kürbiskernprotein +/- FODMAP-arme Süßungsmittel
Molkeprotein-Konzentrat	Molkeprotein-Isolat +/- FODMAP-arme Süßungsmittel

Süßungsmittel, Gewürze und Würzmittel

Industriell verarbeitete Nahrungsmittel, Erfrischungsgetränke und Würzmittel können große Mengen an FODMAP-reichen Zutaten enthalten, die bei empfindlichen Menschen Blähbeschwerden auslösen. Das Lesen der Zutatenlisten ist wichtig! Seien Sie besonders vorsichtig bei Produkten aus den folgenden Kategorien: Müsliriegel/Proteinriegel/Ballaststoffriegel; Proteinpulver; Proteingetränke; alle abgepackten Nahrungsmittel mit der Kennzeichnung „low carb/kohlenhydratarm", „zuckerfrei" oder „ohne Zuckerzusatz"; kalorienreduzierte Joghurts (z. B. Joghurt light mit 80 Kalorien und griechischer Joghurt mit 100 Kalorien); angeblich „gesunde" Eiscremes (z. B. Marken, die mit 300 Kalorien oder weniger pro 500 ml-Packung werben); glutenfreie Kräcker, Brote und Waffeln; Süßigkeiten, zuckerfreie Kaugummis und Minzbonbons; Erfrischungsgetränke und Limonaden.

Statt dieser Süßungs- und Würzmittel mit einem höheren FODMAP-Anteil ...	Versuchen Sie es mit diesen FODMAP-ärmeren Alternativen
Agavendicksaft	Zucker (eingedampfter Zuckerrohrsaft,
Ballaststoffe aus dem Chicorée	Rohrzucker, Haushaltszucker, Palmzucker)
Feststoffe im Maissirup	Acesulfam-K(alium) (synthetischer,
Erythrit(ol)	hitzebeständiger Süßstoff)
Fruktose, kristalline Fruktose	Aspartam
Obstsaftkonzentrat (z. B. Birnensaftk-	Gerstenmalzsirup
onzentrat usw.)	Naturreissirup
Maissirup mit hohem Fruktoseanteil (HFCS)	brauner Zucker
Honig	Dextrose
Inulin	Glukose
Invertzucker	Ahornsirup (100% natürlich)
Laktit(ol)	Melassen
Laktose	Saccharin
Mannit(ol)	Stevia (Reb-A; Rebaudiosid A, süßester
Sorbit(ol)	Bestandteil der Steviapflanze; Anm. d.
Truvia (Marke; natürliches Süßungsmittel	Übers.)
auf Steviabasis)	Sucralose
Xylit(ol)	Senf
Yaconsirup (Yacon ist eine südamerikani-	Mayonnaise
sche Pflanze)	Essig (alle Sorten)
Ketchup	Zitronen-/Limettensaft
Salsa	Worchestershire Soße
Guacamole	Fischsoße
Pesto	Sojasoße
Sriracha-Sauce (scharfe Chilisoße)	Austernsoße
Sofrito (aromatische Würzsoße)	Misopaste
Knoblauchmayonnaise	Sesamöl
peruanische gelbe Chilipaste (Aji Amarillo)	Tabasco (sehr scharfe Soße)
Marinarasoße (gekochte Pizzasoße, enthält	alle getrockneten Gewürze außer Zwiebel-
Zwiebeln und Knoblauch)	und Knoblauchpulver und Mischungen, in
Barbecue-Soßen/Grillsoßen	denen eines oder beide enthalten sind
handelsübliche Salatsoßen	
Brühen und Fonds	alle frischen/getrockneten Kräuter
Zwiebelpulver	frische Chilischoten (alle Sorten)
Knoblauchpulver	Butter
Mrs. Dash Würzen	alle Öle
Goya Adobo Würze (spanische Würze)	
Sazón Goya Würze (flüssige Würzmischung)	
Brühwürfel und körnige Brühe	

Beispiel für einen Tagesplan bei FODMAP-armer Ernährung

Da zu einer FODMAP-armen Ernährung alle Nahrungsmittelgruppen gehören, können Sie den Speiseplan auch an Ihre bevorzugte Art zu essen anpassen, wie die folgenden Beispiele nahelegen.

	Beispiel für einen vegetarischen Essensplan	Beispiel für einen Essensplan mit Mischkost	Beispiel für einen Essensplan nach Paläo-Art	Beispiel für einen glutenfreien Essensplan
Frühstück	einfache Haferflocken mit gehackten Mandeln, Chiasamen oder Kürbiskernen Heidelbeeren Zimt 100% natürlicher Ahornsirup nach Geschmack	Haferring-Frühstücksflocken laktosefreie Milch oder Mandelmilch Banane oder Erdbeeren	Frühstücks-Würstchen Smoothie aus: Kokosmilch Hanfprotein Banane 1 Esslöffel Mandelbutter Kakaopulver	griechisches Omelett: Eier Spinat Tomate Feta, zerkrümelt Salz/Pfeffer mit glutenfreiem Knäckebrot
Mittagessen	vegetarischer Burger in einer Naturreis-Tortilla oder einer anderen glutenfreien Tortilla, belegt mit Salat, Tomate, Senf oder anderem vegetarischen Aufstrich) Pommes frites aus Süßkartoffeln als Beilage (auch aus der Tiefkühltruhe)	Thunfisch-Sandwich mit Sauerteigbrot Mayonnaise oder Senf, Salat, Tomate Babykarotten als Beilage Trauben	Sushi (in Gurkenstreifen statt in Reis gerollt) Sashimi-Stücke (japanische Zubereitungsart von rohem, sehr frischem Fisch und Meeresfrüchten; bei uns in guten Fischgeschäften zu bekommen; Anm. d. Übers.) Ananas und Cantaloupe-Melone	Salat mit folgenden Zutaten zur Wahl: Spinat, Romana-Salat, Eisbergsalat Karotten, Gurken, Tomaten, Paprikaschoten, Mais gebratener Kürbis hart gekochtes Ei, Thunfisch, gegrilltes Huhn Sonnenblumenkerne ca. 30 g geriebener gereifter Käse (z. B. Cheddar) Öl und Essig oder Zitronensaft, Salz und Pfeffer

	Beispiel für einen vegetarischen Essensplan	Beispiel für einen Essensplan mit Mischkost	Beispiel für einen Essensplan nach Paläo-Art	Beispiel für einen glutenfreien Essensplan
Abendessen	schnittfester Tofu oder Tempeh Naturreis in der Pfanne zubereitet: Pak Choy, Paprikaschote, Karotte, grüne Bohnen, Sojasprossen gewürzt mit Ingwer, Frühlings-Zwiebeln, Sojasoße, Olivenöl mit Knoblaucharoma Sesamsamen	Gegrillte Hühnerbrust Ofenkartoffel gekochter Spinat (ohne Knoblauch) Gartensalat (Kopfsalat, Karotten, Gurke, Tomate) mit Rotweinessig, Olivenöl, Salz und Pfeffer	Zucchini-„Nudeln" mit dem Spiralschäler geschnitten Puten-Bolognese (Putenhackfleisch, stückige Tomaten, Kräuter, Olivenöl mit Knoblaucharoma, Rotwein) bestreut mit Bierhefe/Nährhefe	Brathuhn aus dem Ofen/vom Spieß Quinoa gekochte grüne Bohnen (Butter/Salz)
Alternativen für den Imbiss	Erdnüsse dunkle Schokolade Tortilla Chips Sorbet aus Beerenfrüchten, Zitrone oder Schokolade, gesüßt mit echtem Zucker	Orange oder Kiwis Cheddarkäse-Stange Reiswaffeln mit Butter aus Sonnenblumenkernen glutenfreie Kekse	Kochbananen-Chips Kürbiskerne, Walnüsse oder Sonnenblumenkerne Hart gekochte Eier Kokosmakronen oder Meringue (mit Ahornsirup statt Honig zubereitet)	Popcorn Original Mary's Gone Cracker Banane/Erdnussbutter Laktosefreie Eiscreme

Das Wiedereinführen von Nahrungsmitteln mit einem höheren FODMAP-Anteil

Angenommen, Ihre Blähbeschwerden sind im Laufe der beiden Wochen, in denen Sie sich FODMAP-arm ernährt haben, viel besser geworden, dann ist es an der Zeit, die Ernährung genauer auszutesten. Stellen Sie mithilfe von Tabelle 13.1 fest, welche Nahrungsmittel zu welcher FOD-MAP-Familie gehören und wählen Sie jeweils eine Familie zum Ausprobieren aus. Testen Sie am ersten Tag eine „normale" Portion eines Nahrungsmittels aus dieser Familie zum Frühstück oder Mittagessen, warten Sie dann ab und beobachten, ob Sie bis zum Zubettgehen irgendwelche Ihrer charakteristischen Gasbildungs- oder Blähbeschwerden bekommen. (Nehmen Sie an diesem Tag bei den restlichen Mahlzeiten nur FOD-MAP-arme Nahrungsmittel zu sich, um ein eindeutiges Ergebnis für das ausgewählte Nahrungsmittel zu bekommen.) Wenn es für dieses Nahrungsmittel Entwarnung gibt, nehmen Sie am zweiten Tag bei der gleichen Mahlzeit eine zweite Portion eines Nahrungsmittels aus derselben Familie dazu und beobachten, ob Ihre Blähbeschwerden bis zum Zubettgehen gut unter Kontrolle bleiben. Wenn beide Tests problemlos verlaufen, bedeutet das, dass diese FODMAP-Familie wahrscheinlich kein Problem für Sie darstellt und Sie es mit einer anderen Familie versuchen können. Geht es Ihnen am ersten Tag gut, aber am zweiten Tag kommt es zur Gasbildung und zu Blähbeschwerden, dann haben Sie gegenüber dieser FODMAP-Familie eine mittelgradige Unverträglichkeit. Sie sollten bei diesen Nahrungsmitteln also einfach auf die Portionsgrößen achten, aber Sie brauchen sie nicht vollkommen zu meiden. Wenn Sie sich schon nach dem ersten Tag elend fühlen und Blähbeschwerden haben, haben Sie eine Kohlenhydratintoleranz herausgefunden. Halten Sie sich ein paar Tage lang weiter an Ihre FODMAP-arme Ernährung, bis es Ihnen wieder gut geht, und testen Sie dann die nächste FODMAP-Familie.

Rezepte für eine FODMAP-arme Ernährung

Es gibt ganze Kochbücher, die sich mit der FODMAP-armen Ernährung befassen, doch diese besonders zusammengestellte Auswahl an Rezepten soll Ihnen helfen, sich an eine eingeschränktere Nahrungsmittelauswahl anzupassen und sich dabei so vielseitig und schmackhaft wie möglich zu ernähren.

Vorbemerkung der Übersetzerin zu den Rezepten:

Die im englischen Sprachraum übliche Mengenbezeichnung „Tasse" entspricht für Flüssigkeiten etwa 236 ml, ist also etwas weniger als ¼ l.

Das gilt für Flüssigkeiten. Bei Zutaten, die man sonst nach Gramm verwendet, empfehle ich folgenden Trick: Halten Sie eine „Maßtasse" in Ihrer Küche parat, an der Sie die Höhe von knapp 250 ml markieren und sich dann daran orientieren.

Griechische Frittata/Griechisches Omelett

4 Portionen

Die FODMAP-arme Ernährung darf durchaus Milch und Milchprodukte enthalten; Feta und Parmesan enthalten vernachlässigbare Mengen an Laktose und werden im Allgemeinen gut vertragen, selbst in den in diesen Rezepten zubereiteten Portionen. Frittatas sind ein großartiger Brunch und eignen sich sogar für ein leichtes Abendessen, insbesondere mit Salat, und die Kombination von schmelzendem Fetakäse, sautierten Paprikaschoten, Baby-Spinat, den man im Topf oder in der Pfanne nur kurz zusammenfallen lässt, und weichen Rühreiern ist wunderbar. Dieses Rezept ist auch für Menschen eine gute Wahl, die sich nach der Sanften GI-Ernährung richten (Kapitel 12).

Die Eier, ⅔ Tasse vom Feta, Parmesan, ¼ Tasse Frühlingszwiebeln, Oregano, ¼ Teelöffel Salz und eine großzügige Menge Pfeffer in einer gro-

ßen Schüssel mischen. Mit dem Schneebesen aufschlagen.

Einen Esslöffel des Öls in einer schweren beschichteten Pfanne von ca. 25 cm
Durchmesser bei mittlerer Temperatur erhitzen. Paprikaschoten hinzufügen, mit Salz
und Pfeffer bestreuen und unter gelegentlichem Rühren etwa 10 Minuten lang sautieren, bis sie weich sind. Spinat hinzufügen
und etwa 1 Minute rühren, bis er zusammengefallen ist.

Den restlichen Esslöffel Öl in die Pfanne
geben, dann die Eiermischung zugeben.
Vorsichtig rühren, um sie gleichmäßig zu
verteilen. Temperatur auf untere Mittelhitze
zurückschalten. Die restliche ⅓ Tasse des
Fetakäses über die Eier streuen. Deckel auflegen und etwa 8 Minuten garen, bis die Ei-
masse fast fest, aber in der Mitte noch
weich ist.

Inzwischen die Grillfunktion im Backofen vorheizen.

8 große Eier
1 Tasse Fetakäse (etwa
230 g), zerbröckelt, aufgeteilt
¼ Tasse Parmesankäse, frisch
gerieben
¼ Tasse vom Grün der Frühlingszwiebeln plus mehr zum
Garnieren
½ Teelöffel getrockneter
Oregano, zerrieben
¼ Teelöffel grobes nicht
raffiniertes Salz, bei Bedarf
auch mehr
Pfeffer aus der Mühle
2 Esslöffel Olivenöl extra
vergine
1½ rote Paprikaschoten,
entkernt, in gut 1 cm große
Stücke geschnitten
2 Tassen (dicht gepackt)
Baby-Spinat (etwa 85 g)

Die Frittata ca. 2 Minuten grillen, bis die Eier aufgehen, die Mitte
auf Druck nachgibt, aber kein Loch entsteht und die Oberseite zu bräunen beginnt. Die Frittata mit einem elastischen Gummispatel an den
Rändern lösen. Auf eine Platte gleiten lassen. Mit dem zusätzlichen
Grün von den Frühlingszwiebeln garnieren. Vierteln und heiß, warm
oder bei Zimmertemperatur servieren.

Sauerteigtoast mit Mangold und Eiern

4 Portionen

4 Scheiben Sauerteigbrot (Weizen oder Dinkel)
3 Esslöffel Olivenöl extra vergine, plus mehr für den Toast
1 Prise rote Paprikaflocken
1 großer oder zwei mittelgroße Bund (insgesamt ca. 500 g) Mangold ohne Stiele, gehackt
grobes nicht raffiniertes Salz
schwarzer Pfeffer aus der Mühle
¼ Tasse Wasser
4 Eier
Parmesan, frisch gerieben (optional)

Noch besser als Toast und Eier ist ein Sauerteigtoast mit sautiertem Grüngemüse, Eiern und Käse. Anders als allgemein angenommen ist die FODMAP-arme Ernährung nicht glutenfrei (obwohl Sie glutenfreies Brot verwenden können, wenn Sie Gluten aus anderen Gründen meiden). Weizenprodukte, die einem langen Gärprozess ausgesetzt werden – wie Sauerteigbrote –, haben daher einen geringen FODMAP-Anteil und werden im Allgemeinen von Menschen gut vertragen, die normalerweise mit Weizenprodukten Probleme haben. Wenn Sie es pikanter möchten, garen Sie, bevor Sie die Paprikaflocken hineingeben, zwei Knoblauchzehen im Öl, bis sie braun zu werden beginnen und entsorgen sie dann.

Das Brot toasten. Mit Olivenöl einpinseln und im Backofen bei geringer Temperatur warmhalten.

In einer schweren, großen beschichteten Pfanne 3 Esslöffel Öl bei oberer Mittelhitze heiß machen. Paprikaflocken hineingeben und 20 Sekunden garen. Mangold zugeben und mit Salz und schwarzem Pfeffer bestreuen. Unter Rühren, um ihn mit dem Öl zu benetzen, 1 Minute garen. ¼ Tasse Wasser zugießen. Deckel auflegen und unter gelegentlichem Rühren etwa 5 Minuten garen, bis der Mangold weich ist. Mit Salz und schwarzem Pfeffer abschmecken.

Temperatur auf untere Mittelhitze zurückschalten. Mit einem Holzlöffel 4 Vertiefungen in die Mangoldmischung machen. Jeweils ein Ei in jede Vertiefung setzen und mit Salz und Pfeffer bestreuen. Deckel auflegen und 2 bis 4 Minuten garen, bis die Eiweiße fest sind. Die Toastscheiben auf vier Teller verteilen und mit einem Pfannenwender je ein Ei mit dem Mangold darauf verteilen. Nach Wunsch mit Käse bestreuen und sofort servieren.

Knuspermüsli mit Kürbiskernen und Kokosnuss (ohne Nüsse)

ergibt etwa 8 Tassen
(ca. 24 Portionen zu je ⅓ Tasse)

3 Tassen glutenfreie Haferflocken
1 Tasse gepuffte Hirse oder Puffreis
1 Tasse ungesüßte Kokoschips
½ Tasse rohe Sonnenblumenkerne
½ Tasse rohe Kürbiskerne
¼ Tasse brauner Zucker
2 Teelöffel Zimt, gemahlen
⅓ Tasse Rapsöl
¼ Tasse reiner Ahornsirup (vorzugsweise dunkler)
2 Teelöffel Vanilleextrakt
½ Teelöffel grobes, nicht raffiniertes Salz

Auf dieses Müsli mit seiner nahezu süchtig machenden Ausgewogenheit zwischen salzig und gerade süß genug ist meine Familie ganz versessen; ich mache jede Woche die doppelte Menge des Rezepts davon. Es enthält viele Ballaststoffe aus Vollkorn, Kernen und der Kokosnuss sowie wenig Zucker (nur 5 g pro Portion von ⅓ Tasse oder ein kleines bisschen weniger als 1 Teelöffel). Die Nüsse habe ich weggelassen, damit es allergenfrei bleibt und problemlos für die Schulpause mitgenommen werden kann; ich schätze, Ihre Kinder haben es ebenso gerne dabei wie meine. Gepuffte Hirse und Puffreis sorgen für den angenehmen Knusperfaktor und die Leichtigkeit, schauen Sie jedoch nach Müslis mit nur einem einzelnen Getreide und nicht gemischten. Man kann das wunderbar mit einer Milch nach Wahl und frischen Beeren servieren.

Backofen auf 150 °C vorheizen. Haferflocken, Hirse, Kokoschips, Sonnenblumenkerne, Kürbiskerne, braunen Zucker und Zimt in eine große Schüssel geben und gleichmäßig vermischen. Öl, Ahornsirup und Vanille hinzufügen und so mischen, dass sie sich gleichmäßig mit den trockenen Zutaten verbinden. Salz hineingeben.

Das Müsli auf ein großes Backblech mit Rand streichen. Etwa 30 Minuten im Backofen belassen, bis es goldbraun ist und die Küche nach den Zutaten duftet, dabei einmal umrühren und sorgsam darauf achten, dass die Kokosnusschips nicht zu braun wird. Aus dem Backofen nehmen. Vollständig auskühlen lassen.

In ein Behältnis mit Deckel geben. Das Müsli bleibt mindestens eine Woche frisch.

Quinoa-Brei – ganz nach Ihrem Geschmack

4 Portionen

Brei
1 Tasse weißer Quinoa
1½ Tassen laktosefreie Milch oder milch- und sojafreie Sorten wie etwa Kokosmilch-Trank oder Mandelmilch-Trank
½ Tasse Wasser
2 große Prisen Salz oder nach Geschmack
½ Teelöffel Zimt, gemahlen

Einige Ideen zum Servieren mit
gemahlenem Kardamom
gemahlenem Muskat
Butter
laktosefreier Milch oder milch- und sojafreien Sorten wie etwa einem Kokosmilch- oder Mandelmilch-Getränk
Kokosmilch aus der Dose
braunem Zucker, Zucker, Ahornsirup
frischen Heidelbeeren, Himbeeren oder Erdbeeren oder Bananenscheiben
Walnüssen, Pekannüssen, Mandeln, angerösteten Kokosraspeln
Kürbiskernen, Sonnenblumenkernen
geschrotetem Leinsamen, Chiasamen, Hanfsamen

Dies ist eine sättigende und leicht zuzubereitende Alternative zu den Haferflocken, die vorgekocht und dann wieder erhitzt werden. Quinoa, die Basis dieses wärmenden Frühstücks, ist äußerst nahrhaft, glutenfrei und hat einen leicht nussigen und erdigen Geschmack. Ich biete eine ganze Menge schmackhafte Dinge an, die man dazugeben kann, sodass sich das Rezept ganz individuell gestalten lässt. Das heiße Getreide mit Kokosmilch aus der Dose zu übergießen und braunen Zucker, Heidelbeeren und angeröstete Kokosraspeln dazuzugeben, ist eine sehr beliebte Variante.

Brei: Quinoa in einen kleinen Topf geben. Etwa 5 cm hoch mit Wasser bedecken und unterrühren. Etwa 2 Minuten stehen lassen. Nochmals rühren und dann über ein Sieb gut abtropfen lassen. Quinoa wieder in den Topf geben. 1 Tasse laktosefreie Milch oder andere Milchart, ½ Tasse Wasser sowie Salz und Zimt zugeben. Zum Kochen bringen. Deckel auflegen, auf niedrige Temperatur zurückschalten und etwa 12 Minuten kochen, bis die Quinoa weich ist und die meiste Flüssigkeit aufgenommen hat. Die restliche ½ Tasse Milch untermischen. (Kann drei Tage im Voraus zubereitet werden. In ein luftdichtes Behältnis geben und im Kühlschrank aufbewahren. Vor dem Servieren gewünschte Menge des Breis in Mikrowellengeschirr geben, Deckel auflegen und etwa 1½ Minuten in der Mikrowelle oder direkt in einem beschichteten Topf auf dem Herd erhitzen.)

Servieren: Den Brei auf vier Schalen verteilen, entsprechende Garnierungen wählen und servieren.

Sämige Polenta mit Ratatouille

4 Portionen

Probieren Sie dieses Rezept, wenn die Sommergemüse Hochsaison haben. Die Zubereitung ist nicht zeitaufwendig, denn die Polenta mit Basilikum und Parmesan gart in der Mikrowelle, während das Ratatouille auf dem Herd köchelt. Feste, makellose Auberginen sind nicht bitter und müssen nicht „schwitzen" (gesalzen werden) und abtropfen, bevor sie in den Topf kommen. Restliches Ratatouille kann mit Scheiben von Sauerteig-Baguette als Appetithäppchen, in Omeletts oder als Beilage zu Brathuhn oder Grillfisch serviert werden.

Dieses Rezept ist auch für Menschen eine gute Wahl, die sich nach der Sanften GI-Ernährung richten (Kapitel 12).

Ratatouille: Das Öl in einem schweren, großen Schmortopf bei unterer Mittelhitze heiß machen. Knoblauch zugeben und unter gelegentlichem Rühren etwa 4 Minuten garen, bis er duftet und zu bräunen beginnt, dann verwerfen. Aubergine, Zucchini und Paprikaschoten in den Topf geben. Großzügig mit Salz und Pfeffer bestreuen und 5 Minuten sautieren. Tomaten untermischen. Deckel auflegen und unter gelegentlichem

Ratatouille
3 Esslöffel Olivenöl extra vergine
4 Knoblauchzehen
1 Aubergine (ca. 625 g), ungeschält, nicht entkernt, in ca. 2 bis 2½ cm große Stücke geschnitten
500 g Zucchini, Enden abgeschnitten, in ca. 2 bis 2½ cm große Stücke geschnitten
2 rote Paprikaschoten, ohne Stil, Samen entfernt, in ca. 2 bis 2½ cm große Stücke geschnitten
grobes nicht raffiniertes Salz
Pfeffer aus der Mühle
500 g große Flaschentomaten, halbiert, Saft ausgedrückt, gehackt
½ Tasse Grün von Frühlingszwiebeln, in Ringe geschnitten
1 Esslöffel Tomatenmark*
½ Tasse frisches Basilikum, gehackt
2 Esslöffel Rotweinessig

* Suchen Sie nach Tomatenmark ohne Honig, Fruktose, oder Maissirup mit hohem Fruktoseanteil auf der Zutatenliste.

Polenta
4 ½ Tassen Wasser
1 Tasse Polenta (grober Maisgrieß)
2 Esslöffel Olivenöl extra vergine
1 Teelöffel grobes nicht raffiniertes Salz
Pfeffer aus der Mühle
½ Tasse frisch geriebener Parmesankäse
¼ Tasse frisches Basilikum, gehackt

Rühren etwa 30 Minuten bei Mittelhitze köcheln lassen, bis das Gemüse weich ist.

Deckel abnehmen, das Grün der Frühlingszwiebeln und Tomatenmark hinzufügen und unter gelegentlichem Rühren etwa 3 Minuten köcheln lassen, bis die Masse andickt. Basilikum und Essig zugeben. Mit Salz und Pfeffer abschmecken.

Inzwischen die Polenta zubereiten: Wasser, Polentagrieß, Olivenöl, Salz und Pfeffer in einem großen Mikrowellengefäß mischen, in die Mikrowelle geben und bei hoher Einstellung 5 Minuten garen. Sorgfältig umrühren. Weitere 5 Minuten bei hoher Einstellung garen. Gut umrühren. Nochmals 5 Minuten bei hoher Einstellung garen. Wieder gut umrühren. Weitere 5 Minuten bei hoher Einstellung garen. Aus der Mikrowelle nehmen und den Käse sowie das Basilikum untermischen. (Sie können die Polenta auch ganz klassisch im Topf zubereiten, was nicht länger dauert, Anm. d. Übers.)

Die Polenta auf vier Teller verteilen. Ratatouille darüber geben und servieren.

Chia-Pudding mit Chai

4 Portionen

Dem wohltuenden und sättigenden, aromatischen, nach indischen Gewürzen duftenden Pudding werden Sie schwer widerstehen können. Ein wenig Kokosmilch (nicht zu verwechseln mit dem Kokosmilchgetränk, einem milchfreien Ersatz, der für dieses Rezept auch gebraucht wird), gibt dem Pudding die erwünschte cremige Konsistenz, und die Teebeutel mit Chai Tee, die in den meisten größeren Lebensmittelgeschäften, in jedem Fall aber in Teeläden zu bekommen sind, steuern einen interessanten Geschmack bei. Wenn man ihn mindestens am Abend vorher zubereitet, ist er ein perfektes Frühstück zum Mitnehmen und wäre auch großartig als Imbiss, der gerade süß genug für die Gelüste ist, die sich am Nachmittag einstellen. Garnieren Sie jede Portion mit erlaubtem Obst nach Wahl; Nüsse und/oder Kerne machen ihn zusätzlich nahrhaft. Hier ein paar von unzähligen Möglichkeiten: Orangen mit Mandeln, Bananen mit Walnüssen, Himbeeren mit dunklen Schokoladenraspeln.

Teebeutel und Orangenschale in einen Messbecher von 2 Tassen Fassungsvermögen (ca. ½ l) geben. Eine halbe Tasse kochendes Wasser hinzufügen und 5 Minuten ziehen lassen. Teebeutel und Orangenschale entfernen, dabei die Beutel in den Messbecher ausdrücken. Genügend Kokosmilchgetränk hinzufügen, um 2 Tassen Flüssigkeit zu erhalten. In eine mittelgroße Schüssel gießen und die Kokosmilch, Sirup und Vanille untermischen. Chiasamen unterrühren. Dann 5 bis 8 Minuten stehenlassen. Gut vermischen, um alle Chia-Klümpchen aufzulösen. Deckel auflegen und mindestens 4 Stunden, vorzugsweise über Nacht, in den Kühlschrank stellen. (Kann drei Tage im Voraus zubereitet werden. Kühl halten.)

3 Teebeutel Chai
1 gut 2 cm langen Streifen Orangenzeste
½ Tasse kochendes Wasser
ca. 1½ Tassen Kokosmilchgetränk oder ein milch- und sojamilchfreier Ersatz
½ Tasse Kokosmilch aus der Dose, gut verrührt
3 Esslöffel reiner Ahornsirup (vorzugsweise dunkler)
¼ Teelöffel Vanilleextrakt
½ Tasse Chiasamen
geschnittenes Obst, etwa Orange, Papaya, Banane oder frische Himbeeren
Nüsse, Samen/Kerne, dunkle Schokoladenraspel usw.

Den Pudding gut durchrühren und auf vier Schalen verteilen. Mit Obst und Nüssen oder Samen/Kernen garnieren.

Nizza-Salat nach asiatischer Art

4 Portionen

Dank Fisch, hart gekochter Eier und Kartoffeln wird diese asiatische Variante eines klassischen mediterranen Salates zu einem vollkommen sättigenden Abendessen. Der Balsamicoessig mag in einem asiatischen Dressing überraschen, doch er erinnert an den traditionellen schwarzen chinesischen Essig und schmeckt in Verbindung mit Ingwer und Sesamöl himmlisch. Ich brate frischen Thunfisch kurz an, wobei das Innere fast roh bleibt, doch wenn Sie Fisch lieber durchgegart mögen, braten Sie ihn einfach noch 1 oder 2 weitere Minuten auf jeder Seite. Ihre Mahlzeit

1 Teelöffel Dijonsenf
2 Esslöffel Balsamicoessig
7 Esslöffel Rapsöl, aufgeteilt
2 Esslöffel asiatisches (geröstetes) Sesamöl
1 Esslöffel frischer Ingwer, geschält und fein gehackt
grobes nicht raffiniertes Salz
Pfeffer aus der Mühle
ca. 350 g (kleine festkochende Kartoffeln oder ebensolche rote Kartoffeln), halbiert oder geviertelt mit dünner Schale
ca. 340 g grüne Bohnen, harte Enden abgeschnitten, Fäden, falls vorhanden abziehen
¼ Tasse geröstete Sesamsamen
500 g Thunfisch (ca. 2, ½cm dick)
500 g Baby-Pak Choy, schräg geschnitten
1 Tasse Kirschtomaten, halbiert
2 hart gekochte Eier, geviertelt

kommt schnell und mühelos auf den Tisch, wenn Sie alle Zutaten fertig zubereiten, bevor Sie den Fisch in der Pfanne anbraten.

Den Senf in eine kleine Schüssel geben. Essig mit dem Schneebesen einrühren sowie allmählich 6 Esslöffel Rapsöl und das Sesamöl unterschlagen. Ingwer dazu mischen. Dressing mit Salz und Pfeffer abschmecken.

Die Kartoffeln in einen großen Topf geben. Wasser aufgießen, bis die Kartoffeln gut bedeckt sind, und salzen. Zum Kochen bringen. 12 bis 15 Minuten kochen, bis sie gerade weich sind, wenn man mit einem kleinen scharfen Messer einsticht. Mit einem Schaumlöffel in eine große, flache Salatschale legen und abkühlen lassen. Ob Sie die Kartoffeln mit oder ohne Schale essen, bleibt Ihnen überlassen. Die grünen Bohnen im Kartoffelwasser etwa 4 Minuten kochen, bis sie weich, aber noch knackig sind. Den Kochvorgang durch Zugießen einer Schüssel mit Eiswasser unterbrechen. Gut abtropfen lassen. 2 Esslöffel Dressing über die Kartoffeln geben und sie darin schwenken.

Sesamsamen auf einen kleinen Teller geben. Den Fisch auf beiden Seiten salzen und pfeffern, dann mit dem Sesam „panieren", gut andrücken, damit er hält. Den restlichen Esslöffel Rapsöl in einer schweren, großen Pfanne bei hoher Temperatur erhitzen. Thunfisch hineinlegen und 2 Minuten pro Seite scharf anbraten. Auf ein Schneidbrett legen.

Die grünen Bohnen, Pak Choy und die Tomaten zu den Kartoffeln geben. ⅓ Tasse Dressing darüber gießen und schwenken. Thunfisch in Scheiben schneiden und auf dem Gemüse anrichten, mit dem restlichen Dressing beträufeln. Den Salat mit je ¼ Ei garnieren und servieren.

Thailändischer Rindfleischsalat

4 Portionen

Dünn geschnittenes Steak, knackige Gurken, die Aromen von Minze und Basilikum, ein Limettendressing mit Chili zusammengemischt in einer farbenfrohen und sättigenden Salatmahlzeit. Wenn das rote Fleisch die Garnierung und nicht die Hauptattraktion auf Ihrem Teller ist, können Sie das Beste aus beiden Welten bekommen: eine großartige Eisen- und Proteinquelle in einer Mahlzeit, die in den größeren Rahmen Ihrer gesundheitlichen Ziele passt. Hühnerbrustfilets wären jedoch genauso gut. Das Fleisch liegt in der Marinade, während die anderen Zutaten vorbereitet werden, und wird dann kurz gegrillt, die perfekte schnelle Küche für ein Abendessen unter der Woche.

Rindfleisch: Fischsoße, Sesamöl, Sojasoße, Zucker und eine großzügige Menge Pfeffer in eine kleine gläserne Auflaufform geben. Rühren, bis sich der Zucker auflöst. Das Fleisch hineinlegen und wenden, damit es überall bedeckt ist. Während der Zubereitung des Salats in der Marinade belassen.

Salat: Öl, Limettensaft, Chilis, Fischsoße und Zucker in eine kleine Schüssel geben. Das Dressing mit Salz und Pfeffer abschmecken. Blattsalat, Gurken sowie Basilikum und Minzblätter in einer großen Salatschüssel mischen.

Backofenrost so hoch einschieben, dass das Fleisch nahe (etwa 10 cm) an den Heizspiralen ist, auf Grillen einstellen und vorheizen. Rindfleisch auf ein Backblech mit

Rindfleisch

1 Esslöffel asiatische Fisch- oder Sojasoße
1 Esslöffel asiatisches (geröstetes) Sesamöl
1 Esslöffel Sojasoße
¾ Teelöffel Zucker
Pfeffer aus der Mühle
ca. 500 bis 625 g Kronfleisch (beef skirt steak), Flap Steak (aus dem unteren Rippenbereich zwischen Flanke und Rinderbrust) oder Flank Steak aus dem hinteren, unteren Bauchteil (Flanke/unterer Rippenbereich) des Rindes, in Streifen von etwa 20 cm Länge geschnitten.

Salat

3 Esslöffel Rapsöl
3 Esslöffel frischer Limettensaft
1½ bis 2 Serrano-Chilis, entkernt und fein gehackt
1 Esslöffel asiatische Fisch- oder Sojasoße
¾ Teelöffel Zucker
grobes nicht raffiniertes Salz
Pfeffer aus der Mühle
1 Kopf roter Blattsalat, in mundgerechte Stücke zerpflückt

ca. 350 g Sojasprossen (etwa 4 Tassen)
4 Schlangengurken, der Länge nach halbiert und quer in Scheiben geschnitten
1 Tasse frische Basilikumblätter
½ Tasse Minzblätter
⅓ Tasse Grün von Frühlingszwiebeln
3 Esslöffel gesalzene geröstete Erdnüsse, grob gehackt

Rand oder in eine Grillpfanne legen. Von jeder Seite etwa 2½ Minuten grillen, bis es medium ist. Rindfleisch 5 Minuten ruhen lassen.

Dressing zum Salat geben und schwenken. Auf vier Teller verteilen. Das Rindfleisch schräg in dünne Scheiben schneiden. Auf die Salatportionen verteilen. Fleischsaft aus der Pfanne mit dem Löffel über das Fleisch träufeln. Mit dem Grün der Frühlingszwiebeln und Erdnüssen bestreuen und servieren.

FODMAP-arme Brühe

ergibt knapp 2½ l Brühe und 3 bis 4 Tassen gegartes Hühnerfleisch

ca. 1,5 bis 2 kg Hühnerteile oder ein ganzes Masthähnchen
2 Esslöffel Olivenöl, extra vergine
4 Knoblauchzehen
1 große Zwiebel, geschält und geviertelt
3 l Wasser
2 große Karotten (ungeschält), in etwa 5 cm große Stücke geschnitten
1 Tasse Grün von Frühlingszwiebeln, in etwa 5 cm lange Stücke geschnitten
1 Tasse stückige Tomaten aus der Dose
4 bis 6 Scheiben (Durchmesser etwa 25 mm) frischer Ingwer, geschält

Wenn Sie sich gerade FODMAP-arm ernähren, sollte ein Basis-Rezept für eine Brühe ohne Zwiebeln nicht in Ihrer Sammlung fehlen. Diese Version kann in jedem beliebigen Suppenrezept den benötigten Fond ersetzen und auch als Grundlage für andere schmackhafte Gerichte, von der Füllung für eine Pute oder eine Gans, eine Bratensoße bis zu gekochtem Getreide oder Risottos verwendet werden. Knoblauch und Zwiebeln werden im Öl gebräunt und dann weggeworfen. Auf diese Weise liefern sie dem fertigen Produkt den Geschmack, aber nicht die unerwünschten Fruktane, die sich in der köchelnden Flüssigkeit, aber nicht im Öl lösen. Dieses Rezept liefert noch zusätzlich etwas Wertvolles – viel weiches, saftiges gegartes Hühnerfleisch, das für Suppen, Eintöpfe, Salate und Sandwiches verwendet werden kann.

Hühnerteile/Hühnchen gut spülen. Das Öl in einem schweren, großen Topf bei unterer Mittelhitze heiß machen. Knoblauch und Zwiebel zugeben und unter gelegentlichem Umrühren etwa 15 Minuten sautieren, bis sie duften und zu bräunen beginnen, dann entfernen und wegwerfen (das Öl verbleibt im Topf). Hühnerteile und Wasser hinzufügen. Zum Kochen bringen, gelegentlich den Schaum abschöpfen. Karotten, Grün der Frühlingszwiebeln, Tomaten, Ingwer, Petersilie, Thymian, Lorbeerblätter und Salz zugeben und zum Köcheln bringen. Nicht ganz zudecken und 40 Minuten (beim ganzen Huhn ca. 1,5 Stunden) köcheln lassen, Schaum gelegentlich abschöpfen. Herd abschalten und das Fleisch in der Brühe abkühlen lassen.

4 Petersilienstängel
3 Thymianzweige
2 Lorbeerblätter
2 Teelöffel grobes nicht raffiniertes Salz

Wenn es kühl genug ist, dass man es anfassen kann, in eine Auflaufform legen. Die Haut abziehen und das Fleisch von den Knochen lösen, Fett und Knochen wegwerfen. Flüssigkeit, die sich in der Form angesammelt hat, zurück in den Topf geben. Die Brühe durch ein Sieb schütten. Das Huhn und die Brühe in getrennte Gefäße mit Deckel geben und bis zu 4 Tagen im Kühlschrank aufbewahren oder einfrieren.

Hühnersuppe mit Tortilla-Chips

4 Portionen als Hauptgericht

Hühnersuppe kommt ja immer gut an, doch diese mexikanisch angehauchte Suppe mit Tortilla ist unwiderstehlich. Ich habe das FODMAP-arme Rezept in diesem Buch mit Ancho-Chili-Pulver (Poblano, eine Chilisorte) verbessert, um das authentische, milde, süße, rauchige und erdige Aroma zu bekommen. Ich verwende hier auch das Hühnerfleisch aus dem Rezept für die FODMAP-arme Brühe. Wenn Sie Brühe und Huhn am Wochenende zubereiten, haben Sie unter der Woche ein perfektes Abendessen. Vergessen Sie nicht, den Saft einer frischen Limone in die Suppe zu pressen und stellen Sie eine große Handvoll Tortilla-Chips als Beilage dazu.

Die Tortilla direkt über einem Gasbrenner oder in einer trockenen Pfanne bei Mittelhitze heiß machen, bis sie auf beiden Seiten gebräunt

1 Maistortilla

1 Dose (ca. 400 g) stückige – und am besten geröstete – Tomaten (wenn erhältlich mit Chilis)

6 Tassen FODMAP-arme Brühe (s. vorheriges Rezept)

2 Esslöffel Olivenöl extra vergine

4 Knoblauchzehen

2 Esslöffel Ancho-Chili-Pulver (Poblano, Chilisorte)

¼ Teelöffel Kreuzkümmel, gemahlen

grobes nicht raffiniertes Salz

Pfeffer aus der Mühle

2–3 Tassen zerkleinertes gekochtes Hühnerfleisch (s. Rezept für die FODMAP-arme Brühe)

2 (dicht gepackte) Tassen Babyspinat

frische Korianderblätter, fein gehackt

Grün von Frühlingszwiebeln, in Röllchen geschnitten

Cheddarkäse, gerieben oder zerkrümelter Fetakäse

Limette, geviertelt

Tortilla-Chips

ist. In Stücke reißen. Zusammen mit den Tomaten und ½ Tasse Brühe in einen Mixer geben. Zu einer sämigen Masse verarbeiten.

Das Öl bei mittlerer Hitze in einem schweren, großen Topf heiß machen. Den Knoblauch zugeben und unter gelegentlichem Wenden etwa 5 Minuten garen, bis er duftet und braun zu werden beginnt. Die Knoblauchzehen herausnehmen und entsorgen. Chilipulver und Kreuzkümmel hinzufügen und etwa 30 Sekunden rühren, bis sie duften und die Farbe intensiver wird. Die pürierte Tomatenmischung und die restlichen 5 ½ Tassen Brühe zugießen. Die Suppe zum Kochen bringen, Hitze reduzieren und etwa 20 Minuten köcheln lassen, bis sie leicht andickt und sich die Aromen mischen. Mit Salz und Pfeffer abschmecken.

Das Hühnerfleisch hinzufügen und etwa 2 Minuten köcheln lassen, bis es erhitzt ist. Spinat zugeben und etwa 30 Sekunden köcheln lassen, bis er zusammenfällt. Probieren und eventuell mit den Gewürzen abschmecken.

Die Suppe in Schalen füllen. Jeweils mit gehackten Korianderblättern, Frühlingszwiebeln sowie Käse bestreuen. Jeder am Tisch kann den Saft eines Limonenviertels selbst in die Suppe pressen und zerkrümelte Tortilla-Chips dazugeben.

Dicke Suppe mit Mais und (Jakobs-)Muscheln

4 großzügige Portionen

Geräuchertes Paprikapulver und Kokosmilch sind ein leichterer Ersatz für Schinkenspeck und Sahne in dieser ausgezeichnet schmeckenden Suppe. Sie ist einfach zuzubereiten und man braucht dafür nur einen Topf. Die (Jakobs-)Muscheln sind saftig und passen gut zu den Kartoffeln und dem Mais, doch wenn Sie keine bekommen, ist Lachs ebenso schmackhaft. Der Babyspinat steuert die großartige Farbe bei und sorgt auch für die gesunde Ernährung; man könnte stattdessen auch gehackte Mangoldblätter verwenden. Garnieren Sie diesen wunderbaren Eintopf vor dem Servieren mit dem Grün von Frühlingszwiebeln und wahlweise mit Schinken. Dieses Rezept ist auch für Menschen eine gute Wahl, die sich nach der Sanften GI-Ernährung richten (Kapitel 12).

3 Esslöffel Olivenöl extra vergine
3 ganze Knoblauchzehen
1 rote Paprikaschote, gehackt
grobes nicht raffiniertes Salz
Pfeffer aus der Mühle
¾ Teelöffel geräuchertes Paprikapulver
ca. 700 ml (3 Flaschen à etwa 230 ml) Muschelsaft
750 g mehligkochende Kartoffeln (Russet Kartoffeln), geschält und in gut 1 cm große Stücke geschnitten (ungefähr vier Tassen)
1 Esslöffel frischer Thymian, fein gehackt
1 Tasse Kokosmilch aus der Dose, gut durchgerührt
1½ Tassen gefrorener Mais
500 g Karibik-Kammmuscheln oder Jakobsmuscheln
2 Tassen (dicht gepackter) Babyspinat
ca. 60 g Schinken, klein geschnitten (optional)
Grün von Frühlingszwiebeln, in Röllchen geschnitten

Das Öl in einem großen Topf bei unterer Mittelhitze heiß machen. Knoblauch zugeben und unter gelegentlichem Wenden etwa 5 Minuten garen, bis er zu bräunen beginnt. Den Knoblauch dann herausnehmen und entsorgen. Paprikaschoten zugeben, mit Salz und Pfeffer bestreuen und unter gelegentlichem Rühren etwa 8 Minuten sautieren, bis sie weich zu werden beginnen. Paprikapulver hinzufügen und ca. 30 Sekunden rühren, bis es duftet. Den Muschelsaft, Kartoffeln und Thymian hineingeben. Zum Kochen bringen, nicht ganz zudecken und 10 bis 12 Minuten köcheln lassen, bis die Kartoffeln fast weich sind.

Kokosmilch und den Mais hinzufügen. Etwa 10 Minuten köcheln lassen, bis der Mais weich ist. Die (Jakobs-)Muscheln zugeben und 3 Minuten köcheln lassen. Spinat in den Topf geben und noch 2 Minuten köcheln, bis er zusammengefallen ist und die Muscheln gerade nicht mehr glasig sind. Gegebenenfalls den Schinken einrühren. Mit Salz (etwa ¾ Teelöffel) und Pfeffer abschmecken.

Die Suppe auf vier große Suppenschalen verteilen. Mit dem Grün der Frühlingszwiebeln garnieren und servieren.

Mexikanische Rindfleisch-Schüssel

Limonen Crema
1 Tasse laktosefreier Naturjoghurt
2 Esslöffel Olivenöl extra vergine
1 Teelöffel Limonenzesten, fein gerieben
grobes nicht raffiniertes Salz
Pfeffer aus der Mühle

Tomaten-Gurken-Salsa
1 große Tomate
2 Schlangengurken, Ende abgeschnitten, in etwa ½ cm große Stücke geschnitten
¼ Tasse frische Korianderblätter, gehackt
¼ Tasse Grün von Frühlingszwiebeln, gehackt
1 Esslöffel frischer Limonensaft
½ bis 1 Serrano-Chili, entkernt, fein gehackt
grobes nicht raffiniertes Salz
Pfeffer aus der Mühle

4 großzügige Portionen

Wer sagt, dass eine FODMAP-arme Ernährung langweilig sein muss? Kräftig und farbenfroh kann sich dieses Eintopfgericht zum Abendessen mehrerer intensiver Geschmacksrichtungen und verschiedener Konsistenzen rühmen: Es besteht aus aromatischem Jasminreis, gewürztem Rindfleisch, das durch weiche, aber noch bissfeste Paprikaschoten noch besser wird, Zucchini und Mais, einer knackigen Tomaten-Gurken-Salsa ohne Zwiebeln und das alles wird gekrönt von einer Limonen Crema.
Das ist eine Mahlzeit, die Ihre ganze Familie lieben wird.

Crema: Joghurt, Öl und Limettenzesten in einer kleinen Schüssel mischen. Mit Salz und schwarzem Pfeffer abschmecken.

Salsa: Tomate halbieren und den Saft vorsichtig auspressen, hacken und in eine mittelgroße Schüssel geben, Gurken, Koriander, Frühlingszwiebeln, Limonensaft zugeben und mit Chili abschmecken. Salzen und pfeffern.

Rindfleisch und Gemüse: Das Öl in einer schweren, großen Pfanne bei unterer Mittelhitze heiß machen. Paprikaschote zugeben und etwa 5 Minuten sautieren, bis sie weich zu werden beginnt. Zucchini hinzufügen, das Gemüse mit Salz und schwarzem Pfeffer würzen und 2 Minuten sautieren, damit es heiß wird. Temperatur auf obere Mittelhitze schalten, das Rindfleisch zugeben, mit Salz und Pfeffer bestreuen und etwa 3 Minuten sautieren, bis das Fleisch nicht mehr rosa ist, dabei mit einer Gabel zerteilen. Tomatenmark, Paprikapulver, Kreuzkümmel und rote Chiliflocken zugeben, etwa 3 Minuten rühren, bis es duftet. Den Mais sowie ½ Tasse Wasser hinzufügen. Unter häufigem Rühren etwa 2 Minuten garen, bis sich die Aromen mischen und der Mais gerade weich ist. Mit Salz und Pfeffer abschmecken.

Den Reis auf vier Schalen verteilen. In jede davon Fleisch und Gemüse sowie einen Klecks Crema geben, dann etwas Salsa dazugeben und servieren.

Rindfleisch und Gemüse
2 Esslöffel Olivenöl extra vergine
1 große rote Paprikaschote, entkernt, in etwa ½ cm große Stücke geschnitten
ca. 230 g Zucchini, Ende abgeschnitten, in etwa ½ cm große Stücke geschnitten
grobes nicht raffiniertes Salz
schwarzer Pfeffer aus der Mühle
500 g Rinderhackfleisch
2 Esslöffel Tomatenmark*
2 Teelöffel geräuchertes Paprikapulver
2 Teelöffel Kreuzkümmel, gemahlen
½ Teelöffel rote Paprikaflocken
1½ Tassen Maiskörner (von 2 Maiskolben oder gefroren)
½ Tasse Wasser
1 Tasse braunen Jasmin- oder Basmatireis

* Suchen Sie nach Tomatenmark ohne Honig, Fruktose oder Maissirup mit hohem Fruktosegehalt.

Pad Thai mit Shrimps (traditionelles Nudelgericht aus der thailändischen Küche)

4 Portionen

Pad Thai

ca. 230 g trockene flache Reisnudeln (Pad Thai-Nudeln)

3 Esslöffel brauner unraffinierter Rohrzucker (

2½ Esslöffel asiatische Fisch- oder Sojasoße

2 Esslöffel Sojasoße

1 Serrano-Chili, entstielt, in kleine Würfel geschnitten, Samen entfernen

1 Esslöffel frischer Ingwer, geschält und fein gehackt

2 Teelöffel vorbereitete ungesüßte Tamarindenpaste oder 2 Esslöffel frischer Limonensaft

6 Esslöffel Rapsöl

ca. 350 g mittelgroße oder große Shrimps ohne Schale und Darm, trocken getupft

2 Eier, mit dem Rührbesen verschlagen

3 Knoblauchzehen

ca. 350 g Baby Pak Choy, quer etwa ½ cm breit geschnitten

½ Tasse Grün von Frühlingszwiebeln, in Röllchen geschnitten

Die Grundzutaten eines Pad Thai im Restaurant sind FODMAP-arm – Reisnudeln, Sojasprossen, Erdnüsse, Eier und Shrimps oder Huhn – doch die Version zum Mitnehmen enthält normalerweise Knoblauch. Meine Adaption ist ebenso kräftig und frisch im Geschmack wie das Original, doch der Knoblauch wird nur gebräunt und dann entfernt und weggeworfen, daher passt er ins Rezept. Fischsoße und Tamarinde gehören zwar ursprünglich hinein, doch das Rezept ist ebenso köstlich, wenn man sie durch Sojasoße oder glutenfreie Tamarisoße und frischen Limonensaft ersetzt. Stellen Sie alle Zutaten bereit, bevor Sie mit dem Kochen beginnen.

Machen Sie für eine Low-carb, eine kohlenhydratarme oder eine zur Paläo-Ernährung passende Version Zucchini-Nudeln mit dem Spiralschäler: Schneiden Sie mit einem Gemüse-Spiralschäler den äußeren Teil eines etwa 1250 g schweren Kürbis (Zucchini und/oder gelber Sommerkürbis) in lange, dünne Streifen (hören Sie auf, wenn Sie zu den Kernen in der Mitte der Gemüse kommen). Richten Sie sich nach den Angaben weiter unten und geben Sie die Gemüsestreifen in die Pfanne, nachdem der Knoblauch gebräunt und entfernt wurde und sautieren Sie sie etwa 5 Minuten, bis sie weich zu werden beginnen. Fügen Sie dann den Pak Choy hinzu, garen ihn 1 Minute, mischen die Frühlingszwiebeln darunter und machen Sie dann weiter wie im Rezept angegeben. Verzehrfertige Kelpnudeln aus dem Asialaden oder der Asia-Abteilung des Supermarkts passen ebenfalls gut. Dieses Rezept ist auch für Menschen eine gute Wahl, die sich nach der Sanften GI-Ernährung richten (Kapitel 12).

Zum Servieren
2 Tassen Mungbohnen-sprossen
½ Tasse frische Koriander-blätter, grob gehackt
⅓ Tasse gesalzene geröstete Erdnüsse, grob gehackt
1 Limone, in Spalten geschnitten

Pad Thai: Nudeln in eine Auflaufform geben. Mit sehr heißem Wasser aufgießen und etwa 20 bis 30 Minuten quellen lassen, bis sie bissfest sind. Gut abspülen.

Inzwischen die Soße zubereiten, dazu den braunen Zucker, Fisch-soße, Sojasoße, Serrano Chili, Ingwer und Tamarindenpaste in einer kleinen Schüssel mischen und rühren, bis sich der Zucker auflöst.

In einer schweren beschichteten Pfanne von etwa 30 cm Durchmesser 1 Esslöffel Rapsöl bei oberer Mittelhitze heiß machen. Shrimps zugeben und etwa 1 Minute garen, bis sie rosa sind und beginnen, sich einzurollen. Dann auf einen Teller legen. Zwei Esslöffel Öl in die Pfanne geben und erhitzen. Die verschlagenen Eier hineingießen und die Pfanne schwenken, damit sie sich verteilen. Garen lassen, bis sie fast fest sind, an den Rändern anheben und die noch rohe Masse darunter laufen lassen. Mit einem Holzlöffel verrühren und auf den Teller mit den Shrimps geben.

Drei Esslöffel Öl in derselben Pfanne bei oberer Mittelhitze heiß machen. Den Knoblauch zugeben und etwa 3 Minuten garen, bis er leicht gebräunt ist und duftet. Dann entnehmen und wegwerfen. Pak Choy in die Pfanne geben und etwa 1 Minute garen, bis er etwas weich ist. Die Nudeln schütteln, um überschüssiges Wasser zu entfernen und in die Pfanne geben. Eine Minute rühren, um sie zu erhitzen. Das Grün der Frühlingszwiebeln untermischen. Die Soße verrühren und in die Pfanne gießen. Die Nudeln etwa 1 Minute vorsichtig unter die Soße rühren. Shrimps und Eier wieder in die Pfanne geben und untermischen.

Servieren: Das Pad Thai auf vier Teller verteilen. Sojasprossen, Korianderblätter und Erdnüsse darüber streuen. Mit Limonenspalten servieren.

Tofu-Eintopf auf Quinoa, marokkanisch gewürzt

4 großzügige Portionen

400 g festen Tofu, abgetropft
4 Esslöffel Olivenöl extra vergine
1 ungeschälte Aubergine, ca. 500 g, in etwa 2 cm große Stücke geschnitten
250 g Karotten, Enden abgeschnitten, der Länge nach halbiert und in etwa 4 cm große Stücke geschnitten
grobes nicht raffiniertes Salz
schwarzer Pfeffer aus der Mühle
2 Teelöffel Paprikapulver
1 Teelöffel Kreuzkümmel, gemahlen
½ Teelöffel Zimt, gemahlen
½ Teelöffel Ingwer, gemahlen
¼ bis ½ Teelöffel rote Paprikaflocken
800 g stückige Dosentomaten mit Saft
2½ Tassen Wasser, aufgeteilt
¼ Tasse Rosinen
1 Tasse weiße Quinoa
frische Korianderblätter, gehackt
geröstete Mandeln, grob gehackt

Tofu ist ein Soja-Produkt, dessen FODMAP-Gehalt durch die Herstellung verringert wurde. Es ist ein wichtiges Grundnahrungsmittel bei FODMAP-armer Ernährung von Vegetariern und allen, die ihren Fleischkonsum einschränken möchten. In diesem Rezept nach marokkanischer Art ersetzt Tofu die traditionellen – aber schlechter verträglichen – Kichererbsen. Dünstet man den Tofu an, kann er die Aromen der exotisch gewürzten Tomatenbrühe aufnehmen. Beschweren Sie ihn kurz mit einem Topf – am besten, während Sie das Gemüse schneiden und die Gewürze abmessen – fällt er beim Dünsten nicht auseinander.

Dieses Rezept ist eine gute Wahl, wenn man sich nach der Sanften GI-Ernährung richtet (Kapitel 12), es sei denn, Sie neigen bei Gerichten mit Tomaten zu einem Reflux.

Tofu in zwei Schichten Küchentücher wickeln. Auf einen großen Teller legen. Einen schweren, kleinen Topf daraufstellen und 20 Minuten abtropfen lassen. Topf und Küchentücher entfernen und den Tofu in ca. 1 bis 2 cm große Stücke schneiden.

Das Öl bei Mittelhitze in einem großen Schmortopf heiß machen. Auberginen und Karotten zugeben, mit Salz und schwarzem Pfeffer bestreuen und 5 Minuten sautieren. Paprikapulver, Kreuzkümmel, Zimt, Ingwer und die roten Paprikaflocken zugeben und etwa 10 Sekunden rühren, bis es duftet. Tofu hinzufügen und vorsichtig unter die Gewürze rühren. Tomaten mit dem Saft zugießen sowie 1 Tasse Wasser und die Rosinen zugeben. Zum Kochen bringen. Deckel auflegen und etwa 25 Minuten köcheln lassen, bis die Aubergine und die Karotten weich sind. Mit Salz und schwarzem Pfeffer abschmecken.

Inzwischen die Quinoa in einen kleinen Topf geben. Wasser zugießen, bis es etwa 5 cm hoch darübersteht und durchschwenken. Etwa 2 Minuten stehenlassen. Nochmals durchschwenken und dann gut abgießen und abtropfen lassen. Wieder in den Topf schütten. Die restlichen 1½ Tassen Wasser und eine Prise Salz zugeben. Zum Kochen bringen. Deckel auflegen, auf niedrige Temperatur zurückschalten und etwa 15 Minuten garen, bis das Wasser aufgesogen ist. Herd abschalten und den Topf 5 Minuten stehenlassen. Mit einer Gabel auflockern.

Die Quinoa auf vier Teller verteilen. Tofu-Mischung darüber geben. Mit Korianderblättern und Mandeln garnieren und servieren.

Nudelgericht mit Pesto, Lachs und grünen Bohnen

4 Portionen

Spaghetti und grüne Bohnen werden mit pikantem, durch die klassischen mediterranen Aromen und die gesunde mediterrane Ernährung inspirierten grünen Pesto umgeben und mit großartigem rosa Lachs belegt sowie mit einem weiteren Klecks Pestosoße gekrönt. Pesto ohne Knoblauch klingt nahezu unmöglich, es sei denn, Sie wissen, wie es geht. Wenn ich mit Knoblauch aromatisiertes Olivenöl anstatt der Knoblauchzehen verwende, bleibt der klassische Pestogeschmack erhalten – ohne die FODMAPs. Mir schmeckt diese universelle Soße auch zu gebratenem Gemüse sowie zu Brathuhn, unter Polenta und Reis gerührt, und ich verwende sie in meinem Rezept für Zucchini mit Pesto (s. Seite 272). Fest verschlossen hält sie sich etwa drei Tage im Kühlschrank.

FODMAP-arme Pesto-Soße (etwa 1 Tasse)
½ Tasse Olivenöl extra vergine, aufgeteilt
2 Knoblauchzehen
2 Tassen frische Basilikumblätter, dicht gepackt
¼ Tasse Walnüsse oder Pinienkerne
1 Teelöffel grobes nicht raffiniertes Salz
½ Tasse Parmesankäse, frisch gerieben
Pfeffer aus der Mühle

Lachs und Pasta
4 Lachsfilets à etwa 170 g
Olivenöl extra vergine
grobes nicht raffiniertes Salz
schwarzer Pfeffer aus der
Mühle
ca. 250 g glutenfreie
Spaghetti aus Reis-, Mais-
und/oder Quinoamehl (viele
Supermärke führen inzwi-
schen glutenfreie Produkte;
spezielle Sorten findet man
aber eher in Reformhäusern
und Bio-Supermärkten; Anm.
d. Übers.)
ca. 250 g grüne Bohnen, an
den Ende abgeschnitten,
Fäden, falls vorhanden,
abgezogen, in ca. 2½ cm
große Stücke geschnitten

Pesto: 2 Esslöffel vom Öl und die geschälten ganzen Knoblauchzehen in einem schweren, kleinen Topf bei geringer Hitze mischen. Etwa 8 Minuten unter gelegentlichem Wenden garen, bis der Knoblauch duftet und beginnt, Farbe anzunehmen. Auf Zimmertemperatur abkühlen, dann die Knoblauchzehen entfernen und wegwerfen.

Basilikum, Nüsse und Salz in eine Küchenmaschine geben und mit der Pulse-Taste fein hacken. Das mit Knoblauch aromatisierte Öl sowie die restlichen 6 Esslöffel Olivenöl bei laufender Maschine zugeben. Käse hinzufügen und mit der Pulse-Taste einarbeiten. Großzügig mit Pfeffer würzen.

Lachs und Nudeln: Den Backofen auf 190°C vorheizen. Lachs auf ein kleines Backblech mit Rand legen. Mit Öl einpinseln und mit Salz und Pfeffer bestreuen. In den Ofen stellen und etwa 14 Minuten braten, bis er durch ist (der Fisch gibt auf Berührung nach, hinterlässt aber kein Loch).

Inzwischen die Nudeln in einen großen Topf kochendes Salzwasser geben und umrühren, damit sie nicht zusammenkleben. Je nach Marke die Kochzeit gegenüber der auf der Packung angegebenen um 5 Minuten verkürzen, gelegentlich umrühren. Die grünen Bohnen zugeben, den Deckel auflegen, bis das Wasser wieder zu kochen beginnt, dann Deckel abnehmen und unter gelegentlichem Rühren noch etwa 5 Minuten kochen, bis die Nudeln „al dente", bissfest, sind. Eine halbe Tasse des Kochwassers herausschöpfen und aufheben. Nudeln und Bohnen abgießen und wieder in den Topf zurück schütten. Ein halbe Tasse des Pestos hinzufügen und unter die Nudeln schwenken, esslöffelweise genügend Kochwasser zugeben, um sie anzufeuchten.

Auf vier Teller verteilen. Je ein Lachsfilet dazulegen, mit 1 Esslöffel Pesto krönen und servieren.

Chili-Limetten-Huhn mit Koriander-Kreuzkümmel-Reis

4 Portionen

Ausgeprägte Aromen wie Ancho-Chilis (Poblano, Chilisorte), Oregano und Koriander verwandeln ein langweiliges Huhn und Korianderblätter und Kreuzkümmel peppen einfachen, gekochten Reis auf. In doppelter Menge wird dieses einfache Rezept zu einem unvergesslichen Party-Gericht. Halbiert man die Hühnerbrüste waagerecht, so hat das zwei Vorteile – sie garen gleichmäßig und sie müssen nur ein paar Minuten auf beiden Seiten gegrillt werden. Für den besonders frischen Geschmack des Gerichts sollten Sie nicht vergessen, vor dem Essen den Saft von Limonen über dem Huhn auszupressen.

Huhn: Das Öl, die Zesten und den Saft von der Limone, Chilipulver, Salz, Koriandergewürz, Oregano und eine großzügige Menge Pfeffer in einem Messbecher oder einer kleinen Schüssel für die Marinade mischen.

Jeweils eine Hühnerbrust auf eine Arbeitsfläche legen. Mit Handfläche und Fingern festhalten und mit einem scharfen Messer waagerecht halbieren. Die Hälfte der Stücke in eine gläserne Auflaufform legen. Die Marinade mit einer Gabel mischen und die Hälfte davon über das Fleisch gießen. Wenden, damit beide Seiten bedeckt werden. Die andere Hälfte in die Form legen und die restliche Marinade darüber gießen und ebenfalls wenden. Zudecken und für mindestens sechs Stunden oder über Nacht in den Kühlschrank stellen.

Huhn

3 Esslöffel Olivenöl extra vergine
1 Esslöffel Zesten (von etwa 2 Limonen), fein gerieben
1 Esslöffel frischer Limonensaft
1½ Teelöffel Chilipulver (vorzugsweise Ancho)
1½ Teelöffel grobes nicht raffiniertes Salz
½ Teelöffel Koriander, gemahlen
½ Teelöffel Oregano, getrocknet, zerrieben
Pfeffer aus der Mühle
4 Hühnerbrüste oder 8 Hühnerschenkel, jeweils ohne Haut und Knochen (etwa 750 g)

Reis

1 Tasse Jasmin- oder Basmati-Naturreis
1½ Tassen Wasser
½ Tasse frische Korianderblätter, gehackt
2 Esslöffel Olivenöl extra vergine
½ Teelöffel Kreuzkümmel, gemahlen
½ Teelöffel grobes nicht raffiniertes Salz
Pfeffer aus der Mühle
Limonenspalten

Inzwischen den Reis zubereiten: Spülen und in einen schweren, mittelgroßen Topf geben. Das Wasser zugeben und zum Kochen bringen. Deckel auflegen, auf niedrige Temperatur zurückschalten und etwa 25 Minuten kochen, bis das Wasser aufgenommen und der Reis weich ist. Herd abschalten und 5 Minuten lang zugedeckt stehenlassen. Mit einer Gabel auflockern. Korianderblätter, Öl, Kreuzkümmel, Salz und Pfeffer einrühren.

Gas- oder Holzkohlengrill stark aufheizen. Hühnerfleisch auf den Grill legen. Zudecken und die Hühnerbrüste etwa 7–10 Minuten je Seite, die Hühnerschenkel etwa 12–17 Minuten auf jeder Seite grillen, bis sie durch sind und auf Berührung nachgeben. Auf die Teller legen. Mit den Limonenspalten garnieren, mit dem Reis servieren und nach Wunsch Limonensaft über das Fleisch träufeln.

Putenburger mit Estragon und Senf

4 Portionen

Estragon-Senf-Soße
⅓ Tasse Mayonnaise
3 Esslöffel Dijon-Senf
2 Esslöffel Grün von Frühlingszwiebeln, gehackt
1 Esslöffel frischer Estragon, fein gehackt
1 Esslöffel Olivenöl extra vergine
1 Teelöffel Zitronensaft
Pfeffer aus der Mühle

Romana-„Kraut"-Salat
3 Tassen Romanaherzen (1 großer Salat), dünn geschnitten
3 Esslöffel Estragon-Senf-Soße

Saftige Putenburger, ideal für ein einfaches Familienessen, schmecken in dreifacher Hinsicht köstlich: Die gekaufte Mayonnaise wird aufgepeppt; dann wird die Soße in den Krautsalat gemischt und auf das Burgerbrötchen gestrichen und zusätzlich noch dick auf die fertiggebratenen Burger aufgetragen. Sie schmeckt auch großartig zu gekochtem Fisch oder Huhn und gibt ein ausgezeichnetes Salatdressing sowie einen Dip für Gemüse ab. Machen Sie also gleich eine große Menge und bewahren Sie sie für den späteren Verbrauch im Kühlschrank auf. Für manche Menschen ist ein wenig Kraut während der FODMAP-armen Ernährung zwar in Ordnung, doch ich gehe lieber auf Nummer sicher und verwende knackigen Romanasalat statt Kraut. Endiviensalat, Radicchio und Rucola eignen sich auch gut.

Soße: Mayonnaise, Senf, Grün der Frühlingszwiebeln, Estragon, Öl und Zitronensaft in einer kleinen Schüssel mischen. Großzügig mit Pfeffer würzen.

„**Kraut**"-Salat: Den dünn geschnittenen Romanasalat in eine mittelgroße Schüssel geben. Mit 3 Esslöffeln Soße vermischen.

Burger: Putenhackfleisch, Grün der Frühlingszwiebeln, Senf, Estragon, 1 Esslöffel Öl, Salz und Pfeffer in einer großen Schüssel behutsam mischen.

Den Grill im Backofen vorheizen. Die aufgeschnittenen Brötchen mit der Schnittfläche nach oben auf ein Backblech legen.

Den restlichen Esslöffel Öl in einer schweren, großen beschichteten Pfanne bei Mittelhitze heiß machen. Aus ¼ der Putenhackmischung mit feuchten Händen eine Frikadelle von gut 1 cm Dicke formen. In die Pfanne geben. Mit dem Daumen eine Vertiefung in die Mitte drücken. Mit dem restlichen Hackfleisch ebenso verfahren, also insgesamt vier Frikadellen formen. Braten, bis die gebräunt und durchgegart sind, etwa 5 Minuten auf jeder Seite.

Inzwischen die Brötchen auf der Schnittfläche etwa 2 Minuten lang goldbraun grillen und sie dabei sorgsam im Auge behalten.

Die unteren Brötchenhälften mit der Schnittfläche nach oben auf die Teller legen. Auf jede ein wenig Soße geben, eine Frikadelle darauflegen und darauf noch einen Löffel Soße verteilen. Dann den „Kraut"-Salat darauf geben und die obere Brötchenhälfte auflegen. Servieren und restlichen Salat separat dazu reichen.

Burger

650 g dunkles Putenhackfleisch (beim Metzger nachfragen oder bestellen))

¼ Tasse Grün von Frühlingszwiebeln

2 Esslöffel Dijonsenf

1 Esslöffel frischer Estragon, fein gehackt

2 Esslöffel Olivenöl, extra vergine

¾ Teelöffel grobes nicht raffiniertes Salz

½ Teelöffel Pfeffer aus der Mühle

4 glutenfreie oder Sauerteig-Burgerbrötchen

Gebratener Kabocha-Kürbis mit Salbei

4 Portionen

Kürbis
¼ Tasse Olivenöl extra vergine plus mehr, um das Blech zu bestreichen
1250 bis 1500 g Kabocha-Kürbis (oder auch Hokkaido)
140 bis 170 g geschälte, gebratene Kastanien (optional)
¼ Tasse reinen Ahornsirup (vorzugsweise dunklen)
2 Esslöffel frische Salbeiblätter, gehackt
¾ Teelöffel Zimt, gemahlen
grobes nicht raffiniertes Salz
Pfeffer aus der Mühle

Salbei-Garnierung (optional)
¼ Tasse Olivenöl extra vergine
12 bis 18 ganze Salbeiblätter
grobes nicht raffiniertes Salz

Dieses süße und zugleich pikante Rezept ist zwangsläufig der Renner bei Familien-Abendessen oder an Herbstfeiertagen wie dem Erntedankfest. Kürbisse gehören zu den Gemüsen mit dem geringsten FODMAP-Anteil und der Kabocha- sowie der Eichelkürbis gehören zu den FODMAP-ärmsten (die beliebteste Art – der Butternusskürbis – ist relativ FODMAP-reich). (Wenn Sie keinen Kabocha-Kürbis bekommen, können Sie auch den Hokkaido-Kürbis verwenden, beide Arten sind verwandt, Anm. d. Übers.). Halten Sie das Gericht einfach oder hübschen Sie es mit optionalen frittierten Salbeiblättern und gerösteten Kastanien auf. Frittierte Salbeiblätter sind sensationell lecker und wenn Sie sie noch nicht probiert haben, haben Sie bisher etwas verpasst. Kastanien, die für eine festliche Note sorgen, gibt es gebraten und geschält vakuumverpackt oder in Gläsern zu kaufen.

Der Kürbis lässt sich auf einem blanken, eingeölten Backblech wunderbar karamellisieren. Zum Saubermachen danach gießen Sie Wasser auf das heiße Blech und lassen Angebackenes kurz aufweichen. Leichter und mit weniger Reinigungsaufwand geht es, wenn Sie den Kürbis in nur drei Spalten schneiden und diese mit der Schale nach unten auf ein Backblech mit Rand setzen. Die Oberseiten großzügig mit der Öl-Sirup-Mischung einpinseln. Etwa 1 Stunde braten, bis er weich ist. Wie auch immer Sie den Kürbis zubereiten, klein geschnittene Reste sind eine wunderbare Zutat zu Herbstsalaten, Reis oder Quinoa.

Dieses Rezept ist auch für Menschen eine gute Wahl, die sich nach der Sanften GI-Ernährung richten (Kapitel 12).

Kürbis: Den Backofen auf 200°C vorheizen. Ein großes Backblech mit Rand mit Olivenöl bestreichen. Den Kürbis mit einem schweren, großen Messer halbieren. Kerne und Fasern entfernen. In Spalten schneiden, die an der dicksten Stelle etwa 2 ½ cm breit sind. Mit der Schnittfläche nach unten auf dem Blech anrichten. Die Kastanien dazugeben. Öl, Sirup, gehackten Salbei und Zimt in einer kleinen Schüssel mischen. Den Kürbis auf beiden Schnittflächen und die Kastanien mit der Mischung einpinseln und dabei die Gewürze vermischen. Den Kürbis auf beiden Seiten mit Salz und Pfeffer bestreuen.

20 Minuten braten. dann umdrehen und noch etwa 15 Minuten braten, bis er weich ist.

Inzwischen eventuell die Garnierung zubereiten: Öl in einer kleinen Pfanne bei oberer Mittelhitze heiß machen; wenn man ein Salbeiblatt hineingibt, muss es sofort blubbern. Auf Mittelhitze zurückschalten, etwa 6 Salbeiblätter zugeben und 15 bis 20 Sekunden frittieren, bis es nicht mehr blubbert. Mit einer Gabel auf ein Küchentuch legen und mit Salz bestreuen. Mit den restlichen Blättern ebenso verfahren, dabei immer 6 Stück auf einmal frittieren.

Den Kürbis auf einen Teller oder eine Platte legen. Die Kastanien halbieren oder vierteln und darüber geben. Mit den Salbeiblättern garnieren und servieren.

Gebratenes Kräutergemüse

4 bis 6 Portionen

Wenn Sie sich schon lange FODMAP-arm ernähren und Ihre Symptome gut unter Kontrolle haben, sollten Sie doch einmal versuchen, die Grenzen Ihrer Gemüseversorgung etwas auszudehnen, damit das Essen nicht zu langweilig wird. Seltener verwendete Wurzelgemüse wie Knollensellerie, Kohlrüben und Pastinaken sind alle erlaubt und bringen verschiedene neue Aromen und Konsistenzen in Ihren Speiseplan. Sie sind auch ein Ersatz für weiße Kartoffeln und andere stärkehaltige Wurzelgemüse, weil sie weniger Kohlenhydrate enthalten, was großartig ist, wenn Sie auf Ihren Blutzucker oder auf Ihr Gewicht achten müssen. Nehmen Sie dieses Rezept als Vorlage und ersetzen Sie Süßkartoffeln, rote Paprikaschoten, Karotten, Rüben oder Eichelkürbis durch die unten angegebenen

Pflanzenöl aus der Sprühflasche (oder Olivenöl), damit die Zutaten nicht ankleben
die Hälfte eines etwa 1750 g schweren Kabocha-Kürbisses (oder auch Hokkaido), teilweise geschält, wenn gewünscht, entkernt und in ca. 4 cm große Stücke geschnitten
250 g Kohlrüben, geschält, in ca. 2½ cm große Stücke geschnitten
250 g Pastinaken, geschält, in ca. 2 cm dicke Scheiben geschnitten
250 g mehligkochende Kartoffeln, ungeschält, in ca. 2,5 cm große Stücke geschnitten
1 kleine Sellerieknolle (Selleriewurzel), geschält, in ca. 2,5 cm große Stücke geschnitten
4½ Esslöffel Olivenöl extra vergine, aufgeteilt
1 Esslöffel frischer Rosmarin, sehr fein gehackt
grobes nicht raffiniertes Salz und Pfeffer aus der Mühle
1½ Esslöffel Balsamicoessig
½ Teelöffel geriebene Zitronenschale
3 Esslöffel Grün von Frühlingszwiebeln, in Röllchen geschnitten

Gemüsesorten – es sollten insgesamt etwa 8 Tassen geschnittenes Gemüse sein.

Hier noch ein paar Zubereitungstipps: Die Schale des Kabocha-Kürbisses ist so dünn, dass Sie ihn nicht zu schälen brauchen. Oder entfernen Sie mit einem scharfen Gemüseschäler nur die Schale, die sich leicht entfernen lässt. Halbieren Sie den Kürbis dann mit einem schweren, scharfen Messer. Entfernen Sie Kerne und Fasern und schneiden Sie ihn in Spalten und dann in etwa 4 cm große Stücke. Sellerie zu schälen ist ein wenig schwierig, doch er steuert ein außergewöhnliches Aroma bei. Schneiden Sie Spitze und Boden mit einem schweren, scharfen Messer ab. Setzen Sie ihn dann auf ein Schneidbrett und schneiden Sie an den Seiten entlang nach unten, um die raue Schale zu entfernen.

Schieben Sie einen Rost in die Mitte des Backofens und heizen Sie diesen auf 220°C vor. Sprühen Sie eine große Backform mit einem Antihaftspray ein (oder bepinseln Sie sie mit Olivenöl).

Kürbis, Kohlrüben, Pastinaken, Kartoffeln und Knollensellerie (ca. 8 Tassen insgesamt) in einer großen Schüssel mischen. Mit 3 Esslöffeln Öl beträufeln und schwenken, damit es sich auf dem Gemüse verteilt. Rosmarin hinzufügen und großzügig Salz und Pfeffer darüberstreuen; wieder schwenken. Das Gemüse in die vorbereitete Form geben. Unter gelegentlichem Wenden etwa 1 Stunde braten, bis es weich und an einigen Stellen gebräunt ist.

Gemüse in eine Servierschüssel geben. Essig, geriebene Zitronenschalen und die restlichen 1½ Esslöffel Olivenöl in einer kleinen Schüssel mischen, über das Gemüse gießen und unter Rühren darauf verteilen. Eventuell noch mit Salz und Pfeffer nachwürzen. Mit dem Grün der
Frühlingszwiebeln bestreuen und servieren.

Grüne Bohnen mit Pekannüssen

4 Portionen

Grüne Bohnen mit Mandeln (almandine)
waren früher in meiner Familie das besondere Gemüse bei einem Festmenü. Im Laufe
der Jahre habe ich es immer unbedingt
anpassen wollen und das ist mir hiermit
gelungen. Es ist so leicht zu machen, dass
wir es uns auch an Wochentagen zum
Abendessen gönnen. Um die Enden der Bohnen zu entfernen, nimmt man einfach 6 oder
8 so in die Hand, dass die Enden nebenei-
nanderliegen und schneidet sie einfach mit
einer Küchenschere ab (eventuelle Fäden
dabei abziehen). Blanchieren Sie die Bohnen, wenn es zeitlich passt, kühlen Sie sie in
Eiswasser und lassen Sie sie gut abtropfen.
Erhitzen Sie sie mit den Gewürzen in der
Pfanne unmittelbar vor dem Servieren.

500 g grüne Bohnen, Enden
abgeschnitten, eventuelle
Fäden abgezogen
2 Esslöffel Olivenöl extra
vergine
⅓ Tasse Pekannüsse, gehackt
⅓ Tasse Grün von Frühlingszwiebeln, in Röllchen
geschnitten
2 Teelöffel frischen oder
¾ Teelöffel getrockneten
Thymian, fein gehackt oder
getrockneten Thymian oder
Majoran, zerrieben
grobes nicht raffiniertes Salz
Pfeffer aus der Mühle

Garen Sie die grünen Bohnen in einem großen Topf mit kochendem
Wasser etwa 5 Minuten, bis sie gerade weich sind. Abtropfen lassen. In
eine Schüssel mit Eiswasser geben, um den Kochvorgang zu beenden.
Gut abtropfen lassen.

Öl in einer schweren, großen Pfanne bei Mittelhitze heiß machen.
Pekannüsse zugeben und 30 Sekunden rösten. Grün der Frühlingszwiebeln hinzufügen und etwa 30 Sekunden garen, bis sie duften. Bohnen
und Thymian dazugeben und etwa 2 Minuten durcherhitzen. Mit Salz
und Pfeffer abschmecken.

Zucchini mit Pesto

4 Portionen

2 Esslöffel Olivenöl extra vergine
1 Prise rote Paprikaflocken
1 Kilo Zucchini, Enden abgeschnitten, in etwa ½ cm dicke Scheiben geschnitten
grobes nicht raffiniertes Salz
schwarzer Pfeffer aus der Mühle
¼ Tasse FODMAP-arme Pestosoße, aus dem Rezept Lachs mit Spaghetti, grünen Bohnen und Pesto von Seite 263

Durch ihren milden Geschmack lassen sich mit den FODMAP-armen Zucchini als Grundnahrungsmittel viele Ideen umsetzen. Hier nehme ich mein raffiniertes Pesto ohne Knoblauch, um mutige Geschmacksrichtungen zu kreieren, ohne den Darm zu ärgern. Für einen Zucchini Caprese-Salat belegen Sie die Zucchini nach dem Sautieren mit Tomatenscheiben und Mozzarella und träufeln das Pesto darüber. (Insalata Caprese, zu Capri gehörend, heißt in Italien der Tomaten-Mozzarella-Salat; Anm. d. Übers.).

Öl in einer schweren, großen Pfanne bei oberer Mittelhitze heiß machen. Die roten Paprikaflocken, dann die Zucchini zugeben. Mit Salz und schwarzem Pfeffer bestreuen. Unter häufigem Umrühren etwa 8 Minuten garen, bis die Zucchini gerade durch sind. Das Pesto untermischen. Probieren und eventuell nachwürzen.

Salat aus Zitrusfrüchten mit Zimtsirup

4 Portionen

Dies ist ein perfekter Abschluss für einen Brunch, ein Mittagessen oder ein Abendessen; es geht schnell, ist einfach zu machen, leicht und erfrischend. Dieser mild gewürzte Sirup kann auch bei jedem erlaubten Obst verwendet werden, insbesondere Mandarinen, Beerenfrüchten, Ananas und Melone. Zimtstangen und ganze Nelken machen das Dessert raffiniert, doch wenn Sie sie nicht zur Hand haben, mischen Sie nach dem Kochen ¼ Teelöffel gemahlenen Zimt und eine Prise gemahlene Nelken in den Sirup.

Orangen schälen und die weiße Haut entfernen. Früchte in Scheiben schneiden und auf einer Platte anrichten.

Wasser, Zucker, Nelken und Zimtstange in einen schweren, kleinen Topf geben. Zum Kochen bringen und rühren, bis sich der Zucker auflöst. Etwa 8 Minuten kochen, bis der Sirup auf ½ Tasse eingekocht ist. Von der Platte nehmen. Den heißen Sirup über das Obst gießen. Zudecken und kühlen, bis es servierfertig ist, mindestens 1 Stunde oder über Nacht.

6 Orangen, verschiedene Sorten (Navelorangen, Blutorangen, Cara cara-Orangen)
1 Tasse Wasser
¼ Tasse brauner, unraffinierter Rohrzucker
3 ganze Nelken (optional)
1 Zimtstange von 5 cm Länge oder ¼ Teelöffel gemahlener Zimt

Kokos-Walnuss-Brownies

12 bis 16 Stück

Reichhaltig, dunkel und schokoladig – kein Mensch kommt auf die Idee, dass diese Brownies glutenfrei sind oder zu einer bestimmten Ernährungsweise gehören. Zur Abwechslung können Sie die Walnüsse durch Pekannüsse oder Mandeln ersetzen oder die Garnierung mit Kokosnussraspeln weglassen. Eine interessante, etwas gesündere Variante erhalten Sie, wenn Sie die Butter durch Olivenöl ersetzen; mischen Sie es einfach in die geschmolzene Schokolade.

Brownies
170 g dunkle Schokolade (vorzugsweise 70 bis 75 %)
½ Tasse (115 g) ungesalzene Butter, in Stücke geschnitten
3 große Eier
1 Tasse Zucker
1½ Teelöffel Vanilleextrakt
¾ Tasse Naturreismehl
¼ Teelöffel Salz
1 Tasse gehackte Walnüsse

Brownies: Backofen auf 175°C vorheizen und einen Rost auf mittlere Höhe schieben. Eine gläserne Backform von etwa 20 x 20 cm Größe mit einem Backpapier auslegen und dieses an den Seiten hochziehen.

Schokolade und Butter in eine tiefe Metallschüssel geben. Diese auf einen Topf mit Stil mit gerade noch köchelndem Wasser setzen. Gelegentlich umrühren,

Kokosgarnierung
1½ Esslöffel ungesalzene Butter, in Stücke geschnitten
1¼ Tassen gesüßte Kokosraspeln
⅛ Teelöffel Salz

bis Schokolade und Butter geschmolzen sind und die Mischung sämig ist. Schüssel herunternehmen und auskühlen lassen, bis die Mischung lauwarm ist.

Die Eier in einer mittelgroßen Schüssel mit einem Rührgerät dick und schaumig schlagen. Den Zucker unterschlagen, jeweils ¼ Tasse auf einmal. Schokoladenmischung und Vanille mit einem Gummispatel einrühren. Mehl und Salz hinzufügen und etwa 40 Sekunden mit dem Gummispatel kräftig schlagen, bis der Teig dickflüssig wird. Die Walnüsse untermischen. Den Teig in die vorbereitete Backform geben und gleichmäßig verstreichen.

Kokosgarnierung: Butter in ein kleines Mikrowellengefäß geben und in der Mikrowelle schmelzen lassen, dabei alle 10–15 Sekunden nachsehen. Kokosraspeln und Salz untermischen. Die Kokosmischung über den Teig in der Form streuen.

Die Form in den Backofen schieben und die Brownies etwa 20 Minuten backen, bis die Kokosraspeln goldbraun sind. Locker mit einer Alufolie abdecken und noch ungefähr 25 Minuten backen, bis die Brownies bei Berührung gerade fest sind und an einem in der Mitte zur Probe eingestochenen Holzstäbchen fast nichts hängenbleibt.

Aus dem Ofen nehmen, in der Form auf dem Rost vollständig auskühlen lassen. Brownics mithilfc dcr an den Seiten hochgezogenen Folie aus der Form heben. In 12 bis 16 Stücke schneiden. (Können im Voraus gebacken werden. Zudecken und bei Zimmertemperatur bis zu drei Tagen stehenlassen oder luftdicht verpacken und einfrieren.)

Baiser-Nester mit Limetten-Quark und Beeren

Ergibt 8 Stück

Mein Cousin nennt diese von Natur aus glutenfreien und ohne Getreide zubereiteten Genüsse „Wolken der Köstlichkeit". Limetten und Beerenfrüchte sind eine ausgezeichnete Kombination, doch die Quarkmasse könnte mit Zitrone anstatt mit Limetten zubereitet werden, und jedes FODMAP-arme Obst würde hier passen.

Die Baisers können auch als Kekse gebacken werden, indem man die Eiweißmischung in großzügigen Häufchen mit einem Löffel im Abstand von je etwa 4 cm auf mit Backpapier ausgelegte Backbleche setzt. Etwa insgesamt 1½ Stunden im Backofen bei ca. 90°C trocknen lassen, bis sie trocken und knusprig sind und dabei die Bleche nach der Hälfte der Zeit von oben nach unten wechseln und von vorne nach hinten drehen. Im abgeschalteten Backofen vollständig auskühlen lassen.

Übrig gebliebenen Quark als Leckerei zum Frühstück auf getoastetes Sauerteigbrot streichen.

Quark/Masse: Die Eier in einer mittelgroßen Schüssel mit dem Schneebesen verschlagen. Einen eng maschigen Sieb auf eine andere Schüssel setzen. In einem schweren Topf Butter, Zucker, Limettensaft und Limettenschale mischen. Bei Mittelhitze garen, rühren, bis sich der Zucker auflöst, die Butter schmilzt und die Mischung gerade zu köcheln beginnt.

Die heiße Limetten-Mischung mit dem Schneebesen langsam unter die Eier schlagen. Die Limetten-Eier-Mischung in denselben Topf zurückschütten. Unter ständigem Rühren 2 bis 3 Minuten garen, bis die Masse dick genug ist, um nicht von einem Löffel abzutropfen und den Topf immer mal wieder von der Platte wegheben, um ein Überhitzen zu vermeiden.

Sofort in den Sieb gießen. Mit einer direkt auf die Masse gedrückten Plastikfolie zudecken, damit sich keine Haut bilden kann. Mindestens 4 Stunden kühlen. (Kann drei Tage im Voraus zubereitet werden. Kühl aufbewahren.)

Baiser-Nester: Jeweils einen Rost in das obere und das untere Drittel des Backofens schieben und auf 90°C vorheizen. Zwei große Backformen mit Backpapier auslegen.

Limetten-Quark
4 große Eier
½ Tasse (115 g) ungesalzene Butter/Süßrahmbutter, in gut 1 cm große Stücke geschnitten
⅔ Tasse Zucker
⅔ Tasse frisch gepressten Limettensaft (von etwa 6 Limetten)
1 Esslöffel plus 1 Teelöffel Limettenschale, fein gerieben

Baiser-Nester
¼ Teelöffel gemahlener Kardamom, gemischt mit 2 Teelöffeln Zucker (optional)
4 große Eiweiß, in Zimmertemperatur
¼ Teelöffel Weinstein
¾ Tasse Zucker, plus 3 Esslöffel, aufgeteilt
1 Teelöffel Vanilleextrakt
Prise Salz
3 Tassen frische Beeren (Himbeeren, Heidelbeeren und/oder geschnittene frische Erdbeeren)
Kokosflocken, geröstet (optional)

Wenn Kardamom verwendet werden soll, diesen mit 2 Esslöffeln Zucker in einer kleinen Schüssel verrühren. Eiweiß und Weinstein in einen Standmixer geben (oder in eine große Schüssel, wenn mit einem Handmixer gearbeitet wird). Bei mittlerer Geschwindigkeit (mit dem Handmixer bei hoher Geschwindigkeit) etwa 2 Minuten aufschlagen, bis das Eiweiß festbleibt, wenn die Rührbesen herausgehoben werden. Unter eineinhalb- bis zweiminütigem ständigem Rühren esslöffelweise ¾ Tasse Zucker zugeben. Eventuell die Kardamommischung einstreuen sowie Vanille und Salz zugeben. Noch etwa 1 Minute weiterrühren, bis die Eiweiße steif sind, glänzen und Spitzen stehenbleiben, wenn man die Rührbesen heraushebt.

Ein wenig Baisermasse unter die Ecken des Backpapiers tupfen, damit es auf den Backblechen klebenbleibt. Die Baisermasse sofort mit einem Löffel zu je vier Häufen (à etwa ½ Tasse) auf die vorbereiteten Bleche setzen, dabei genügend Platz zwischen ihnen lassen. Mit dem Rücken eines Metalllöffels vorsichtig ein breite, etwa 2 cm tiefe Mulde in die Mitte eines jeden Haufens drücken.

Die Baisers 1 Stunde backen lassen. Die Backbleche von oben nach unten und von vorne nach hinten durchwechseln. Eventuell 1 weitere Stunde im Backofen belassen, bis die Baisers trocken, knusprig und fest sind. Den Backofen abschalten und sie bei geschlossener Tür etwa 2 Stunden abkühlen lassen. Die Baisers vorsichtig vom Papier lösen. (Können drei Tage im Voraus zubereitet werden. In einem luftdichten Behälter aufbewahren.)

Die Beeren und den restlichen Zucker in einer mittelgroßen Schüssel mischen. Etwa 30 Minuten stehenlassen, bis sie Saft ziehen.

Zum Servieren ein Baiser auf jeden Teller setzen. Etwa 3 Esslöffel Limetten-Masse in jedes Baiser-Nest geben. Mit den Beeren garnieren und eventuell Kokosflocken darüberstreuen.

Haferkekse mit Erdnussbutter und Schokoladenraspeln

Ergibt etwa 48 Stück

Als sättigende FODMAP-arme Kekse für die Keksdose ergeben sie einen wunderbaren Nachmittagsimbiss oder ein „Betthupferl". Sie können auch einen schmackhaften Energieschub auf Wanderungen und Ausflügen liefern. Wenn Sie sich glutenfrei ernähren, verwenden Sie nachweislich glutenfreien Hafer und zur Abwechslung können Sie die Erdnussbutter durch Mandelbutter und die Schokoraspeln durch gehackte Nüsse ersetzen. Die Kekse sind praktisch zu bevorraten, bleiben in einem luftdichten Behälter eine Woche frisch und lassen sich auch gut einfrieren.

¼ Tasse (gut 50 g) Süßrahmbutter, in Zimmertemperatur
¾ Tasse brauner, unraffinierter Rohrzucker
¾ Tasse (weißer Zucker)
2 große Eier
1 ¼ Teelöffel Backpulver oder Backnatron
1 Teelöffel Zimt, gemahlen
1 Teelöffel Vanilleextrakt
¼ Teelöffel Salz
1 Tasse weiche, ungesalzene natürliche Erdnussbutter
3 Tassen Haferflocken
1 Tasse Zartbitterschokoladenraspeln

Den Backofen auf 175°C vorheizen. Backbleche leicht mit Butter ausstreichen.

Mit einer Küchenmaschine oder einem Handmixer die Butter in einer großen Schüssel sämig rühren. Braunen Zucker und weißen Zucker zugeben und gut vermischen. Eier, Backpulver/Backnatron, Zimt, Vanille und Salz dazugeben und zu einer sämigen Masse verarbeiten. Erdnussbutter unterschlagen, bis sie sämig ist. Haferflocken und Schokoladenraspeln mit einem Rührgerät oder einem stabilen Löffel untermischen.

Den Teig mit zwei Teelöffeln in jeweils 5 cm Abstand auf die Backbleche setzen. Etwa 12 bis 15 Minuten backen, bis die Kekse gerade berührungsfest und an den Rändern leicht gebräunt sind. Auf den Blechen 5 Minuten abkühlen lassen. Auf Roste setzen und auskühlen lassen.

KAPITEL 14

Praktische Anleitung für verdauungsunterstützende Ergänzungsmittel

Nahrungsergänzungsmittel für eine gesunde Verdauung sind ein Geschäft im ganz großen Stil. Viele Menschen verdienen mit dem Angebot von Mitteln gegen Bauchschmerzen, Blähbeschwerden, Gasbildung, Verstopfung, Durchfall, bakterielle Überwucherung sowie für eine bessere Verdauung und einen insgesamt „gesunden Darm" eine Menge Geld. Als Verbraucher sollten Sie auf viele Dinge achten, bevor Sie Ihr Heil in einem Medikament suchen.

Käufer aufgepasst!

Zuerst einmal: Nahrungsergänzungsmittel unterliegen kaum einer Regulierung durch die (amerikanische) Regierung. Vermarkter von Ergänzungsmitteln müssen nicht nachweisen, dass die Pillen, die sie verkaufen, tatsächlich die auf der Verpackung behaupteten Inhaltsstoffe haben, bevor sie im Regal eines Geschäfts landen. Sie müssen auch nicht in Tests und Studien nachweisen, dass ihre Produkte in behaupteter Weise wirken. Wie Sie es unter diesen Umständen erwarten würden, werden auf den Etiketten von Nahrungsergänzungsmitteln hemmungslos falsche Angaben gemacht und sie strotzen nur so von Versprechungen, die sie nicht halten. Bei zahlreichen unabhängigen Überprüfungen wurde nachgewiesen, dass ein wesentlicher Anteil von Kräuter-Supplementen tatsächlich keinen der auf dem Etikett angegebenen Inhaltsstoffe enthält. Andere enthalten nicht deklarierte Allergene – wie Weizen –, die bei bestimmten Menschen Nebenwirkungen verursachen können.

Noch beunruhigender ist, dass Vermarkter von Ergänzungsmitteln nicht einmal nachweisen müssen, dass von ihren Produkten keine Gefahr ausgeht, bevor sie auf einem Ladenregal in den USA landen.

(Anmerkung der Übersetzerin: Nach der Health-Claims-Verordnung von 2006 dürfen in der EU nur evidenzbasierte gesundheitsbezogene Aussagen zu einem Nahrungsergänzungsmittel verwendet werden. Eine Werbung mit gesundheits- und nährwertbezogenen Angaben ist nach der Verordnung prinzipiell nur zulässig, wenn die Angaben von der Europäischen Union in einem – von der HCVO – vorgegebenen Verfahren wissenschaftlich anerkannt wurden. Dennoch ist es für alle, die sich Präparate in den USA besorgen oder von dort mitbringen lassen wollen, wichtig, die rechtliche Lage in den Staaten zu kennen.)

Die US-amerikanische Arzneimittelzulassungsbehörde FDA greift normalerweise erst ein, wenn sich genügend Verbraucher beschweren, dass ihnen ein bestimmtes Produkt geschadet hat, dass die Werbung falsch ist oder Medikamenten-ähnliche Wirkungen behauptet werden. Infolgedessen werden manche Nahrungsergänzungsmittel mit illegalen Arzneistoffen wie Steroiden oder Stimulanzien verfälscht, und dazu kann es kommen, weil viele kleine Unternehmen sich auf Hersteller in China oder anderswo außerhalb der USA verlassen, bei denen sie ihre Produkte produzieren lassen. Andere Präparate können gefährlich hohe Mengen an Koffein oder Hormondrüsenextrakte von Tieren enthalten, über deren Gesundheitszustand nichts bekannt ist. Manche enthalten hochwirksame pflanzliche Bestandteile, die die Leber schädigen oder Megadosen bestimmter Vitamine, die zu Nervenschäden führen können. In einer 2016 in der Fachzeitschrift *Hepatology* veröffentlichten Studie wurde nachgewiesen, dass jeder fünfte Fall einer Lebervergiftung durch ein Nahrungsergänzungsmittel verursacht wird! In meiner Praxis wurde mir diese Statistik leibhaftig vor Augen geführt; mehrere Patienten kamen mit einer Schädigung der Leber, verursacht durch eine erhebliche Einnahme von Nahrungsergänzungen. Selbst wenn Sie glauben, dass Sie die Produkte einer sehr angesehenen Firma kaufen, solange Sie keine unabhängigen Labor-Prüfungen gesehen haben, die bestätigen, dass Ihr Ergänzungsmittel genau das enthält, was auf dem Etikett behauptet wird, spielen Sie eventuell russisches Roulette mit Ihrer Gesundheit.

Anmerkung der Übersetzerin für Deutschland (Umsetzung der europäischen Richtlinie): Nahrungsergänzungsmittel sind Lebensmittel. Deshalb unterliegen sie den umfangreichen gesetzlichen Bestimmungen, die für alle Lebensmittel gelten. Sie bedürfen keiner Zulassung, müssen aber dem Bundesamt für Verbraucherschutz und Lebensmittelsicherheit (BVL) gemeldet werden, bevor sie in den Verkauf gehen. Darüber hinaus gibt es zudem spezielle Vorschriften für Nahrungsergänzungsmittel, die in der Nahrungsergänzungsmittel-Verordnung (NemV) festgehalten sind. (Einzelheiten unter https://www.bll.de/de/lebensmittel/nahrungsergaenzungsmittel/nem-gesetzliche-regelungen) Werbeaussagen dürfen nicht gegen die Health Claims Verordnung und das Gesetz gegen unlauteren Wettbewerb (UWG) verstoßen. (Einzelheiten s. unter https://www.ratgeberrecht.eu/wettbewerbsrecht-aktuell/unzulaessige-werbung-fuer-nahrungsergaenzungsmittel.html)

Noch etwas, wovor Sie sich in Acht nehmen sollten, ist, dass viele Behandler – auch Ärzte, Ernährungsberater, Naturheilkundler und Chiropraktiker – Geld mit dem Verkauf von Nahrungsergänzungsmitteln verdienen oder damit, dass sie Sie an spezielle Firmen verweisen, die diese verkaufen. (In Deutschland dürfen Ärzte und Heilpraktiker in ihren Praxen nichts verkaufen; gleichwohl gibt es eventuell beispielsweise einen nicht im medizinischen Bereich tätigen Ehepartner, der ein entsprechendes Gewerbe angemeldet hat.) Als Verbraucher sollten Sie darauf achten, ob es für einen Behandler einen persönlichen Anreiz gibt, Sie bevorzugt in Richtung einer bestimmten Behandlung zu lenken.

In diesem Kontext können Sie erkennen, in welcher Hinsicht Nahrungsergänzungsmittel ein gefährliches Terrain sein können. Es gibt so viele Produkte, von denen so viel behauptet wird, dass selbst meine kritischsten Patienten, die sich die Zeit für eine unabhängige Recherche nehmen, Mühe haben, herauszufinden, welche helfen könnten und welche einfach nur Reklameschwindel sind.

Bei problematischen Blähbeschwerden ist der Grundsatz „weniger ist mehr" der beste

Ich möchte nicht den Eindruck erwecken, dass ich Nahrungsergänzungsmitteln gegenüber prinzipiell voreingenommen bin. Das bin ich nämlich nicht. Wenn es um die Ernährung geht, stehe ich zwar der „Nahrungsmittel zuerst"-Philosophie ganz sicher näher, doch es gibt ein paar Ergänzungsmittel, auf die immer Verlass ist, die ich tatsächlich regelmäßig empfehle, um meinen Patienten bei ihren Verdauungsproblemen zu helfen – allerdings verkaufe ich sie nicht und profitiere auch nicht davon. Diese sind nicht teuer, ich weiß, dass sie in den verordneten Dosierungen sicher sind und dass sie im Allgemeinen sehr gut funktionieren. Ein mit Bedacht gewähltes Ergänzungsmittel, das gut zu dem speziellen Problem passt, kann für manch einen das Leben verändern.

Doch meine praktische Erfahrung hat mich gelehrt, dass weniger mehr ist, wenn es um den Einsatz von Ergänzungsmitteln geht. Ich empfehle einem Patienten mit Blähbeschwerden oder anderen Verdauungsproblemen selten mehr als zwei dieser Supplemente. Denn zusammen mit einer Ernährungsweise, die auf Ihre individuellen medizinischen Probleme zugeschnitten ist, reichen ein oder zwei richtige Produkte im Allgemeinen völlig aus. Ebenso wichtig ist, dass es Ihnen durch die Einnahme von jeder Menge Tabletten wahrscheinlich eher schlechter – und nicht besser – geht, wenn Sie überwiegend an den in diesem Buch beschriebenen Blähbeschwerden leiden. Jede Tablette hat einen Überzug und enthält Füllstoffe, deren Wirkung nicht bekannt ist und eine große Menge davon kann die Entleerungszeit des Magens verlangsamen – und somit bei manchem Menschen die Blähbeschwerden verlängern sowie auch Übelkeit und einen Reflux verursachen. Bei Menschen, deren Magen sich ohnehin schon langsam entleert (die eine Gastroparese haben, s. Kapitel 3), besteht sogar das Risiko von Blockaden im Magen, weil zu viele Tabletten sich zu einer unverdaulichen Masse verklumpen können. Mindestens zwei Mal im Monat kommt ein Patient in meine Praxis, der die unfassbare Menge von mehreren Dutzend Ergänzungsmittel pro Tag einnimmt. Bei Verdauungsproblemen, das kann ich Ihnen versichern, ist die Einnahme von so vielen Pillen Teil Ihres Problems und nicht Teil seiner Lösung.

So viele Ergänzungsmittel, aber so wenige Nachweise

Wenn Sie schon mal Zeit damit verbracht haben, Ihre Symptome im Internet zu recherchieren, ist Ihnen sicherlich aufgefallen, dass es eine Handvoll Ergänzungsmittel gibt, die „jedermann" für Ihr spezielles Verdauungsproblem zu empfehlen scheint. Wenn Ihnen dasselbe Ergänzungsmittel auf zahlreichen Websites vieler unterschiedlicher Quellen immer wieder begegnet, kann die Illusion entstehen, dass es sich um ein bewährtes, irgendwie durch wissenschaftliche Nachweise gestütztes Mittel handeln muss. Dieser Eindruck entsteht zum Teil dadurch, dass viele Ergänzungsmittel altbewährte Hausmittel sind, die seit Generationen traditionell verwendet werden – wie Pfefferminze, Süßholzwurzel oder Fencheltee bei einer Magenverstimmung. Doch die Seriosität vieler Ergänzungsmittel ist ein durch das Internet erzeugtes Phänomen. Mit anderen Worten, die Echokammer Internet erzeugt deren guten Ruf eher, als dass sie eine bereits etablierte Reputation widerspiegelt. Ein namhafter alternativ arbeitender Therapeut schreibt vielleicht über ein bestimmtes Probiotikum oder Kräuterergänzungsmittel, das zu seinem Behandlungsprogramm gehört, und Blogger und Patienten verbreiten das in den Foren der sozialen Medien weiter. Für einen Außenstehenden, der auf eine solche online-Community stößt, würde das dann so aussehen, als wüsste „jedermann" über dieses spezielle Mittel Bescheid. Das verleiht ihm den Anschein von Legitimität, obwohl es keinerlei Nachweise gibt, die seine Anwendung stützen.

Sie können mich altmodisch nennen, doch ich versuche mein Bestes, um mich bei meinen Entscheidungen für oder gegen die Empfehlung eines Nahrungsergänzungsmittels von der guten alten Wissenschaft leiten zu lassen. Ich lese tatsächlich diese langen, langweiligen Studien, die in renommierten Fachzeitschriften veröffentlicht werden, um nachzuvollziehen, welche Inhaltsstoffe in welchen Dosierungen für welche Art von Problemen und mit welchen Ergebnissen getestet wurden. Wenn es keine solchen wissenschaftlichen Nachweise gibt, dann sehe ich mir das von der Regierung oder akademischen Einrichtungen zur Verfügung gestellte Sicherheitsprofil von bestimmten Inhaltsstoffen an, um zu verstehen, ob man ein bestimmtes Präparat als sicher ausprobieren kann, selbst wenn belastbare Nachweise fehlen. Wenn die Vertreiber von Ergänzungsmitteln auf ihren Websites Links zu Forschungsarbeiten zur Verfügung stellen, die den Nutzen ihrer Produkte unterstützen, dann klicke ich sie wirklich an, sehe die Informationen durch und bilde mir ein Urteil darüber, ob sie qualitativ hochwertig oder wertlos sind – und ob die Behauptungen des Vertreibers über sein Produkt tatsächlich den Schlussfolgerungen der Forschung entsprechen. (Sie wären erstaunt, wie viele Hersteller von Ergänzungsmitteln auf ihren Websites Links zu Forschungsstudien platzieren, die keinen Nutzen bei der Verwendung ihres Produkts feststellten!)

Als ich dieses Buch schrieb, war ich ziemlich entsetzt darüber, dass es zu vielen der Nahrungsergänzungsmittel, die gelegentlich und routinemäßig von so vielen meiner Patienten genutzt werden, überhaupt keine irgendwie geartete Forschung gab – nicht nur hinsichtlich der Wirksamkeit, sondern auch hinsichtlich der grundsätzlichen Sicherheit. Mangels verfügbarer wissenschaftlicher Vorgaben, von der meine Empfehlungen geleitet werden könnten, halte ich mich standardmäßig an das erste ethische Prinzip, dem Gesundheitsdienstleister verpflichtet sein sollten: „Nicht schaden." Ich überdenke mein eigenes Urteil: Welche Erfahrungen haben meine Patienten – Tausende im Laufe der Jahre – mit diesem Präparat gemacht? Welche Präparate haben bei welchen Leiden gut funktioniert – und sind gut vertragen worden? Welche Präparate haben meinen Patienten in der Vergangenheit geschadet? Gibt es begründete Erwartungen hinsichtlich der Sicherheit? Gibt es begründete Erwartungen bezüglich des Risikos? Mangels belastbarer wissenschaftlicher Forschung ziehe ich auch die sogenannte biologische Plausibilität im Hinblick auf die entsprechenden Behauptungen in Betracht: Ist in Anbetracht dessen, was wir über die Grundlagen der Biologie wissen, die Vorstellung überhaupt begründet, dass dieses Präparat bei einem bestimmten gesundheitlichen Zustand Wirkung zeigen könnte?

Das restliche Kapitel ist das – zum Zeitpunkt der Entstehung dieses Buches – vorliegende Ergebnis des oben beschriebenen analytischen Prozesses und enthält meine evidenzbasierten Ansichten darüber, welche Nahrungsergänzungsmittel bei welchen Arten von Verdauungsproblemen eventuell äußerst hilfreich sind und welche nicht angewendet werden sollten. Da die wissenschaftliche Forschung ständig weitergeht – und das gilt insbesondere in Bezug auf probiotische Nahrungsergänzungen –, sehen die in diesem Abschnitt enthaltenen Informationen in künftigen Auflagen dieses Buches vielleicht ein wenig anders aus. Das spiegelt wider, wie das Wissen über die Gesundheit und die Wissenschaft sich mit der Zeit immer weiterentwickeln. Wenn wir unsere Meinungen auf der Basis der besten zur Verfügung stehenden Wissenschaft bilden, anstatt aufgrund dogmatischer Überzeugungen, heißt das, dass wir zur Verfügung stehende wirksame, neue Medikamente annehmen und uns von denen trennen, die einer genauen Prüfung nicht mehr standzuhalten scheinen.

Für jedes Ergänzungsmittel in diesem Kapitel gibt es im Anschluss an die Besprechung ein Fazit nach bestimmten Kriterien, ähnlich einer Ampel:

- **Ist einen Versuch wert:** Diese Bewertung gibt grünes Licht. Das bedeutet, es gibt viele (oder zumindest eine angemessene Menge) Hinweise, dass es von Nutzen ist oder zumindest, dass es eine gute Erfolgsbilanz bezüglich der Sicherheit aufweist, sodass die potenziellen Vorzüge (falls sie nicht bewiesen sind) potenzielle Risiken überwiegen und/oder dass es bei meinen Patienten regelmäßig wirkt wie vorgesehen.
- **Lassen Sie es:** Diese Bewertung bedeutet gelbes Licht. Ich kennzeichne damit Ergänzungsmittel, von denen ich glaube, dass sie weder helfen noch schaden. Dazu gehören solche, die gar keinen oder nur einen minimalen Hinweis auf ihre Wirksamkeit bei verdauungsbedingten Beschwerden im Allgemeinen oder Blähbeschwerden im Besonderen und mit geringgradiger biologischer Plausibilität geben. Angesichts dessen, wie schlecht Nahrungsergänzungen (in den USA) reguliert/kontrolliert werden, gehe ich normalerweise auf Nummer sicher und lasse solche Produkte aus – bei Tabletten ist weniger mehr, wenn Sie Verdauungsprobleme haben, erinnern Sie sich?
- **Meiden Sie es:** Diese Bewertung bedeutet rotes Licht. Ich kennzeichne damit Ergänzungsmittel, die minimale bis keine Hinweise auf eine Wirksamkeit bei verdauungsbedingten Beschwerden haben und deren Risiken in Bezug auf Nebenwirkungen oder Wechselwirkungen mit Medikamenten deutlich genug sind, dass ich glaube, die Risiken überwiegen potenzielle Vorteile.

Manche Präparate bekommen eventuell unterschiedliche Bewertungen: „Einen Versuch wert" für bestimmte Beschwerden und ein „Lassen Sie es" oder „Meiden Sie es" für andere.

Aktivkohle: Nicht aktivierte Holzkohle (z. B. Birkenkohle), Asche, medizinische Kohle

Was ist das?

Aktivkohle ist Kohlenstoff, der auf extrem hohe Temperaturen erhitzt wurde, damit sich winzige Risse bilden. Diese können eine breite Palette organischer Verbindungen absorbieren (binden), von Geruchspartikeln bis zu Medikamenten.

Das behaupten die Vermarkter

- Verhindert die Bildung von Darmgasen und bessert Blähbeschwerden.
- „Entgiftet den Darm" (von nicht näher beschriebenen Giften).

Tatsächliche Wirkung

- Die wissenschaftliche Forschung, die die Wirksamkeit von Aktivkohle bezüglich der Verringerung von Darmgasen untersucht, ist begrenzt und die Ergebnisse sind widersprüchlich.
- Ein paar Studien haben nachgewiesen, dass oral eingenommene Aktivkohle eine Zunahme der Menge von Winden verhindern konnte, wie sie nach einer FODMAP-reichen Mahlzeit auftreten. Doch eine andere Studie fand, nach einer Mahlzeit mit gebackenen Bohnen, keine signifikante Auswirkung auf die Häufigkeit von Winden – oder auf die Konzentration von Wasserstoff im Atem, was ein Zeichen der Gasproduktion durch Bakterien im Darm ist.
- Aktivkohle ist eher hilfreich bei der Neutralisierung des Geruchs Ihrer Winde, allerdings ändert sich die tatsächliche Menge an Darmgasen wahrscheinlich nicht.

Sicherheit und Verträglichkeit

- Aktivkohle kann sehr verstopfend wirken. Daher wird diesen Produkten oft Sorbit(ol) zugesetzt, das als Abführmittel wirken soll. Doch Sorbit(ol) kann bei empfindlichen Menschen selbst zur Gasbildung führen.
- Aktivkohle bindet organische Verbindungen unterschiedslos und das betrifft auch Ihre Medikamente. Sie kann die Wirksamkeit bestimmter Medikamente herabsetzen (z. B. die der Pille zur Empfängnisverhütung, von Schilddrüsenmedikamenten, antiviralen Medikamenten wie

Proteasehemmern), wenn sie im Abstand von mehreren Stunden nacheinander genommen werden.

- Zu den berichteten Nebenwirkungen, die bei hohen Dosen häufiger auftreten, gehören Übelkeit, Erbrechen, Gesichtsrötung und Pulsrasen.
- Aktivkohle kann blutverdünnende Eigenschaften haben, Sie sollten sie nicht mit Blutverdünnern (z. B. Marcumar), Aspirin oder in Kombination mit Ergänzungsmitteln wie Ginkgo, Vitamin E oder hochdosiertem Fischöl nehmen.

Dosierung

- Es gibt für Aktivkohle keine Standarddosierung. Manche Produkte werden in Dosierungen zu 500 mg verkauft und sollen vor FODMAP-reichen Mahlzeiten eingenommen werden.

Das Fazit?

- Lassen Sie es. Angesichts der nicht überzeugenden Hinweise bezüglich der tatsächlichen Reduzierung der Gasbildung, ihrer erheblichen Verträglichkeitsprobleme bei der Verdauung und der Risiken von Wechselwirkungen mit Medikamenten, empfehle ich meinem Patienten mit Blähbeschwerden Aktivkohle so gut wie nie.

Allicin: Allium sativum, Knoblauchextrakt

Im Handel unter verschiedenen Namen

Was ist das?

Allicin ist ein Ergänzungsmittel aus Knoblauchextrakt, das sehr viel Schwefel enthält.

Das behaupten die Vermarkter

- Alternativmedizinische Therapeuten behaupten, es sei ein „pflanzliches Antibiotikum", das anstelle von verschreibungspflichtigen Medikamenten schädliche Bakterien im Darm abtöten (und SIBO behandeln) kann.
- Da es Vermarktern von Ergänzungsmitteln gesetzlich verboten ist,

arzneimittelrelevante Behauptungen aufzustellen, wie zum Beispiel, dass mit ihren Produkten eine Krankheit behandelt oder geheilt werden kann, enthalten die Angaben auf der Verpackung im Allgemeinen keine solchen Versprechen.

Tatsächliche Wirkung

■ Allicin ist in Bezug auf eine antibakterielle und fungizide (gegen Pilze gerichtete) Behandlung beim Menschen kaum untersucht worden; fast die gesamte Forschung fand in Labors an Zellen in Reagenzgläsern statt.

■ Gegenwärtig gibt es keine wissenschaftlichen Nachweise zur Unterstützung der Behauptung, dass oral eingenommener Knoblauchextrakt Bakterien im Darm oder irgendwo anders im Körper wirksam abtöten könne.

■ Trotz des Nachweises, dass Knoblauch den Erreger Helicobacter pylori (ein Bakterium, das Magengeschwüre verursacht) im Reagenzglas abtöten kann, haben konkrete Studien an Menschen in Wirklichkeit eine begrenzte bis überhaupt keine antibakterielle Wirkung ergeben, wenn sie allein untersucht oder mit verschreibungspflichtigen Antibiotika verglichen wurden.

■ Es gibt einige vielversprechende Studien, die zeigen, dass Allicin die Wirksamkeit bestimmter verschreibungspflichtiger Antibiotika und Fungizide verbessern kann, wenn es als Zusatztherapie eingesetzt wird.

Sicherheit und Verträglichkeit

■ Viele Studien beschreiben Nebenwirkungen, etwa Bauchschmerzen, Blähbeschwerden, Appetitlosigkeit und eine „Knoblauchfahne", die Ausdünstung über den Atem.

■ Hohe Dosen können gastrointestinale Verstimmungen, Sodbrennen, Durchfälle, Magenverstimmung, den Abgang von Winden, Übelkeit und Erbrechen verursachen. Von Gesichtsrötungen, Pulsrasen, Benommenheit, Allergien und Schlafstörungen wurde auch berichtet.

■ Die Symptome einer akuten Gastroenteritis (infektiöse Durchfälle/ „Magen-Darm-Grippe") können sich verschlimmern.

■ Knoblauchextrakt kann blutverdünnende Eigenschaften haben, Sie sollten ihn nicht mit Blutverdünnern (z. B. Marcumar), Aspirin oder in

Kombination mit Ergänzungsmitteln wie Ginkgo, Vitamin E oder hochdosiertem Fischöl nehmen.

- Er kann die Wirksamkeit anderer Medikamente herabsetzen, unter anderem der Pille zur Empfängnisverhütung, von Cyclosporinen (gehört zu den Immunsuppressiva; Anm. d. Übers.) und antiviralen Proteasehemmern.

Dosierung

- Aufgrund ungenügender Forschung zum Thema wurde (in den USA) keine Dosierung für die Anwendung von Allicin bei der Behandlung von gastrointestinalen Symptomen festgesetzt. (Bei deutschen Produkten Beipackzettel beachten; Anm. d. Übers.)

Das Fazit?

- Lassen Sie es. Allicin ist kein Antibiotikum und sollte nicht als solches angewandt werden. Es gibt absolut keine wissenschaftlichen Nachweise, dass es für sich allein genommen oder in Kombination mit anderen pflanzlichen Präparaten bei der Behandlung einer SIBO wirksam ist.
- Es gibt sehr begrenzte, aber vielversprechende Hinweise, dass Allicin die Wirksamkeit eines verschreibungspflichtigen Antibiotikums verbessern könnte. Der Versuch, es zusammen mit verschreibungspflichtigen Antibiotika bei SIBO zu nehmen, sofern es vertragen wird, wäre also nicht unvernünftig.

Aloe vera: Aloe barbadensis

Was ist das?

Aloe vera ist eine kaktusartige Pflanze mit kurzem Stängel und dicken, fleischigen Blättern. Das Innere der Blätter enthält das Aloe-Gel, darin befindet sich u.a. das Acemannan, ein langkettiges Zuckermolekül mit einem zentralen Eiweißbaustein, der entscheidende Wirkstoff in Aloe Vera. Die Schicht unter der Haut des Blattes enthält Aloe-Latex sowie verschiedene Verbindungen, einschließlich Aloine.

Das behaupten die Vermarkter

- Abführmittel bei Verstopfung.

Tatsächliche Wirkung

■ Der Wirkstoff in Aloe-Latex, das Aloin, ist ein Stimulanz, das eventuell die Darmperistaltik im Dickdarm steigert. Es verhindert auch, dass Wasser aus dem Dickdarm wieder in den Körper resorbiert wird und führt zu weicheren Stühlen und einer leichteren Stuhlpassage. Produkte aus dem zerkleinerten ganzen Aloe-Blatt enthalten natürlicherweise etwas Latex, andere Produkte, bei denen das „Blattinnere" als Bestandteil angegeben ist, enthalten es auch.

■ Die regelmäßige Verwendung eines Aloe-Latex-Ergänzungsmittels führt normalerweise zur einem Gewöhnungseffekt, sodass die Dosierung erhöht werden muss, um die abführende Wirkung beizubehalten.

■ Aloe-Gel wird aus dem Inneren des Aloeblattes gewonnen und wirkt nicht abführend. Aloe-Ergänzungsmittel, die als Saft verkauft werden, enthalten normalerweise Aloe-Gel.

Sicherheit und Verträglichkeit

■ Die Weltgesundheitsorganisation stuft den Aloe vera-Extrakt aus dem ganzen Blatt als „möglicherweise karzinogen (Krebs erregend) für Menschen" ein.

■ Es gab Fallberichte über Todesfälle und schwere Nierenschäden durch hohe Dosen Aloe-Latex (1 g täglich). Tatsächlich wurde aufgrund von Sicherheitsbedenken der rezeptfreie Verkauf als Inhaltsstoff von Medikamenten von der amerikanischen Arzneimittelzulassungsbehörde verboten. (Der Inhaltsstoff bleibt jedoch im Umlauf, wenn es als Nahrungsergänzungsmittel verkauft wird.)

■ Aloe kann auch mit mehreren Arten von Arzneimitteln in Wechselwirkung treten, unter anderem mit verschiedenen Diuretika, Herzmedikamenten, Steroiden und oralen Antidiabetika und gefährliche Ungleichgewichte im Elektrolythaushalt oder Unterzuckerzustände verursachen.

■ Schwangere Frauen sollten Aloe nicht nehmen, da das Risiko einer Vergiftung oder schädigenden Wirkung auf den Fötus besteht.

Dosierung

■ Es gibt keine Standarddosis für Aloe bei Gastrointestinalproblemen.

Das Fazit?

- Meiden Sie sie.
- Der Latex-Anteil der Aloe ist eventuell bei der Behandlung der Verstopfung wirksam, doch potenziell schädlich. Aloe-Gel, das kein Latex enthält, ist sicher, hat aber auch keine erkennbare Wirkung.

Alpha-Galaktosidase

Im Handel unter verschiedenen Namen

Was ist das?

Ein von einer Schimmelart mit Namen Aspergillus niger abstammendes Enzym, das eine spezielle Art eines komplexen Kohlenhydrats aufspaltet, die in Bohnen und bestimmten Gemüsen vorkommt.

Das behaupten die Vermarkter

- Beugt der Bildung von Darmgasen durch unverdauliche Kohlenhydrate in Bohnen, Vollgetreide und bestimmten Gemüsen vor. Direkt vor dem Verzehr eines oder mehrerer problematischer Nahrungsmittel eingenommen, verhindert das Enzym Gasbildung, Blähbeschwerden und Missbehagen.

Tatsächliche Wirkung

- Alpha-Galaktosidase spaltet eine bestimmte Art von stark fermentierbaren Ballaststoffen (Galakto-Oligosacchariden, kurz GOS) auf, für die der Mensch keine Verdauungsenzyme besitzt. Indem das Enzym diesen Ballaststoff für den Menschen verdaubar macht, verhindert es, dass er komplett im Dickdarm ankommt und der Fermentation durch Bakterien unterzogen wird. Dadurch wird die Bildung von übermäßigen Darmgasen durch diese Nahrungsmittel verhindert.
- Forschungsstudien bestätigen, dass die Einnahme von Alpha-Galaktosidase vor oder während einer Mahlzeit mit einer beträchtlichen Menge von gekochten Bohnen den Schweregrad sowie die Häufigkeit des Abgangs von Winden pro Stunde und von durch die Gasbildung bedingten Symptomen im Vergleich zu einem Placebo deutlich verringerte. Sowohl niedrige als auch hohe Dosierungen erwiesen sich als wirksam.

Sicherheit und Verträglichkeit

- Alpha-Galaktosidase ist für Erwachsene und Kinder gleichermaßen sehr sicher, außer für Menschen mit einer genetisch bedingten Stoffwechselstörung, der sogenannten Galaktosämie, bei der sich zu viel Galaktose im Blut befindet.
- Viele der entsprechenden Nahrungsergänzungen werden mit einem inaktiven Bestandteil, dem Mannit(ol), hergestellt. Mannit(ol) selbst ist ein fermentierbares Kohlenhydrat und kann bei Menschen, die auf Polyole der FODMAP-Familie empfindlich reagieren, zur Gasbildung führen. Achten Sie beim Kauf darauf, dass das Präparat diesen Füllstoff nicht enthält und dadurch eventuell besser verträglich ist.
- Alpha-Galaktosidase kann die Wirksamkeit des Diabetesmedikaments Glucobay (und Generika mit dem Wirkstoff Acarbose) herabsetzen.

Dosierung

- Es scheint eine breite Palette an wirksamen Dosierungen zu geben von 240 bis 1200 GalU (GalU steht für Galaktose-Unit, also Einheit).
- Sollte sofort zu Beginn jeder Mahlzeit genommen werden, die GOS enthält, unter anderem Linsen, Bohnen, Erbsen, Rote Bete und Gemüse der Kohl-Familie wie Brokkoli, Rosenkohl, Weißkohl und Grünkohl.

Das Fazit?

- Es ist einen Versuch wert bei gasbedingten Blähungen infolge von Kohlenhydratunverträglichkeiten, Verstopfung und SIBO, die durch GOS-haltige Nahrungsmittel verschlimmert werden.
- Eine gesamte Liste von GOS-haltigen Nahrungsmitteln, bei denen Alpha-Galaktosidase wahrscheinlich Ihre Verträglichkeit verbessert, finden Sie auf Seite 233.

Ballaststoffe, *siehe* unter Ergänzungsmittel mit nichtlöslichen Ballaststoffen / Ergänzungsmittel mit löslichen Ballaststoffen

Berberin: Berberis aristata, B. petiolaris, B. vulgaris, B. darwinii

Was ist das?

Berberin ist eine Verbindung, die in mehreren Pflanzenarten vorkommt (Berberitze, Mahonie, Stachelmohn, Chinesischer Goldfaden, Kalifornischer Mohn, Gelbwurzel, Kanadische Gelbwurz) und lange in der Traditionellen Chinesischen Medizin eingesetzt wird bei der Behandlung von Durchfällen und der Blutdrucksenkung bei Diabetes Typ 2.

Das behaupten die Vermarkter

■ Alternativmedizinische Behandler behaupten, dass Berberin ein „pflanzliches Antibiotikum" sei, das anstelle von verschreibungspflichtigen Medikamenten schädliche Bakterien im Darm abtöten (und eine SIBO mit vorherrschendem Wasserstoff behandeln) kann.

■ Da es Vermarktern von Ergänzungsmitteln gesetzlich verboten ist, arzneimittelrelevante Behauptungen aufzustellen – das heißt, dass mit ihren Produkten eine Krankheit behandelt oder geheilt werden kann –, enthalten die Angaben auf der Verpackung im Allgemeinen keine solchen Versprechen.

Tatsächliche Wirkung

■ Berberin wurde in Bezug auf die Behandlung einer SIBO weder an Tieren, noch an Menschen untersucht, daher gibt es keinerlei Nachweise darüber, ob es eine Wirkung zeigt.

■ Der Großteil der Forschung an Berberin wurde an Mäusen gemacht, nicht an Menschen. Es gibt recht gute Hinweise, dass es bei Menschen mit Diabetes Typ 2 eine deutliche blutzuckersenkende Wirkung erzielen kann.

Sicherheit und Verträglichkeit

■ Es gibt viele Sicherheitsprobleme im Zusammenhang mit Berberin.

■ Es kann von selbst den Blutzuckerspiegel senken sowie die Wirkung von Diabetesmedikamenten (Insulin, Metformin, Glimepirid, Pioglitazon und anderen) verstärken, die auch den Blutzuckerspiegel senken und das Risiko einer Hypoglykämie (Unterzucker) erhöhen. Da die Dosierung bei Nahrungsergänzungsmitteln nicht standardisiert ist, kann es beim Einsatz von Berberin für diesen oder einen anderen Zweck zu einer unvorhergesehenen Blutzuckerreaktion kommen.

▓ Es kann von selbst den Blutdruck senken und die Wirkung von Blutdrucksenkern verstärken. Wenn Sie von Natur aus einen niedrigen Blutdruck haben oder solche Medikamente nehmen, kann Berberin den Blutdruck auf gefährlich niedrige Werte absenken.

▓ Es kann den Abbau vieler verschiedener Arten gängiger Medikamente verhindern, indem es die Enzyme hemmt, die sie verstoffwechseln. Dadurch könnte der Spiegel bestimmter Arzneimittel im Blut auf schädliche Werte ansteigen. Solche Wechselwirkungen können eventuell Blutverdünner, Cholesterinsenker, bestimmte Antibiotika, Blutdruckmedikamente, gefäßerweiternde Arzneistoffe wie Sildenafil (Viagra), Antidepressiva, angstlösende Mittel und viele andere beeinflussen.

▓ Es kann den Bilirubinspiegel – einem Abfallprodukt aus der Leber – im Blut erhöhen und zu Gelbsucht (Gelbfärbung der Augen und der Haut) führen. (Bilirubin ist ein gelbes Abbauprodukt des roten Hämoglobins und damit ein Gallenfarbstoff; Anm. d. Übers.) Nehmen Sie es nicht, wenn Sie schwanger sind oder stillen, da bei Säuglingen und Kindern ein erhöhter Bilirubinspiegel und eine durch Bilirubin bedingte Gehirnstörung die Folge sein können.

▓ Zu den Nebenwirkungen, von denen häufig berichtet wird, gehören Durchfälle, Verstopfung und Bauchschmerzen.

Dosierung

▓ Es gibt für Berberin keine Standarddosierung bei Verdauungsproblemen.

Das Fazit?

▓ Meiden Sie es.

▓ Berberin ist ein Kräuterextrakt mit vielen hochwirksamen pharmakologischen Wirkungen im Körper und dem Potenzial für viele schwerwiegende Nebenwirkungen bei breiten Bevölkerungsgruppen.

▓ Die Beseitigung einer SIBO gehört ausgerechnet nicht zu den pharmakologischen Wirkungen, die Berberin nachweislich hat. Da es keine wissenschaftlichen Nachweise gibt, die nahelegen, dass es ein wirksames antibiotisches Mittel bei SIBO ist, folgere ich, dass die Risiken seinen Nutzen überwiegen.

■ Berberin erwies sich zwar bei der Besserung verschiedener Arten von nichtinfektiösen Durchfallerkrankungen vielversprechend, doch es gibt sicherere Präparate für RDS-bedingte Durchfälle, mit denen ich es zuerst versuchen würde. Siehe auch Stichwort: Ergänzungsmittel mit löslichen Ballaststoffen.

Betain HCI: Betain-Hydrochlorid

Was ist das?
Betain HCI ist die Säureform der natürlich vorkommenden Verbindung Betain. Betain HCI kommt in der Natur nicht vor, sondern wird vielmehr synthetisch hergestellt.

Das behaupten die Vermarkter
■ Betain HCI wird als Salzsäure-Lieferant für den Magen zur besseren Verdaubarkeit von Nahrungsmitteln vermarktet.

■ Paradoxerweise wird es von manchen Behandlern auch zur Ausheilung von Magengeschwüren und zur Behandlung von GERD (der Refluxkrankheit) empfohlen, weil sie der Überzeugung sind, dass Geschwüre und ein Reflux durch zu wenig Magensäure verursacht werden.

Tatsächliche Wirkung
■ Es ist nicht klar, was, wenn überhaupt, Betain HCI wirklich macht. Es existiert überhaupt keine wissenschaftliche Forschung über die Wirksamkeit von Betain HCI bei der Behandlung von Krankheiten des Verdauungstrakts. Es konnte tatsächlich nicht einmal nachgewiesen werden, dass es den pH-Wert des Magens verändert – und insbesondere, wie sauer es selbst ist.

■ Nebenbei bemerkt, es gibt auch keinen Nachweis für die Behauptung, dass ein verringerter Magensäurespiegel Symptome einer Verdauungsstörung, einen Reflux oder Magengeschwüre verursacht. (Es wird tatsächlich eher das Gegenteil nachgewiesen.)

Sicherheit und Verträglichkeit

■ Es gibt keine ausreichenden Sicherheitsdaten zu Betain HCl. Infolgedessen hat die amerikanische Arzneimittelzulassungsbehörde FDA es als Bestandteil von frei verkäuflichen Medikamenten verboten und konstatiert, dass es „nicht als allgemein sicher und wirksam anerkannt gelten kann".

■ Menschen mit einer Gastritis, Geschwüren oder einem Reflux sollten insbesondere Betain HCl meiden, da die zusätzliche Salzsäure diese Krankheiten verschlimmern könnten.

Dosierung

■ Nicht verfügbar. Da es keine Daten zu seiner Sicherheit oder Wirksamkeit gibt, kann es keine Dosierungsempfehlungen geben.

Das Fazit?

■ Meiden Sie es.

■ Wenn die FDA es nicht als sicher anerkennt und es keine Hinweise gibt, dass es den Magen ansäuern oder es bei Verdauungsproblemen Abhilfe schaffen kann, schließe ich daraus, dass die Risiken von Betain HCl seinen Nutzen überwiegen.

Bifidobacterium infantis 35624 (Probiotika):

Was ist das?

Es handelt sich um ein probiotisches Ergänzungsmittel, das 1 Milliarde koloniebildende Einheiten (CFU von engl. *colony-building units*) des Stamms Bifidobakterium infantis 35624 enthält. Der Bakterienstamm wird oft in Kombination mit anderen Stämmen und mit unterschiedlichen Einheiten angeboten. (Fragen Sie Ihren Apotheker nach einem entsprechenden Präparat.)

Das behaupten die Vermarkter

■ Unterstützt eine regelmäßige Verdauung (regelmäßigen Stuhlgang).

■ Fördert die Gesamtgesundheit des Verdauungssystems.

Die tatsächliche Wirkung

- Das Präparat wurde hauptsächlich bei Menschen untersucht, die an einem Reizdarmsyndrom (RDS) mit Bauchbeschwerden, Blähbeschwerden und unregelmäßigem Stuhlgang leiden. Es gab allgemein immer nur sehr kleine Studien und sie verließen sich auf die Aufzeichnungen von Berichten der Probanden selbst.

- Zwei separate Studien ergaben, dass bei Menschen, die das Produkt nahmen, die Bauchschmerzen oder Bauchbeschwerden, die Blähbeschwerden und die Schwierigkeiten mit dem Stuhlgang in größerem Maße zurückgingen als bei anderen Menschen, die ein Placebo oder eine anderes Probiotikum bekamen. Das Präparat hatte keine Auswirkung auf die Häufigkeit oder die Konsistenz des Stuhlgangs.

- Eine weitere Studie ergab keinen Unterschied in der Schwere der Beschwerden und Blähbeschwerden im Vergleich zu einem Placebo.

- Eine Studie, die mit Menschen durchgeführt wurde, bei deren RDS Durchfälle vorherrschten, ergab im Vergleich mit denjenigen, die ein Placebo bekamen, eine Besserung der Symptome und der Stuhlkonsistenz, wenn sie eine probiotische Mischung mit B. infantis nahmen. Doch in dieser Studie wurde ein Probiotikum mit vielen verschiedenen Bakterienstämmen verwendet; daher ist nicht klar, ob tatsächlich B. infantis für das gute Ergebnis verantwortlich war oder nicht.

Sicherheit und Verträglichkeit

- Wie alle Probiotika gilt es für fast jedermann als sehr sicher, außer für kranke Kleinkinder und für abwehrschwache Menschen.

- Eine Ausnahme bilden meiner Ansicht nach Menschen mit SIBO in der Anamnese (Kapitel 8), die zur Überwucherung selbst von „guten" Bakterien in ihrem Dünndarm neigen. Alle Probiotika können den Dünndarm wieder „ansäen" und eine neuerliche SIBO auslösen. Wenn Sie aufgrund eines altersbedingt geringen Magensäurespiegels, einer Autoimmunerkrankung, die den Magensäurespiegel reduziert, oder eines säuresenkenden Medikaments, das auf -prazol endet, ein hohes SIBO-Risiko haben, kann die Einnahme von Probiotika dieses Risiko gleichermaßen erhöhen.

- In den Zutaten ist auch Milch enthalten, daher ist es für Menschen mit einer Milchallergie nicht geeignet.

- Während der ersten Einnahmetage kann es zu erhöhter Gasbildung und vermehrten Blähbeschwerden kommen, doch diese gehen im Allgemeinen vorüber.

Dosierung
- Einmal täglich 1 Kapsel.
- Da probiotische Ergänzungsmittel sich nicht dauerhaft im Dickdarm ansiedeln, verschwinden alle Vorteile, die Sie feststellen, innerhalb von etwa einer Woche, wenn Sie das Mittel wieder absetzen.

Das Fazit?
- Es ist einen Versuch wert, wenn Sie Blähbeschwerden im Rahmen eines RDS mit Verstopfung oder unregelmäßigem Stuhlgang haben. Erwarten Sie jedoch nicht, dass es ein Allheilmittel ist. Die Nachweise zugunsten der Wirkung bei Blähbeschwerden ist nicht besonders hoch oder belastbar.
- Lassen Sie es, wenn Sie SIBO haben oder hatten (Kapitel 8) oder wenn ein hohes SIBO-Risiko besteht.

Bromelain: Ananas comosus (Ananas)-Extrakt

Was ist das?
Bromelain ist ein Enzym für die Proteinverdauung aus dem Strunk und dem Saft der Ananas. Es handelt sich nicht um dasselbe Enzym, das der Körper für die Proteinverdauung bildet.

Das behaupten die Vermarkter
- Unterstützt die Proteinverdauung im Verdauungstrakt.

Tatsächliche Wirkung
- Bromelain wurde an Menschen untersucht, die an einigen Arten von leichten Entzündungskrankheiten, insbesondere Sinusitis (Nasennebenhöhlenentzündung) und Sportverletzungen litten. Es gibt sehr wenige Hinweise, dass es abschwellend wirken und die Genesung von diesen Beschwerden beschleunigen könnte, doch die Forschung wurde ausschließlich mit speziell beschichteten Tabletten durchge-

führt, wodurch verhindert wurde, dass das Bromelain selbst im Magen verdaut wurde. Die meisten Nahrungsergänzungsmittel haben diese sogenannte magensaftresistente Beschichtung nicht.

- Bromelain ist nicht unter dem Aspekt als potenzielle Verdauungshilfe für den Menschen untersucht worden. Daher ist nicht klar, welche Wirkung, wenn überhaupt, Bromelain auf verdauungsbedingte Symptome oder die Resorption von Nährstoffen hat.

Sicherheit und Verträglichkeit

- Menschen mit einer Allergie auf Ananas, Latex, Weizen, Sellerie, Papain, Karotten, Fenchel, Zypressen- oder Graspollen sind eventuell auch auf Bromelain allergisch.
- Bromelain kann eine milde blutverdünnende Wirkung haben, Sie sollten es nicht mit Blutverdünnern (z. B. Marcumar), Aspirin oder in Kombination mit Ergänzungsmitteln wie Ginkgo, Vitamin E oder hochdosiertem Fischöl nehmen.
- Es verstärkt eventuell auch die Wirkungen von bestimmten Medikamenten (Amoxicillin, Tetracyclin – beides Antibiotika), Sedativa, trizyklischen Antidepressiva, Schlafmitteln und Antikonvulsiva.

Dosierung

- Nach Absprache mit Ihrem Arzt

Das Fazit?

- Lassen Sie es.
- Es hilft bei Ihren Blähbeschwerden wahrscheinlich nicht, doch es schadet Ihnen wahrscheinlich auch nicht, sofern Sie nicht eines der obigen Medikamente nehmen, die damit in Wechselwirkung treten.
- Ich empfehle es meinen Patienten nicht, wegen der fehlenden Nachweise und der Tatsache, dass ein Mangel an Protease (ein Verdauungsenzym für Proteine) wahrscheinlich nicht das Problem eines Menschen mit Blähbeschwerden ist; wäre das der Fall, würde er ohnehin die standardisierte Zubereitung einer Enzymersatztherapie aus tierischen Bauchspeichelenzymen brauchen (s. Kapitel 13).

Ergänzungsmittel mit löslichen Ballaststoffen

Im Handel unter verschiedenen Namen

Was ist das?

Ergänzungsmittel mit löslichen Ballaststoffen sind isolierte Ballaststoffe, die sich in Wasser lösen und ein voluminöses, visköses (dickes und klebriges) Gel im Darm bilden. Lösliche Ballaststoffe verlangsamen die Zeit der Stuhlpassage durch den Darm, absorbieren und halten überschüssiges Wasser, sodass die Stühle weich und geformt werden und zusammenhalten. Lösliche Ballaststoffe können aus verschiedenen natürlichen Quellen isoliert oder im Labor synthetisiert werden.

Nicht alle diese Ergänzungsmittel enthalten ausschließlich oder auch nur überwiegend lösliche Fasern und daher haben sie im Darm unterschiedliche Wirkungen.

Das behaupten die Vermarkter

- „Sorgen für regelmäßigen Stuhlgang."
- Helfen bei Verstopfung.

Tatsächliche Wirkung

- Lösliche Ballaststoffe wirken regulierend auf die Darmfunktion und helfen bei Durchfall (durch selteneren Stuhlgang und besser geformte Stühle) sowie bei Verstopfung (damit Stühle voluminöser werden und mehr Feuchtigkeit halten).
- In Wirklichkeit helfen lösliche Ballaststoffe wahrscheinlich mehr bei Durchfällen als bei Verstopfung. Manche Menschen mit einer Verstopfung – insbesondere bedingt durch Opioide oder durch eine ballaststoffarme oder getreidefreie Ernährung im Stil von Paläo, der Steinzeiternährung – finden Ergänzungsmittel mit löslichen Ballaststoffen wahrscheinlich hilfreich bei der Besserung ihres Problems und der damit verbundenen Linderung der Blähbeschwerden.

Sicherheit und Verträglichkeit

- Ballaststoffergänzungen sind für jeden äußerst sicher, der keine Probleme mit dem Schlucken hat. Achten Sie darauf, dass Sie sie mit der auf der Packung empfohlenen Menge Wasser nehmen.

- Nehmen Sie keine Ballaststoffergänzungen, wenn Sie glauben, dass Ihr Stuhl fest und trocken sein könnte, also dass der Darm dadurch blockiert wird. Eine gute Faustregel ist: Wenn Sie innerhalb von 5 bis 7 Tagen keinen Stuhlgang gehabt haben, sollten Sie keine Ballaststoffergänzungsmittel nehmen, es sei denn, Ihr Arzt gibt grünes Licht.
- Menschen, deren Verstopfung durch das Reizdarmsyndrom (RDS), durch eine Darmträgheit oder eine Funktionsstörung des Beckenbodens verursacht ist, empfinden lösliche Ballaststoffe eventuell als unangenehm wie „Zement" oder einen „Ziegelstein" im Darm.
- Bestimmte Arten löslicher Ballaststoffe sind stärker fermentierbar (gasbildend) als andere – insbesondere, wenn sie Inulin (aus Chicorée, Yakon-Wurzel) und andere präbiotische Bestandteile enthalten wie Frukto-Oligosaccharide. Lesen Sie alle Angaben zu den Inhaltsstoffen und meiden Sie Präparate, die die genannten enthalten.
- Flohsamenschalen können eventuell mehr Gas bilden als der Ballaststoff Methylcellulose oder Weizendextrin. Ihr Apotheker kann Ihnen bei der Auswahl entsprechender Präparate behilflich sein.
- Meiden Sie Ballaststoffe aus Weizen, wenn Sie an Zöliakie leiden. Diese sind jedoch für Menschen geeignet, die sich FODMAP-arm ernähren.
- Meiden Sie Waffeln, Riegel und Getreide mit Ballaststoffen. Sie enthalten mit an Sicherheit grenzender Wahrscheinlichkeit FODMAP-reiche Zusatzstoffe, die die Gasbildung und die Blähbeschwerden verschlimmern.

Dosierung
- Eine Dosis von 2 g löslichem Ballaststoff ist normalerweise wirksam und sollte mit ¼ l Wasser genommen werden. Die Menge, mit der Sie auf diese Dosis kommen, variiert entsprechend der jeweiligen Marke, zum Beispiel 6 Kapseln Flohsamenschalen. Achten Sie auf die Dosierungsangaben des jeweiligen Produkts und besprechen Sie das mit Ihrem Apotheker.

Das Fazit?
- Einen Versuch wert bei Blähbeschwerden aufgrund von Opioiden oder einer ballaststoffarmen Ernährung.

- Einen Versuch wert auch bei einem Reizdarmsyndrom, bei dem Durchfälle vorherrschen (selbst wenn Ihre Blähbeschwerden dadurch nicht verursacht werden).

Ergänzungsmittel mit nichtlöslichen Ballaststoffen

Auch im Handel unter Leinsamen, gemahlen; Ballaststofftabletten (Kalzium Polycarbophil, Fibercon)

Was ist das?

Diese Ergänzungsmittel mit nichtlöslichen Ballaststoffen enthalten bestimmte Ballaststoffe, die Wasser in den Darm ziehen und anschwellen können, um den Stuhl dadurch weicher und voluminöser zu machen. Sie lösen sich nicht in Wasser wie lösliche Ballaststoffe, bilden also auch kein zähflüssiges Gel. Stattdessen sorgen sie für einen voluminösen Stuhl, der die Dickdarmperistaltik stimuliert und seine Passagezeit beschleunigt. Nicht lösliche Fasern können aus verschiedenen natürlichen Quellen stammen oder im Labor synthetisiert werden.

Weizenkleie und Hanfsamen sind ebenfalls Nahrungsergänzungsmittel mit vielen nicht löslichen Fasern, doch es ist nicht klar, ob sie so viel Wasser binden können wie Leinsamen und Kalzium Polycarbophil.

Das behaupten die Vermarkter

- Hilft bei Verstopfungen.

Tatsächliche Wirkung

- Verschiedene Formen von nicht löslichen Ballaststoffen, auch der Hauptbestandteil in Fibercon (Kalzium Polycarbophil) und gemahlenem Leinsamen, sind an Menschen mit Verstopfung gut untersucht worden und sind nachweislich hilfreich.
- Insbesondere volumenbildende Ballaststoffergänzungen verbessern die Stuhlhäufigkeit bei Menschen, die aus verschiedenen Gründen unter Verstopfung leiden, zum Beispiel aufgrund ihres hohen Alters, eines Reizdarmsyndroms (RDS) oder sogar wegen Erkrankungen des Nervensystems sowie Verletzungen, die die Darmfunktion beeinträchtigen.

- Die Art von Ballaststoff in Fibercon scheint auch die Stuhlform zu verbessern, sodass eine leichtere Passage möglich ist und die mit Stuhldrang verbundenen Bauchschmerzen vermindert werden.
- Die Forschung legt nahe, dass gemahlener Leinsamen bei Verstopfung wirksamer ist als ganze Samenkörner.

Sicherheit und Verträglichkeit

- Ballaststoffergänzungsmittel sind sicher für jeden, der nicht unter Schluckproblemen leidet. Achten Sie darauf, dass Sie die Ballaststoffe mit der auf der Packung empfohlenen Menge Wasser nehmen.
- Nehmen Sie kein Ballaststoffergänzungsmittel, wenn Sie glauben, dass Ihr Stuhl sehr fest und trocken ist, denn das bedeutet, dass er den Dickdarm blockiert. Eine gute Faustregel ist: Wenn Sie fünf bis sieben Tage lang keinen Stuhlgang gehabt haben, sollten Sie am besten überhaupt keine Ballaststoffergänzungen nehmen, es sei denn, ein Arzt hat Ihnen grünes Licht dafür gegeben.
- Manche Formen von nicht löslichen Ballaststoffen wie Weizenkleie verschlimmern Durchfälle wahrscheinlich. Wenn Sie unter Durchfall leiden, sehen Sie sich den Eintrag über Ergänzungsmittel mit löslichen Fasern an; dort finden Sie passendere Optionen.
- Bestimmte Ballaststoffergänzungen enthalten auch zusätzliche Ballaststoffe von Inulin, der Chicorée, Yakonwurzel (verwandt mit Topinambur) oder andere Präbiotika wie Frukto-Oligosaccharide. Lesen Sie alle Angaben zu den Inhaltsstoffen und meiden Sie Produkte, die diese eben erwähnten enthalten. Sie bilden wahrscheinlich mehr Gas und verschlimmern Ihre Blähbeschwerden, wenn sich Ihr Stuhl im Darm staut.

Dosierung

- Die wirksame Dosis von nicht löslichen Fasern hängt davon ab, woher sie stammen. Zum Beispiel:
- Fibercon: Einmal täglich 2 Tabletten (1g). Bei Bedarf können Sie eine zweite Dosis nehmen, aber nicht mehr als 4 Tabletten täglich. Trinken Sie mindestens ¼ l Wasser pro Verabreichung.
- Gemahlener Leinsamen: 2 Esslöffel Pulver (3g).
- Sie können den Leinsamen in Haferbrei, Smoothies, Müslis, Joghurts oder Flüssigkeiten mischen. Trinken Sie auch dazu genügend Wasser oder, wenn Sie sie mit Flüssigkeiten nehmen, genügend Wasser nach.

Das Fazit?

■ Einen Versuch wert bei Verstopfung durch ein RDS, eine langsame Darmpassage, Opioid-Medikamente oder eine ballaststoffarme Ernährung.

Enzyme, siehe auch Verdauungsenzyme

Das Enzym Laktase

Im Handel unter verschiedenen Namen

Was ist das?

Laktase ist ein menschliches Verdauungsenzym, das von Zellen im Dünndarm gebildet wird. Es spaltet den natürlichen Milchzucker, die Laktose, während der Verdauung in seine beiden Bestandteile (Galaktose und Glukose), sodass er resorbiert werden kann. Manche Menschen bilden nur in der Kindheit genügend Laktase und können daher die Laktose aus der Milch und den Milchprodukten später nicht resorbieren. Man spricht dann von einer Laktoseintoleranz und sie führt nach dem Genuss von laktosehaltigen Nahrungsmitteln zu Darmgasen (Abgang von Winden), abdominalen Blähbeschwerden und Schmerzen, Durchfall und/oder Übelkeit.

Laktase-Ergänzungsmittel ermöglichen laktoseintoleranten Menschen die Aufspaltung von Laktose im Dünndarm, sodass diese resorbiert werden kann und es nicht zu Symptomen der Laktoseintoleranz kommt.

Das behaupten die Vermarkter

■ Laktase vermindert oder verhindert Gasbildung, Blähbeschwerden, Übelkeit und Durchfall, wenn sie zusammen mit laktosehaltigen Nahrungsmitteln eingenommen wird.

Tatsächliche Wirkung

■ Wenn Sie das Enzym sofort in ausreichender Dosierung nehmen, wenn Sie etwas Laktosehaltiges essen, hat es die von den Vermarktern beschriebene Wirkung.

■ In mehreren Studien wurde die Wirksamkeit von Laktase-Ergänzungen sowohl in Kapsel- als auch in Tablettenform untersucht und bestätigt.

- Laktase kann auch der Milch zugesetzt werden, und auf diese Weise machen Vermarkter flüssige Kuhmilch und daraus hergestellte Milchprodukte (wie Joghurt, Eiscreme, Hüttenkäse, Rahmfrischkäse, Kefir) laktosefrei.

Sicherheit und Verträglichkeit

- Laktase-Ergänzungen sind auf ihre Sicherheit hin gut untersucht. Es gibt hinsichtlich der Anwendung tatsächlich keine Risiken oder Kontraindikationen.
- Manche der Laktase-Ergänzungen enthalten den inaktiven Bestandteil Mannit(ol). Mannit(ol) selbst ist ein unverdauliches, fermentierbares Kohlenhydrat und kann bei Menschen zu Gasbildung führen, wenn sie gegenüber dem Polyol der entsprechenden FODMAP-Familie empfindlich sind. Suchen Sie nach Produkten, die diesen Füllstoff möglichst nicht enthalten.

Dosierung

- Laktase-Einheiten werden in ALU, den Acid Lactase Units (zu Deutsch etwa Saure Laktasc-Einheiten) gemessen. Diese geben an, wie viel Laktose das Enzym in einem bestimmten Zeitraum aufspalten kann. Bei der Einnahme von Laktase-Ergänzungsmitteln ist es wichtig, dass man genügend Wirkstoff bekommt, damit die Menge an Laktose in der Mahlzeit gespalten werden kann. Sie müssen auch direkt zu Beginn der Mahlzeit, also gleich mit dem ersten Bissen, genommen werden, denn nach dem Essen eingenommen, wirken sie nicht mehr.
- 3000 ALU können etwa 20 g Laktose aus der Milch (etwa 1½ Tassen) verdauen, doch 6000 ALU sind vorteilhafter.
- Für die Verdauung von größeren Mengen Laktose (50g, entsprechen etwa 4 Tassen Milch) haben sich 10 000 ALU zur Reduzierung von Symptomen als vorteilhaft erwiesen.
- Für die meisten auf dem Markt befindlichen Produkte wird eine Dosis von 9000 ALU pro Mahlzeit empfohlen, die für die meisten Mahlzeiten, die Milch oder Milchprodukte enthalten, ausreichen sollten.
- Wenn Sie zur Verdauung von Milch und Milchprodukten auf ein Ergänzungsmittel angewiesen sind, das ein breites Spektrum an Verdau-

ungsenzymen enthält, sollten Sie sich vergewissern, dass das Produkt 6000 bis 9000 ALU (Laktase-Einheiten) enthält.

Das Fazit?

- Es ist einen Versuch wert. Wenn Sie laktoseintolerant sind und nicht auf stark laktosehaltige Milch und Milchprodukte verzichten möchten, verhelfen Ihnen Laktase-Ergänzungsmittel eventuell dazu, Ihren Käsekuchen zu bekommen ... und ihn auch zu essen.

FDgard (auf jeden Fall über das Internet zu bekommen)

Was ist das?

FDgard ist eine Mischung aus Pfefferminzöl (21 mg) und Kümmelöl (Carum carvi) (25 mg) in Kapselform. Kümmel ist eine mit Karotten verwandte Pflanze, die eine lange kulinarische Tradition in Europa, dem Mittleren Osten und Nordafrika hat.

Das behaupten die Vermarkter

- Bei Symptomen einer funktionellen Dyspepsie (FD) im Oberbauch, zu denen Schmerzen, Missbehagen, vorzeitiges Sättigungsgefühl beim Essen, Übelkeit, Blähbeschwerden und Aufstoßen gehören können.

Tatsächliche Wirkung

- Die Kombination aus Pfefferminz- und Kümmelöl zog vor 15 bis 20 Jahren die Aufmerksamkeit von deutschen Forschern auf sich, und um diese Zeit wurden ein paar Studien durchgeführt, die dieses pflanzliche Mittel an Patienten mit einer FD untersuchten. Vier randomisierte Studien erzielten statistisch relevante Ergebnisse, wenn auch nur drei davon durch eine Placebogruppe oder eine Gruppe, die ein anderes Medikament bekam, kontrolliert wurden.
- Bei allen diesen Studien zeigten FD-Patienten, die die Pfefferminz-Kümmelöl-Kapsel bekamen, eine deutliche Besserung der Symptome in Bezug auf die Schmerzintensität, das Druckgefühl, das Schwere-/Völlegefühl – im Vergleich zu ihren anfänglichen Symptomen, einer Placebogruppe oder einem anderen Medikament.

- Seither tut sich in Bezug auf neue Forschungen über diese Kombination von Inhaltsstoffen nicht mehr sehr viel.

Sicherheit und Verträglichkeit
- Die Bestandteile von FDgard werden von der Arzneimittelzulassungsbehörde als im Allgemeinen sicher eingestuft.
- Die häufigste Nebenwirkung, die mit Pfefferminzöl-Ergänzungsmitteln einhergeht, ist Sodbrennen. Das kommt daher, dass das Öl die glatte Muskulatur im Verdauungstrakt entspannt, potenziell also auch den Muskel, der den Magen und die Speiseröhre voneinander trennt.
- Menschen, die auf Kümmel (und/oder Pfefferminze, Anm. d. Übers.) allergisch sind, sollten FDgard nicht nehmen.

Dosierung
- Der Hersteller empfiehlt eine Dosis von zweimal täglich 2 Kapseln oder nach Bedarf. Sie sollten nicht mehr als 6 Kapseln pro Tag nehmen.
- FDgard sollte mindestens 30 Minuten vor oder nach dem Essen mit Wasser genommen werden. Nehmen Sie es nicht gleichzeitig mit einem Antazidum oder H_2-Blockern zur Senkung des Magensäurespiegels. FDgard sollte eine Stunde vor diesen Medikamenten genommen werden. Es kann gleichzeitig mit einem Protonenpumpen-Hemmer (PPI) genommen werden oder mit einem Mittel gegen zu viel Magensäure, das auf -prazol endet.
- Schlucken Sie die ganze Kapsel oder mischen Sie den Inhalt mit Apfelmus. Nicht kauen.

Das Fazit?
- Es ist einen Versuch wert. Die Nachweise sind zwar immer noch ziemlich begrenzt, doch es ist sicher so vielversprechend, dass es angesichts der Sicherheit der enthaltenen Bestandteile einen Versuch verdient.

Fenchel (Samen, Tee): Foeniculum vulgare

Was ist das?

Fenchel ist eine Blühpflanzenart und gehört zur Familie der Karotten. Er ist ein schmackhaftes Küchenkraut mit anisartigem Aroma, das seit Jahrhunderten in Europa und China zur Linderung verschiedener Formen von Verdauungsbeschwerden verwendet wird. Wenn Sie schon einmal in einem indischen Restaurant gegessen haben, sind Ihnen vielleicht bunte, mit Zucker überzogene Samen in einer Schüssel am Eingang aufgefallen; das sind Fenchelsamen, die man traditionell nach einer Mahlzeit als Verdauungshilfe kaut.

Das behaupten die Vermarkter

- Lindert Magenschmerzen und Gasbildung, insbesondere, wenn sie mit einem Reizdarmsyndrom (RDS) einhergehen.
- Hat krampflösende Eigenschaften und ist ein Karminativum (unterstützt den Abgang von Winden oder reduziert ihre Bildung).

Tatsächliche Wirkung

- Fenchel wurde nur als Verdauungshilfe für Erwachsene in Verbindung mit anderen Kräuterinhaltsstoffen wie Pfefferminze, Ingwer, Kurkumin und Süßholz untersucht. Es gibt begrenzte bis gar keine Hinweise, die die Wirksamkeit von Fenchelsamen bei der Linderung des Abgangs von Winden und RDS-Symptomen unterstützen. In positiven Fällen handelt es sich vor allem um Einzelberichte.
- Isoliertes Fenchelöl oder Tees aus Fenchelsamen wurden in Einzelfällen in begrenztem Maße an Kleinkindern mit einer Kolik untersucht und erwiesen sich als vielversprechendes natürliches Mittel bei diesen Symptomen.

Sicherheit und Verträglichkeit

- Fenchelsamen und daraus zubereitete Tees gelten für Erwachsene, die sie gelegentlich und maßvoll bei Verdauungsbeschwerden einsetzen, als sehr sicher.
- Toxikologen haben vor kurzem Fencheltees aufgrund von Bedenken wegen ihrer Menge an einem Inhaltsstoff namens Estragol untersucht, der in höheren Dosen karzinogen (Krebs erregend) sein kann. (Estra-

gol ist aromatischer Bestandteil ätherischer Öle, die aus verschiedenen Kräutern und Gewürzen, darunter auch Fenchel, gewonnen werden; Anm. d. Übers.) Sie waren insbesondere besorgt über Instant-Fenchel-tees, die als Mittel gegen Säuglingskoliken vermarktet werden und äußerten Bedenken, dass die Estragol-Konzentration hinsichtlich des geringen Körpergewichts der Kinder unangemessen hoch sein könnte.

Dosierung

- Es gibt keine empfohlene Standarddosis für einen potenziellen Nutzen bei Verdauungsbeschwerden.

Das Fazit?

- Ist einen Versuch wert bei Blähbeschwerden, die vom Magen kommen und mit Aufstoßen oder Schmerzen durch Gasbildung einhergehen wie bei einer funktionellen Dyspepsie, einer Verdauungsstörung oder der Aerophagie (Luftschlucken). Es ist schlussendlich eine schöne warme Tasse Tee, auch wenn der Fenchel selbst Ihre Blähbeschwerden nicht bessert, die entspannende Wirkung einer Teepause kann das eventuell das ihre dazutun.

- Um auf Nummer sicher zu gehen, sollten Sie ihn Ihren Säuglingen oder Kleinkindern, die Koliken haben, lieber nicht geben.

Florastor (Probiotikum: Saccharomyces boulardii lyo CNCM I-745)

Was ist das?

Es handelt sich um ein probiotisches Ergänzungsmittel auf Hefebasis, das Saccharomyces boulardii lyo CNCM I-745 enthält, einen Hefestamm, der von Natur aus auf der Schale von tropischen Früchten vorkommt. Das Präparat gehört zu den ältesten auf dem Markt und ist das am besten erforschte. (Es ist offenbar bei uns nicht unter diesem Namen im Handel. Sprechen Sie bitte mit Ihrem Arzt oder Apotheker über ein gleichwertiges Produkt; Anm. d. Übers.)

Im Gegensatz zu anderen auf dem Markt befindlichen Probiotika enthält es Hefe, keine Bakterien. Das heißt, dass Antibiotika es nicht abtöten können.

Das behaupten die Vermarkter

- Stärkt das Gleichgewicht des Verdauungssystems.
- Erhöht die körpereigene Laktasebildung und verbessert die Laktosetoleranz.

Tatsächliche Wirkung

- Es gibt relativ belastbare Nachweise, die den Nutzen des Präparats in Bezug auf den Rückgang von Durchfällen bei Menschen mit einem Reizdarmsyndrom (RDS) und die Verhinderung von Reisedurchfall sowie Antibiotika-bedingten Durchfällen bei Erwachsenen und Kindern unterstützen.
- Florastor (bzw. ein entsprechendes Präparat im deutschsprachigen Raum), schützt eventuell auch vor opportunistischen Infektionen (Infekte, die auf ein ohnehin geschwächtes Immunsystem folgen, Anm. d. Übers.) mit Clostridium difficile (C. diff) bei Antibiotikaeinnahme.
- Wesentlich schwächer sind die Nachweise zur Unterstützung der Behauptung, das Präparat verbessere die Verträglichkeit von Laktose. Diese Behauptung beruht auf einer winzigen Studie, die 1986 mit lediglich sieben Probanden durchgeführt wurde. Bei viermaliger Einnahme pro Tag erhöhte sich zwar die Bildung des Enzyms Laktase, in der Studie wurde jedoch faktisch nicht getestet, ob die Probanden beim Verzehr von Milch und Milchprodukten weniger Symptome bekamen.

Sicherheit und Verträglichkeit

- In Bezug auf die Sicherheit ist Florastor seit 60 Jahren eine Erfolgsgeschichte. Wie alle Probiotika ist es für Kinder und Erwachsene sehr sicher, wenn sie nicht immungeschwächt sind.
- Jede Kapsel für Erwachsene enthält etwa ⅓ Gramm Laktose. Diese winzige Dosis sollte bei laktoseintoleranten Menschen wohl kein Verträglichkeitsproblem darstellen.
- Da Florastor Hefe und keine Bakterien enthält, kann es nicht zu einem SIBO-Risiko beitragen. Aus diesem Grund ist es mein Probiotikum der Wahl bei Patienten, die sich zur Beseitigung von SIBO einer Antibiotikabehandlung unterziehen müssen oder in deren Vorgeschichte SIBO ein Thema ist.
- Die Hefe im Präparat unterscheidet sich vollkommen von der Art, die vaginale Hefepilzinfektionen und Mundsoor verursacht (Candida al-

bicans). Daher wird das Risiko von Candida-Infektionen durch Florastor nicht gefördert.

Dosierung

- Ein- bis zweimal täglich 2 Kapseln.
- Da probiotische Ergänzungsmittel sich nicht dauerhaft im Dickdarm ansiedeln, verschwinden alle Vorteile, die Sie feststellen, innerhalb von etwa einer Woche, wenn Sie das Mittel wieder absetzen.

Das Fazit?

- Es ist einen Versuch wert für Menschen, die SIBO haben oder früher gehabt haben und bei Antibiotikaeinnahme (oder darüber hinaus) ein Probiotikum nehmen möchten.
- Lassen Sie es, wenn Sie laktoseintolerant und auf der Suche nach einem Wundermittel sind, um Laktose besser zu vertragen. Das Enzym Laktase (siehe Stichwort Enzym Laktase) ist hier eine bessere Alternative.

Glycyrrhizin-freies Süßholz (DGL von engl. deglycyrrhinated licorice)

Was ist das?

Glycyrrhizin-freies Süßholz, auch als DGL bezeichnet, ist ein Bestandteil, der aus der Wurzel der Süßholzpflanze gewonnen wird. Dabei wird der Glycyrrhin-Anteil der Pflanze entfernt. Dieser chemische Bestandteil wird mit potenziell schwerwiegenden Nebenwirkungen (Bluthochdruck und Ödemen) in Zusammenhang gebracht. Daher ist Glycyrrhizin-freies Süßholz weitaus sicherer als Produkte aus der nicht veränderten, ganzen Süßholzwurzel.

Das behaupten die Vermarkter

- „Beruhigt die Magenschleimhaut" (z. B. bei Gastritis, Sodbrennen, Reflux oder Magengeschwüren).

Tatsächliche Wirkung

- Es ist nicht klar, was DGL im Magen wirklich macht. Der Glycyrrhizin-Bestandteil der Süßholzwurzel scheint eine Wirkung auf die

Schleimhautzellen des Magens zu haben und sie zur vermehrten Sekretion einer schützenden Schleimhautschicht zu veranlassen. Dieser Bestandteil ist jedoch aus Sicherheitsgründen aus dem DGL entfernt worden.

- Wurde DGL als alleinige Behandlung bei Magengeschwüren untersucht, zeigte es für sich allein genommen oder im Vergleich mit einem Placebo keine Heilwirkung.
- In manchen Studien, die DGL testeten, war es Teil einer Behandlungsmaßnahme, zu der ein Antazidum gehörte, sodass es nicht möglich war, festzustellen, wie viel Nutzen – wenn überhaupt – durch DGL bewirkt wurde. In ähnlicher Weise wurden in anderen Studien Ergänzungsmittel, die DGL in Kombination mit anderen Bestandteilen enthielten, mit einigen vielversprechenden Ergebnissen auf ihren Nutzen bei Reflux und einer Verdauungsstörung getestet (s. Kapitel 4 und 5), doch es ist nicht möglich festzustellen, ob DGL beim Ergebnis eine Rolle spielte. (Mehr Einzelheiten finden Sie auch unter Iberogast).

Sicherheit und Verträglichkeit
- Schwangere Frauen sollten alle Formen von Süßholz, DGL und andere meiden, da ein mögliches Risiko für vorzeitige Wehen besteht.
- Nicht aktive Bestandteile wie Sorbit(ol) oder Mannit(ol) werden üblicherweise als Füllstoffe bei bestimmten Marken von DGL-Ergänzungsmitteln verwendet. Wenn Sie auf die Polyol (Zuckeralkohol)-Familie der FODMAPs empfindlich sind (s. Kapitel 9), dann müssen Sie sich nach Alternativen umschauen.

Dosierung
- Nicht verfügbar; es gibt keine Standard-Dosis für DGL bei Verdauungsproblemen.

Das Fazit?
- Lassen Sie es. Es gibt praktisch keine wissenschaftlichen Nachweise, die den Vorzug von DGL bei sauren Magenblähungen oder anderen säurebedingten Verdauungsbeschwerden unterstützen.
- Allerdings habe ich im Laufe der Jahre viele Patienten gehabt, die auf DGL als wirksames Mittel bei ihren gelegentlichen Verdauungsbeschwerden schwören. Wenn Sie nicht schwanger sind oder an einer

Herzerkrankung leiden, sollte DGL bei gelegentlicher Einnahme sicher sein. Es gibt zwar keine wissenschaftlichen Nachweise, die meine Unterstützung verdienen, doch ich habe normalerweise nichts dagegen, wenn meine Patienten mit sauren Magenblähungen (Kapitel 4) es mit DGL anstatt mit anderen Mitteln wie Kalziumkarbonat bei gelegentlichem Sodbrennen oder Verdauungsstörungen versuchen möchten.

Glyzerinsuppositorien: Glyzerinzäpfchen

Was ist das?
Rektalzäpfchen sind wachsartige Medikamente, die direkt in den After eingeführt werden, wo sie bei normaler Körpertemperatur zu schmelzen beginnen. Glyzerin ist im Wesentlichen ein Pflanzenöl.

Abführmittel in Zäpfchenform sind ein ziemlich altmodischer Ansatz bei Verstopfungen und praktisch alle Studien über Glyzerinzäpfchen wurden in den 1950er und 1960er Jahren durchgeführt. Damals wurden sie (in den USA) von Apothekern individuell hergestellt und waren als Mittel gegen Verstopfung rezeptfrei in der Apotheke zu bekommen. Heutzutage werden sie regelmäßig bei Krankenhauspatienten oder körperlich sehr eingeschränkten älteren Menschen in Pflegeeinrichtungen eingesetzt, um zu verhindern, dass der Stuhl sehr trocken und fest wird.

Das behaupten die Vermarkter
- Schnelle Linderung bei Verstopfung, Stuhlgang innerhalb von Minuten.

Tatsächliche Wirkung
- Glyzerin besitzt eine osmotische Wirkung, es zieht Wasser auf eine Weise in den Darm, die die Peristaltik stimuliert und den Stuhlgang fördert. Es kann Teile des Stuhls weich machen, die ausgetrocknet sind und auch das Rektum blockieren. Oft kann ein solches „fremdes Objekt" im Rektum auch die Nerven stimulieren, zur Peristaltik führen und die Stuhlentleerung fördern.
- Kein Wissenschaftler kümmert sich seit über 50 Jahren mehr um die Erforschung dieser Produkte an der gesunden erwachsenen Bevölkerung, außer beim Vergleich mit Einläufen als Möglichkeit der Darm-

reinigung vor einer Sigmoidoskopie (einer Spiegelung des letzten Dickdarmabschnitts, Anm. d. Übers.). (Einläufe haben sich als überlegen erwiesen.)

- Hauptsächlich werden Glyzerinzäpfchen gegenwärtig an Frühgeborene im Krankenhaus erforscht, wo man untersucht, ob die Zäpfchen als potenzielle Therapie zur Verhinderung von Unverträglichkeiten bei der Fütterung infrage kommen, indem man die Darmperistaltik stimuliert. (Bisher scheinen sie nicht hilfreich zu sein.)
- In Anbetracht fehlender neuerer Forschungen ist es schwer zu sagen, ob Glyzerinzäpfchen bei irgendeiner der verschiedenen Arten von Verstopfung, die zu Blähbeschwerden führen, besonders wirksam (oder anderen, moderneren Alternativen überlegen) sind.

Sicherheit und Verträglichkeit

- Der regelmäßige Gebrauch kann zu Reizungen an der zarten Rektumschleimhaut führen. Bei einer Analfissur sollten Glyzerinzäpfchen nicht verwendet werden, da sie die Haut reizen.
- Manche Menschen stellen fest, dass die osmotische (Wasser anziehende) Wirkung von Glyzerin Unbehagen und Krämpfe im Bauch verursachen kann.
- Ein übermäßiger Gebrauch kann von schweren Nebenwirkungen begleitet sein, wozu starke Magen-/Bauchschmerzen, Blut im Stuhl, Rektalblutungen, ständiger Stuhldrang und/oder anhaltende Durchfälle gehören können.

Dosierung

- Typischerweise werden Produkte mit 2 g Glyzerin pro Zäpfchen angeboten.

Das Fazit?

- Einen Versuch wert bei Verstopfung durch stark verzögerte Dickdarmperistaltik (Dickdarmträgheit) oder einer Funktionsstörung des Beckenbodens – zum gelegentlichen Gebrauch – idealerweise dann, wenn alle anderen abführenden Alternativen ausgeschöpft sind. Einläufe mit Wasser oder mineralischen Ölen sind bei regelmäßigem Gebrauch mit weitaus größerer Wahrscheinlichkeit wirksam – und reizen die Haut weniger.

Iberogast

Was ist das?

Iberogast ist der Markenname eines flüssigen Ergänzungsmittels, das neun Kräuterextrakte enthält: Bittere Schleifenblume, Engelwurz, Kamille, Kümmel, Mariendistel, Zitronenmelisse, Pfefferminze, Schöllkraut und Süßholz.

Es wurde vor Jahrzehnten in Deutschland zur Behandlung von Symptomen einer funktionellen Dyspepsie entwickelt, doch in den Vereinigten Staaten wird es als Mittel gegen die Symptome des Reizdarmsyndroms (RDS) vermarktet.

Das behaupten die Vermarkter

■ Lindert Symptome, die mit RDS und funktioneller Dyspepsie einhergehen wie Magenschmerzen, Bauchkrämpfe, Blähbeschwerden, Gasbildung, Übelkeit, Sodbrennen, Durchfälle und Verstopfung.

Tatsächliche Wirkung

■ Es gab vier klinische Studien, in denen Iberogast als Mittel bei Symptomen einer funktionellen Dyspepsie (Kapitel 5) untersucht wurde; drei davon ergaben, dass es bei gastrointestinalen Symptomen besser wirkt als eine Placebo-Behandlung.

■ Die Erforschung von Iberogast bei RDS ist zwar begrenzt, doch die verfügbaren Daten sind vielversprechend in Bezug darauf, ob es Bauchschmerzen und andere RDS-Symptome besser lindert als ein Placebo.

■ Sofern Iberogast bei manchen Menschen hilfreich ist – es ist nicht klar, welches der neun Kräuter-Extrakte des Produkts für diesen Nutzen verantwortlich sind, da die meisten von ihnen einzeln nicht gut erforscht sind.

Sicherheit und Verträglichkeit

■ In den wenigen kleinen Studien, die Iberogast untersuchten, wurden zwar von keinen Nebenwirkungen berichtet, doch die Art der Rezeptur – die Extrakte von neun verschiedenen Kräutern enthält – könnte aber mit Risiken möglicher Nebenwirkungen verbunden sein. Größte Bedenken bestehen eventuell beim Süßholz-Extrakt.

- Schwangere Frauen sollten alle Produkte meiden, die Süßholz enthalten, auch Iberogast, wegen des Risikos vorzeitiger Wehen.
- Wenn Sie Diuretika nehmen, die den Kaliumspiegel senken, führen Süßholz-haltige Ergänzungen eventuell zu einem schwerwiegenden Abfall des Kaliumspiegels. Beispiele solcher Medikamente sind Lasix (Wirkstoff Furosemid), unter anderem Unat (A, D), Toramid (CH) sowie zahlreiche Generika (D, A, CH) (Wirkstoff Torasemid), unter anderem Burinex (DE, CH) (Wirkstoff Bumetanid); Präparate mit dem Wirkstoff Ethacrynsäure: Präparate mit dem Wirkstoff Chlorothiazid: Disalunil (D), Esidrex (CH), Esidrix (D), zahlreiche Generika (D); Präparate mit den Wirkstoffen Chlorthalidon, Indapamid oder Metolazon. Nehmen Sie keine Süßholz-haltigen Ergänzungsmittel, wenn Sie diese Medikamente nehmen.
- Laut Broschüre des Herstellers für Fachleute enthält Iberogast 33,33 mg Süßholzwurzel pro Milliliter, das sind 99,99 ml Süßholzwurzel bei der empfohlenen Einnahme von dreimal täglich. Die europäischen Sicherheitsrichtlinien legen nahe, dass eine Dosierung der ganzen Süßholzwurzel von bis zu 100 mg täglich sicher sein sollte. Mit anderen Worten, wenn Sie die empfohlene Tagesdosis nicht überschreiten und keine Medikamente nehmen, die mit der Süßholzwurzel wechselwirken könnten, sollte Iberogast sicher sein.

Dosierung
- Die empfohlene Dosis ist dreimal täglich 20 Tropfen (1 ml) in Wasser.

Das Fazit?
- Es ist einen Versuch wert bei Blähbeschwerden durch eine funktionelle Dyspepsie, wenn Sie nicht schwanger sind oder Medikamente nehmen, die den Kaliumspiegel senken. Die empfohlene Tagesdosis nicht überschreiten.

Ingwer: Zingiber officinale

Auch im Handel unter Gingerol, Ingwerwurzel, Ingwerwurzel-Extrakt, Ingwertee

Was ist das?
Ingwer ist die Wurzel einer in Asien beheimateten Pflanze und wird sowohl als Gewürz zum Kochen als auch in der traditionellen Medizin verwendet. Er liegt als ganze Wurzel, als Pulver oder getrocknet für Tees vor. Der Hauptwirkstoff im Ingwer ist das Gingerol.

Das behaupten die Vermarkter
- Bessert Übelkeit.
- Beruhigt einen verstimmten Magen.
- „Verdauungshilfe".

Tatsächliche Wirkung
- Über die Wirksamkeit von Ingwer als Antiemetikum (gegen Übelkeit/Erbrechen) ist sehr viel geforscht worden. Den stärksten Nutzen scheint er bei Schwangerschaftsübelkeit, Übelkeit durch Chemotherapie sowie Übelkeit und Erbrechen nach Operationen zu haben.
- Gingerol hat eventuell auch eine natürliche krampflösende und muskelentspannende Wirkung ähnlich der von Pfefferminzöl, was hilfreich bei Bauchschmerzen sein kann.

Sicherheit und Verträglichkeit
- Ingwer-Extrakt kann blutverdünnende Eigenschaften haben, Sie sollten es nicht mit Blutverdünnern z. B. Marcumar, Aspirin oder in Kombination mit Ergänzungsmitteln wie Ginkgo, Vitamin E oder hochdosiertem Fischöl nehmen. Ingwer könnte das Blutungsrisiko erhöhen, wenn Sie eines dieser Präparate nehmen.
- Aufgrund der muskelentspannenden Wirkung von Ingwer könnten Ingwertees oder Ingwer-Ergänzungsmittel, die im Magen aufgespalten werden, bei manchen Menschen zu Sodbrennen führen.

Dosierung

- Ein Gramm einer frischen Ingwerwurzel scheint eine wirksame Dosis gegen Übelkeit zu sein.
- Es gibt bei Ingwerergänzungsmitteln jedoch keine Standardisierung, da manche Produkte die ganze Pflanze und andere lediglich Gingerol-Extrakt enthalten. Es gibt auch Ingwertees und Ingwer-Kautabletten, doch der Gehalt an Gingerol wird nicht deklariert.

Das Fazit?

- Ist einen Versuch wert bei Blähbeschwerden aufgrund einer funktionellen Dyspepsie und bei Übelkeit, die mit irgendeiner Art von Blähbeschwerden einhergeht.
- Ingwertee oder Ingwer-Kautabletten sind bei Blähbeschwerden vom Magen her eventuell besser als überzogene Pillen, denn dadurch kommt Gingerol mit den Magenmuskeln am besten in Kontakt, doch möglicherweise müssen Sie ein wenig herumprobieren, um zu sehen in welcher Form Ingwer, wenn überhaupt, hilfreich für Sie ist.

Kalziumkarbonat (Kautabletten)

Im Handel unter verschiedenen Namen

Was ist das?

Eine frei verkäufliche Ergänzung ohne Überzug als Kautablette, die die Magensäure abpuffert (neutralisiert), sodass ein Reflux aus der Speiseröhre nach einer Mahlzeit weniger schmerzhaft und schädigend ist.

Das behaupten die Vermarkter

- „Lindert Sodbrennen, einen übersäuerten Magen, säurebedingte Verdauungsstörungen und eine mit diesen Symptomen zusammenhängende Magenverstimmung."
- Neutralisiert die Magensäure in der Speiseröhre und im Magen und wirkt sofort.

Tatsächliche Wirkung

■ Kontrollierte Studien haben die Wirksamkeit von Kalziumkarbonat-Antazida bei Sodbrennen und zur Verringerung der Magensäure in der Speiseröhre belegt.

■ Antazida wirken schnell, indem sie die Magensäure teilweise neutralisieren (indem sie den pH-Wert anheben, damit sie weniger sauer ist). (Für alle, bei denen der Chemieunterricht schon eine Weile her ist: Der pH-Wert wird in Zahlen von 1 bis 14 ausgedrückt; 7 bedeutet neutral, alles unter 7 ist sauer – je niedriger, desto saurer –, alles über 7 ist basisch – je höher, desto basischer; Anm. d. Übers.)

Sicherheit und Verträglichkeit

■ Überhöhte Dosierungen, die über einen langen Zeitraum eingenommen werden, führen eventuell zu Übelkeit und/oder Erbrechen, Bauchschmerzen, Blähbeschwerden, Verstopfung und zum Abgang von Winden.

■ Kalzium-Ergänzungen erhöhen eventuell das Risiko von Nierensteinen bei Menschen, in deren Vorgeschichte es dieses Leiden gibt oder die dafür prädisponiert sind.

■ Die Senkung des Magensäurespiegels beeinträchtigt eventuell die Auflösung bestimmter verschreibungspflichtiger Medikamente oder die Resorption bestimmter anderer wichtiger Stoffe (wie Eisen, B_{12}).

■ Da die Wirkung von Kalziumkarbonat-Antazida nur etwa 30 bis 60 Minuten anhält, kann man diese Nebenwirkung leicht dadurch umgehen, dass man sie und andere Medikamente im Abstand von einer Stunde einnimmt.

Dosierung

■ Die meisten Präparate enthalten zwischen 500 und 1000 mg Kalziumkarbonat pro Kautablette (0,5 – 1 g).

■ Beginnen Sie mit 500 g pro Dosis und nehmen Sie sie unmittelbar vor dem erwarteten Beginn der Symptome (z. B. vor einer Mahlzeit, die meist Sodbrennen verursacht oder vor dem Genuss von Alkohol) oder sofort, wenn die Symptome einsetzen. Bei Bedarf können Sie sie dreimal täglich vor den Hauptmahlzeiten nehmen.

■ Nehmen Sie nicht mehr als 7 g (7000 mg) pro Tag.

Das Fazit?

■ Es ist einen Versuch wert, bei sauren Magenblähungen durch eine Verdauungsstörung. Es ist ein billiges und wirksames Mittel.

■ Nach meiner Erfahrung wirken Antazida am besten, wenn sie präventiv vor Beginn der Symptome genommen werden. Wenn Sie zu sauren Magenblähungen neigen, versuchen Sie es mit einer Kalziumkarbonat-Kautablette immer dann, wenn Sie im Begriff sind, etwas zu essen, nachdem Sie zwischen zwei Mahlzeiten lange nichts gegessen haben oder vor einer größeren und fettreicheren Mahlzeit, durch die Sie schon einmal Verdauungsbeschwerden bekommen haben.

Kieselgur

Auch im Handel als Silicea, DE (Diatomeenerde)

Was ist das?

Diatomeenerde ist ein feines weißes Pulver aus Sedimentgestein, das reich an einer Substanz namens Kieselerde (Siliziumdioxid) ist. Sie hat ihren Namen von Kieselalgen, Diatomeen, den Algen, deren verkieselte Grundgerüste die Sedimentgesteine gebildet haben, aus denen Silicea (Diatomeenerde, DE) stammt.

Das behaupten die Vermarkter

■ „Entgiftet den Körper" (von nicht näher bezeichneten Toxinen), indem Silicea unerwünschte Gifte abfängt und/oder „die Darmwände abschrubbt".

■ Unterstützt eine gesunde Verdauung.

■ Verbessert die Nährstoffresorption.

■ Reguliert den Stuhlgang.

Tatsächliche Wirkung

■ Kieselerde ist leicht scheuernd und absorbiert Wasser. Sie wird in der Industrie vielfältig genutzt: Für eine leicht grobkörnige Konsistenz von Zahncremes, zum Filtern von Flüssigkeiten und Getränken, zur Abtötung von Insekten durch Dehydrierung und als Zusatz zu Tierfutter für die Absorption von Feuchtigkeit, damit es nicht verklumpt.

- Was, wenn überhaupt etwas, Kieselerde im menschlichen Darm tut, außer nur dort zu sein und möglicherweise etwas Wasser aufzusaugen, ist im wahrsten Sinne des Wortes reine Spekulation. Es ist als Nahrungsergänzungsmittel für Menschen überhaupt nicht und für Tiere kaum untersucht worden.

Sicherheit und Verträglichkeit

- Es gibt zahlreiche Studien, die kristalline Kieselsäure mit Lungenkrebs in Zusammenhang bringen, wenn Arbeiter in diesem Bereich die Staubpartikel einatmen. Da DE in Pulverform verkauft wird, gibt es eventuell Sicherheitsbedenken, wenn das Produkt eingeatmet wird.
- DE ist für Menschen nicht giftig, wenn es eingenommen wird, und die US-amerikanische Arzneimittelzulassungsbehörde stuft es für den Gebrauch als Filterhilfsmittel bei der Nahrungsmittelverarbeitung (z.B. zum Klären von Wein) oder als Bestandteil von Papier/Karton für die Verpackung von Lebensmitteln als sicher ein.
- Unklar ist, ob DE die Resorption von Medikamenten oder Nährstoffen im Darm stören würde, doch das ist sicher möglich und sogar wahrscheinlich.

Dosierung

- Es gibt keine Standard-Dosierungen.

Das Fazit?

- Lassen Sie es. Kieselsäure ist kein essenzieller Nährstoff, und es gibt keine Nachweise, dass es bei Blähbeschwerden oder anderen Verdauungsproblemen überhaupt nützlich ist. Ergänzungsmittel mit löslichen Ballaststoffen sind wesentlich sicherer, wenn Sie zusätzliches Wasser in den Darm aufnehmen möchten. Und Ihr Dickdarm braucht (oder möchte) kein „Peeling" durch ein scheuerndes, pulverisiertes Gestein.

Knoblauchextrakt, siehe Eintrag unter Allicin

Lactobacillus rhamnosus GG + Inulin (Probiotikum):

Was ist das?

(Die Autorin bespricht das Präparat von Culturelle®, dieses ist zumindest über das Internet erhältlich. Lassen Sie sich gegebenenfalls von Ihrem Arzt oder Apotheker bezüglich eines passenden hierzulande erhältlichen Produkts beraten; Anm. d. Übers.)

Es handelt sich um ein probiotisches Ergänzungsmittel, das 10 Milliarden Kolonien bildenden Einheiten von Lactobacillus rhamnosus GG ATCC 53103(giga gram, das heißt 10 Milliarden CFUs), eines spezifischen Bakterienstamms, enthält, der natürlicherweise im menschlichen Verdauungstrakt vorkommt. Es enthält außerdem einen präbiotischen Ballaststoff mit Namen Inulin, um die nützlichen Bakterien zu füttern und ihr Wachstum zu fördern.

Das behaupten die Vermarkter

- „Hilft bei gelegentlichen Verdauungsproblemen, einschließlich Durchfällen, Gasbildung und Blähbeschwerden."
- „Trägt zu einer besseren Funktion des Verdauungssystems bei."
- „Verringert Magen- und Verdauungsprobleme auf Reisen."

Tatsächliche Wirkung

- Das Präparat hat sich bei der Besserung schwerer Durchfälle aus vielfältigen Gründen, unter anderem bei Reise-Durchfall, Antibiotika-bedingtem Durchfall und einer Infektion mit Clostridium difficile (C. diff.) als äußerst wirksam erwiesen.
- Am besten ist sein Nutzen bei Kindern mit Antibiotika-bedingtem Durchfall nachgewiesen. Es gibt recht gute Hinweise, die nahelegen, dass das Präparat und andere Probiotika mit verschiedenen Stämmen von L. rhamnosus hilfreich zur Verhinderung oder Besserung schwerer Durchfälle sein kann, die als Nebenwirkung antibiotischer Medikamente auftreten.
- Die einzige, sehr kleine Studie, die die Wirkung von L. rhamnosus GG auf Blähbeschwerden bei Menschen mit einem Reizdarmsyndrom (RDS) untersuchte, zeigt im Vergleich zu einem Placebo keinen Nutzen.

Sicherheit und Verträglichkeit

- Wie alle Probiotika gilt das Präparat als sehr sicher für fast jedermann, außer für kranke Kleinkinder und immungeschwächte Personen.
- Die Ausnahme bilden Menschen, deren Krankengeschichte eine SIBO (Kapitel 8) aufweist und die zu einer Überwucherung selbst von „guten" Bakterien im Dünndarm neigen; dieses Probiotikum und alle anderen können den Dünndarm „ansäen" und eine neuerliche SIBO auslösen. Wenn Sie aufgrund eines altersbedingt geringen Magensäurespiegels, einer Autoimmunerkrankung, die den Magensäurespiegel reduziert oder eines säuresenkenden Medikaments, das auf -prazol endet, ein hohes SIBO-Risiko haben, kann die Einnahme von Probiotika dieses Risiko gleichermaßen erhöhen.
- Es enthält Inulin, eine FODMAP-reiche (gasbildende) Ballaststoffart. Wenn Sie auf FODMAPs in der Fruktan-Familie empfindlich reagieren oder vor allem an übermäßiger Gasbildung leiden, verschlimmert das Präparat eventuell Ihre Symptome.
- Bei allen anderen Menschen kann es während der ersten Einnahmetage zu erhöhter Gasbildung und vermehrten Blähbeschwerden kommen, doch diese gehen im Allgemeinen vorüber.

Dosierung

- Einmal täglich 1 Kapsel.
- Da probiotische Ergänzungsmittel sich nicht dauerhaft im Dickdarm ansiedeln, verschwinden alle Vorteile, die Sie feststellen, innerhalb von etwa einer Woche, wenn Sie das Mittel wieder absetzen.

Das Fazit?

- Lassen Sie es in Bezug auf Blähbeschwerden. Es gibt nur minimale Hinweise, die seinen Nutzen bei Blähbeschwerden und Verstopfung unterstützen und die Rezeptur mit Inulin verschlimmert bei manchen Menschen wahrscheinlich sowohl die Gasbildung als auch die Blähbeschwerden.
- Es ist eventuell einen Versuch wert, wenn Sie an einem RDS mit vorwiegend Durchfällen oder an akutem Durchfall aufgrund einer Infektion leiden, wenn Sie in Ihrer Vorgeschichte eine C. diff.-Infektion oder wenn Sie Durchfälle als Nebenwirkung von Antibiotika hatten. Haben Sie eine SIBO (Kapitel 8) in Ihrer Vorgeschichte oder besteht ein hohes

SIBO-Risiko, würde ich es lassen und mich stattdessen für ein Probiotikum auf Hefebasis entscheiden (wie Saccharomyces boulardii, s. Florastor).

L-Glutamin

Was ist das?

L-Glutamin ist eine Aminosäure, also einer der vielen Bausteine der Proteine. Es gilt als nicht essenzielle Aminosäure, das heißt, der Körper kann sie selbst bilden und muss sie nicht direkt aus der Nahrung gewinnen. Proteinreiche Nahrungsmittel wie Fleisch, Fisch, Bohnen sowie Milch und Milchprodukte enthalten viel Glutamin. Glutamin ist zufällig eine bevorzugte Energiequelle für die Zellen der Darmschleimhaut, die sogenannten Enterozyten.

L-Glutamin ist in Pulverform, als Kapseln im Handel.

Das behaupten die Vermarkter

■ Unterstützt die Schleimhaut und die gesunde Funktion des Gastrointestinaltrakts.

■ Fördert die gesunde Verdauung.

■ L-Glutamin wird als Ergänzungsmittel gerne von alternativmedizinischen Behandlern für die „Ausheilung des Darms" bei Entzündungskrankheiten empfohlen. Von Behandlern, die an das Leaky-Gut-Syndrom (die Durchlässigkeit der Darmschleimhaut) glauben, wird L-Glutamin häufig empfohlen, weil sie der Ansicht sind, dass es die Durchlässigkeit des Darms vermindert oder die Barrierefunktion des Darms verbessert.

Tatsächliche Wirkung

■ Am häufigsten wissenschaftlich erforscht wurde die Wirkung von L-Glutamin auf den Darm bei Menschen mit einer entzündlichen Darmerkrankung, dem Morbus Crohn, auf den es selbst bei einer sehr großen Menge von 30 mg keinen Nutzen in Bezug auf einen Rückgang zeigte.

■ Die Idee, dass L-Glutamin die Barrierefunktion des Darms verbessern könnte, kommt durch die Forschung an lebensbedrohlich kranken

Klinikpatienten unter erheblichen medizinischen Stress, die intravenös (IV) ernährt wurden. Es gibt Hinweise, die nahelegen, dass die Zugabe von L-Glutamin in den Flüssigkeitsbeuteln mit der künstlichen Ernährung die Barrierefunktion des Darms bei Patienten nach einer großen Operation, schweren Verbrennungen oder anderen medizinischen Traumen eventuell verbessern könnte. Diese Hinweise reichen jedoch für die ärztliche Empfehlung einer routinemäßigen IV-Ergänzung mit Glutamin bei lebensbedrohlich erkrankten Patienten nicht aus.

▪ Die Verabreichung von L-Glutamin oral als Kapsel oder in flüssiger Form bei künstlicher Ernährung direkt in den Darm ist getestet worden und hat bei diesen schwerkranken Patienten im Allgemeinen keine derartige positive Auswirkung auf die Barrierefunktion des Darms gezeigt.

▪ Als orales Ergänzungsmittel bei gesunden Menschen mit anderen Verdauungsproblemen wie Blähbeschwerden, SIBO oder einem Reizdarmsyndrom (RDS) ist es nicht untersucht worden. Es gibt keine wie immer gearteten Hinweise, dass es zur Besserung von Nahrungsmittelallergien oder unerwünschten Nahrungsmittelreaktionen (Sensitivitäten oder Unverträglichkeiten) beiträgt.

Sicherheit und Verträglichkeit

▪ Da L-Glutamin wirklich nur ein Protein ist, ist es selbst in hohen Dosen von mehreren Gramm pro Tag für Menschen mit einer gesunden Nierenfunktion ziemlich sicher. Allein mit der Nahrung nehmen Sie wahrscheinlich schon 1 bis 6 Gramm täglich auf.

▪ Seien Sie vorsichtig mit der Ergänzung von Glutamin, wenn Sie auf Natriumglutamat (MSG, von engl. *monosodium glutamate*) empfindlich reagieren, da übermäßige Mengen in Glutamat umgewandelt werden und eine Reaktion ähnlich der von Natriumglutamat hervorrufen können.

Dosierung

▪ Die oralen Dosen des Ergänzungsmittels variieren stark von 500 mg (½ g) bis 5000 mg (5 g) und sogar noch höher. Es gibt keine Standardisierung. Für die Forschung an oralem L-Glutamin (das bei verschiedenen Leiden keinen Nutzen zeigte) wurden Dosen von etwa 7 g (7000 mg) pro Tag verwendet.

Das Fazit?

▩ Lassen Sie es. L-Glutamin ist zwar bei oraler Einnahme absolut sicher, doch es nützt wahrscheinlich nichts bei Blähbeschwerden, SIBO, einer Unverträglichkeit von Kohlenhydraten (oder anderen Nahrungsmitteln), entzündlichen Darmerkrankungen oder für die allgemeine Verdauungsfunktion.

▩ Meiden Sie eine L-Glutamin-Infusion direkt in die Vene in sogenannten Infusionszentren. Es handelt sich nicht um eine geregelte Therapie und bei gesunden Menschen mit Verdauungsproblemen ist sie nachweislich nutzlos. Die venöse Verabreichung von Nährstoffen birgt ein erhebliches Infektionsrisiko und dieses überwiegt jegliche bewiesenen oder theoretischen Vorzüge. (Die Autorin bezieht sich bei den Infusionszentren auf amerikanische Verhältnisse, wo sie sich möglicherweise auch außerhalb des klinischen Rahmens befinden. In Deutschland werden solche Zentren von Kliniken betrieben; Anm. d. Übers.)

Magnesium: Mg

Was ist das?

Magnesium ist ein essenzieller Mineralstoff, der im Körper vorliegt (den er aber nicht selbst herstellen kann; Anm. d. Übers.) und als Elektrolyt gilt. Magnesium spielt eine Schlüsselrolle bei vielen wichtigen Prozessen, darunter bei der Steuerung der Nerven- und Muskelfunktion, des Blutzuckerspiegels und des Blutdrucks, der Knochenbildung sowie der Synthese von Proteinen und DNS. Die empfohlene Tagesdosis für Magnesium hängt vom Alter, vom Geschlecht und davon ab, ob eine Frau schwanger ist, doch für nicht schwangere Erwachsene über 18 Jahren beträgt die empfohlene Tagesdosis 310 bis 420 mg.

Magnesium ist von Natur aus in vielen Nahrungsmitteln enthalten. Den höchsten Gehalt haben unter anderem Nüsse, Kerne, Kakaopulver, Rote Bete, Spargel, Erbsen, Bananen, Haferflocken, Weizenvollkorn-/Weizenkleie und Milch.

Magnesium-Ergänzungsmittel gibt es in verschiedenen Formen, etwa als Magnesiumoxid, Mg-Sulfat und Mg-Citrat. Hochdosiertes Magnesiumoxid gibt es auch rezeptfrei.

Das behaupten die Vermarkter

▪ Hat abführende Wirkung.

Tatsächliche Wirkung

▪ Wird Magnesium als Ergänzungsmittel in Dosierungen über 350 mg genommen, hat es eine abführende Wirkung. Die überschüssigen, nicht resorbierten Magnesiumsalze ziehen Wasser osmotisch in den Darm und stimulieren die Darmperistaltik. Wenn Sie schon einmal Ihren Darm für eine Koloskopie gründlich reinigen mussten, wurde Ihnen zu diesem Zweck eventuell sehr hochdosiertes Magnesiumcitrat verschrieben.

▪ Studien weisen darauf hin, dass Magnesium anderen Ergänzungsmitteln, etwa volumenbildenden (ballaststoffreichen) Abführmitteln oder Sorbit(-ol), in Bezug auf eine bessere Darmperistaltik und eine normalere Stuhlkonsistenz bei Menschen mit einer Verstopfung eventuell überlegen ist.

Sicherheit und Verträglichkeit

▪ Die hauptsächliche Nebenwirkung von hochdosiertem Magnesium ist Durchfall. Magenschmerzen und Übelkeit sind auch möglich.

▪ Da Magnesium von den Nieren verarbeitet werden muss, sollten Menschen mit einer gestörten Nierenfunktion es nicht hochdosiert nehmen, weder als Abführmittel, noch als Antazidum. Dadurch wird eventuell das Risiko einer Magnesiumtoxizität erhöht. Etwas höhere Dosierungen sollten bei Menschen mit einer guten Nierenfunktion kein gesundheitliches Risiko darstellen, da überschüssige Magnesium mit dem Urin ausgeschieden wird. (Wenn Sie ein Nierenproblem haben oder vermuten, sollten Sie Magnesium, egal in welcher Dosierung, nie ohne Absprache mit Ihrem Arzt nehmen; Anm. d. Übers.)

▪ Extrem hohe Dosen von Magnesium-haltigen Abführmitteln und Antazida (> 5000mg pro Tag) werden mit einer Magnesiumtoxizität in Verbindung gebracht. Sie zeigt sich als Übelkeit, Erbrechen, Gesichtsrötung, niederer Blutdruck, Harnverhalten, Depressionen, Lethargie vor dem Fortschreiten zu Muskelschwäche, Atembeschwerden und/ oder Herzrhythmusstörungen.

▪ Magnesium kann mit mehreren Medikamenten wechselwirken.

- Nehmen Sie magnesiumreiche Ergänzungsmittel oder Medikamente im Abstand von mindestens 2 Stunden zu Bisphosphonat-Tabletten (Fosamaax, Actonel).
- Wer Antibiotika oder Diuretika nehmen muss, sollte vor der Einnahme von Magnesium-Ergänzungsmitteln mit seinem Arzt sprechen.

Dosierung

- Bei Verstopfung beginnen Sie mit 400 mg am Abend. Zeigt sich am nächsten Morgen keine angemessene abführende Reaktion, erhöhen Sie Ihre Dosis auf 600 mg. Sie können sie um jeweils 200 mg pro Abend bis zu 1000 mg erhöhen. Nehmen Sie die Dosis nicht in mehreren Portionen; Magnesium wirkt am besten, wenn die volle Dosis auf einmal genommen wird.
- Wenn 1000 mg Magnesium keine hinreichende abführende Wirkung zeigen, sollten Sie meiner Erfahrung nach eine andere Art von Abführmitteln in Betracht ziehen oder zu ganz anderen Methoden übergehen; es wird wahrscheinlich nichts nützen, die Dosis zu erhöhen. Sehen Sie sich die Einträge für Senna, N-Acetylcystein (NAC) und Ergänzungsmittel mit löslichen Ballaststoffen als komplementäre Optionen an. In Kapitel 7 über die Verstopfung finden Sie auch frei verkäufliche und rezeptpflichtige Medikamente als Alternativen.
- Alle Formen von Magnesium – Zitrat, Sulfat, Malat, Fumarat, Oxid, Hydroxid – sollten hilfreich sein.
- Philips' Milk of Magnesia ist der Markenname eines rezeptfreien Abführmittels auf Magnesiumbasis und enthält 1200 mg Magnesium pro Esslöffel Flüssigkeit und 500 mg pro Filmtablette. (Ist zumindest über das Internet erhältlich. Fragen Sie Ihren Apotheker nach einer im deutschen Sprachraum erhältlichen Entsprechung; Anm. d. Übers.)

Das Fazit?

- Es ist einen Versuch wert. Magnesium ist eines der wirksamsten Mittel, das ich in meiner Praxis bei Patienten mit einer Verstopfung aufgrund der langsamen Darmpassage, mit einem Reizdarmsyndrom (RDS) und mit einer opioidbedingten Verstopfung einsetze. Es ist nicht so wirksam, wenn Ihre Verstopfung einer Funktionsstörung des Beckenbodens geschuldet ist, doch es ist trotzdem einen Versuch wert.

N-Acetylcystein

Auch im Handel unter beispielsweise ACC (D, A, CH), NAC (D), Muco-bene (A), diversen Generika (D, CH)

Was ist das?

N-Acetylcystein (NAC) ist eine modifizierte Form der Aminosäure, des Proteinbausteins, L-Cystein. Im Körper wird NAC in das hochwirksame Antioxidans Glutathion umgewandelt; die Einnahme als Ergänzungsmittel erhöht nachweislich den Spiegel dieses Antioxidans. NAC ist kein essenzieller Nährstoff und es gibt keine empfohlene Tagesdosis.

Das behaupten die Vermarkter

- Verbessert die Entgiftungsfunktion der Leber.
- Unterstützt die Leber.

Tatsächliche Wirkung

- NAC hat zwei gut untersuchte Vorzüge: Es kann die Lungenfunktion bei Menschen mit einer chronisch obstruktiven Lungenerkrankung (COPD, von eng. chronic obstructive pulmonary disease) verbessern und es wird eingesetzt, um einer Vergiftung/Überdosierung von Paracetamol (Acetaminophen) entgegenzuwirken.
- Der Vorzug von NAC bei COPD hat mit seiner Fähigkeit zu tun, Schleim (und anderes klebriges Zeug) zu verflüssigen; das bewerkstelligt es durch Aufspalten einer speziellen Art der chemischen Bindung. Derselbe Prozess des Aufspaltens durch NAC geschieht auch im Darm und ist eventuell für einen besser bekannten Nutzen verantwortlich, der von Forschern noch nicht untersucht wurde: NAC-Ergänzungen wirken abführend. NAC erleichtert es einem trägen Dickdarm, klebrigen Stuhl auszuscheiden, indem es seine Klebrigkeit verringert. (Aus demselben Grund erleichtert es erkrankten Lungen den Auswurf von zähem Schleim.)
- NAC wird zwar auch als eine Art von Entgiftungsmittel eingesetzt, doch vermutlich nicht in der Weise, wie sich viele Menschen das vorstellen. NAC wird eher eingesetzt, um einer Paracetamol-Vergiftung entgegenzuwirken. Es wirkt, indem es das Antioxidans Glutathion in der Leber auffüllt, das durch die Überdosierung von Acetaminophen aufgebraucht wurde.

Sicherheit und Verträglichkeit

- Da NAC im Grunde genommen ein Proteinbaustein ist, ist es sehr sicher.
- Manche Menschen bekommen bei einer sehr hohen Dosierung von zweimal 1200 mg täglich eventuell Kopfschmerzen oder gastrointestinale Symptome.
- NAC sollte nicht ohne ärztliche Überwachung mit dem Herzmittel Nitroglycerin genommen werden, da es eine gefährliche Senkung des Blutdrucks verursachen kann.

Dosierung

- In unserer Praxis stellen wir fest, dass zweimal täglich 600 ml NAC als Abführmittel sehr hilfreich sein kann, besonders bei unseren Patienten, die nicht entsprechend auf Magnesium reagiert haben.
- Da NAC einen anderen Wirkmechanismus hat als Magnesium, können beide Ergänzungsmittel bei Menschen mit einer hartnäckigeren Verstopfung komplementär als Abführmittel genommen werden. (Wird im Eintrag für Magnesium ausführlicher besprochen).

Das Fazit?

- Ist bei Verstopfung aller Ursachen einen Versuch wert.

Oreganoöl: Origanum vulgare

Was ist das?

Oregano ist ein gebräuchliches Küchenkraut, das in den Mittelmeerländern beheimatet ist.

Das behaupten die Vermarkter

- Alternativmedizinische Behandler behaupten, es sei ein pflanzliches Antibiotikum, das anstelle von verschreibungspflichtigen Medikamenten schädliche Bakterien im Darm abtöten (und eine SIBO) behandeln kann. Sie behaupten auch, dass es fungizid wirkt, also zur Behandlung von Pilzinfektionen, einschließlich solcher mit Candida, im Verdauungstrakt eingesetzt werden kann.
- Da es Vermarktern von Ergänzungsmitteln gesetzlich verboten ist,

arzneimittelrelevante Behauptungen aufzustellen, also, dass mit ihren Produkten eine Krankheit behandelt oder geheilt werden kann, enthalten die Angaben auf der Verpackung im Allgemeinen keine solchen Versprechen.

Tatsächliche Wirkung

- Oreganoöl wirkt tatsächlich toxisch und hemmend bei bestimmten Pilzen und Bakterien auf Pflanzen und in Reagenzgläsern, wahrscheinlich infolge einer Verbindung namens Carvacrol. Doch nur weil eine Verbindung Mikroorganismen in einem Reagenzglas (oder auf einer Pflanze oder auf der Oberfläche eines Lebensmittels) abtöten kann, heißt das nicht, dass es auch im menschlichen Körper vergleichbare Wirkungen hat.
- Es gibt keine kontrollierten Studien mit Menschen, in denen antibiotische oder fungizide Wirkungen von Oreganoöl untersucht wurden. Daher ist es nicht klar, was – wenn überhaupt – Oreganoöl im menschlichen Verdauungstrakt bewirkt.

Sicherheit und Verträglichkeit

- Bei Oreganoöl-Produkten bestehen offenbar keine Sicherheitsrisiken, wenn Sie nicht auf Oregano allergisch sind.
- Menschen mit einer Allergie/Unverträglichkeit gegen Salicylat sollten Oreganoöl nicht anwenden.

Dosierung

- Es wurde keine Dosis zur Behandlung von Gastrointestinalsymptomen mit Oreganoöl festgesetzt, weil es keine diesbezüglichen wissenschaftlichen Forschungen gibt.

Das Fazit?

- Lassen Sie es. Es ist zwar sehr wahrscheinlich sicher und wird gut vertragen, doch Oreganoöl ist kein Antibiotikum oder Fungizid und sollte nicht als solches angewendet werden.
- Es gibt keine wissenschaftlichen Nachweise, dass eine SIBO mit Oreganoöl allein oder in Kombination mit anderen pflanzlichen Produkten wirksam behandelt werden kann.

Pankreatin

Auch im Handel unter beispielsweise Enzym Lefax forte (D), Kreon (D, A; in CH als Creon), Lipazym (D)

Was ist das?

Pankreatin ist ein Enzymergänzungsmittel und enthält das Verdauungsenzym-Trio, das normalerweise von der Bauchspeicheldrüse (Pankreas) des Menschen abgesondert wird, nämlich drei Enzyme: Amylase (zur Stärkeverdauung), Protease (zur Proteinverdauung) und Lipase (zur Fettverdauung). Manche Produkte enthalten eventuell auch Trypsin und Chymotrypsin, weitere Pankreasenzyme zur Proteinverdauung.

Es kann tierischer Herkunft (meist vom Schwein) oder pflanzlich sein und von einer Schimmelpilzart, dem Aspergillus, stammen.

Pankreatin unterscheidet sich von Breitband-Verdauungsenzymprodukten durch eine eventuell höhere Dosierung von Amylase, Protease und Lipase. Es enthält keine anderen Enzyme zur Verdauung von Zuckern und Ballaststoffen.

Das Nahrungsergänzungsmittel Pankreatin ist die nicht kontrollierte Version der verschreibungspflichtigen Enzyme, die als Pankreas-Enzymersatztherapie (PERT, für engl. *pancreatic enzyme replacement therapy*) bekannt ist und bei Menschen mit einer zystischen Fibrose (auch als Mukoviszidose bezeichnet, bei der auch die Funktion der Bauchspeicheldrüse gestört ist; Anm. d. Übers.) oder Pankreasinsuffizienz, wenn der Körper nicht mehr genügend Bauchspeicheldrüsenenzyme bildet, eingesetzt werden. Die Hauptunterschiede sind folgende:

— Das Ergänzungsmittel Pankreatin enthält Lipase im Allgemeinen in viel geringerer Dosis als die verschreibungspflichtige Version. Ein paar hochpotenzierte Produkte enthalten jedoch tatsächlich Lipase im Bereich der Mengen, wie sie in verschreibungspflichtigen Präparaten im unteren Dosierungsbereich vorliegen.

— Das Ergänzungsmittel unterliegt keiner strengen Regulierung und enthält daher eventuell keine standardisierten Dosen. Sie können von Charge zu Charge variieren oder höhere oder geringere Mengen enthalten als auf dem Etikett angegeben.

— Das Ergänzungsmittel kann magensaftresistent oder von einer säureresistenten Kapsel umgeben sein, sodass die Wirksamkeit der Enzyme bis zu ihrer Ankunft im Dünndarm erhalten bleibt, das kann aber auch nicht der Fall sein.

Das behaupten die Vermarkter

- Unterstützt die Verdauung.
- Verbessert/fördert die Nährstoffresorption.
- Beugt gelegentlichen Symptomen einer Verdauungsstörung vor.

Tatsächliche Wirkung

- Zwei sehr kleine, randomisierte kontrollierte Studien haben die Wirkung an gesunden Menschen untersucht, indem ihnen vor einer fettreichen Mahlzeit Lipase verabreicht wurde. Im Vergleich zu denjenigen Probanden, die ein Placebo bekamen, berichteten diejenigen, die die Lipase nahmen, von weniger Blähbeschwerden, Gasbildung, Völlegefühl und Übelkeit nach dem Essen. Die Lipasedosierungen, die in diesen Studien verwendet wurden, waren jedoch nach den strengen Richtlinien eines verschreibungspflichtigen Präparats ausgerichtet und deutlich höher, als diejenigen, die in einem Standard-Nahrungsergänzungsmittel enthalten sind.
- Eine kleine Studie zeigte keine Vorteile von verschreibungspflichtigen Pankreasenzymen hinsichtlich der Symptome im Vergleich zu einem Placebo bei Menschen mit einer funktionellen Verdauungsstörung (Kapitel 5).
- Verschiedene Enzyme zur Protein- und Stärkeverdauung haben nicht viel Nutzen bei Verdauungssymptomen von Menschen gezeigt, die eine Pankreasinsuffizienz haben, doch fairerweise muss man sagen, dass sie kaum untersucht wurden.

Sicherheit und Verträglichkeit

- Verdauungsenzyme sollten im Allgemeinen sicher sein.
- Ein hypothetisches Problem mit Mischungen von Verdauungsenzymen betrifft die übermäßige Lipasebelastung, die dem Dickdarm schaden kann. Sehr hohe Dosen von Lipase in Ergänzungsmitteln können zu einer narbenartigen Verdickung der Dickdarmwände und infolgedessen zu Verstopfung, möglicherweise sogar Blockierungen führen, doch ich muss zugeben, dass das bei den geringen Mengen an Lipase

in den Nahrungsergänzungspräparaten, die ich überprüft habe, kein Risiko sein sollte.

■ Gesondert vermerkt werden bei manchen Marken von Verdauungsenzympräparaten präbiotische Inhaltsstoffe wie Fruktooligosaccharide (FOS) oder Inulin (Ballaststoff aus der Chicorée), die bei bereits zu Blähungen disponierten Menschen zu Gasbildung und Blähbeschwerden führen.

Dosierung

■ Es gibt keinerlei standardisierte Dosierung. Sie kann in Milligramm oder Gramm von Pankreatin oder in Einheiten (USP, United States Pharmacopeia, Arzneibuch der USA) für jeden Enzymbestandteil oder sowohl als auch angegeben sein.

■ Es gibt keine Dosierungsrichtlinien für gesunde Menschen, die keinen Mangel an Bauchspeicheldrüsenenzymen haben.

Das Fazit?

■ Lassen Sie es. Die meisten Blähbeschwerden infolge von Malabsorption werden durch nicht resorbierte Zucker wie Laktose oder Fruktose oder verschiedene pflanzliche Ballaststoffe ausgelöst. Die Inhaltsstoffe von Pankreatin werden Ihnen nicht helfen, diese Nahrungsbestandteile zu verdauen.

■ Wenn Sie tatsächlich eine Pankreasinsuffizienz haben, sollten Sie sich in ärztliche Behandlung begeben; dann bekommen Sie ein standardisiertes Enzympräparat, das mehr Lipase enthält, dessen Magensaftresistenz getestet wurde und sich als wirksam erwiesen hat.

■ Wenn Sie nach der Entfernung der Gallenblase unter chronischen Blähbeschwerden und Durchfällen leiden, ist das eventuell ein Zeichen eines Gallensäure-Durchfalls. In diesem Fall wird meist mit Gallensäure-Komplexbildnern, nicht mit Bauchspeicheldrüsenenzymen behandelt. Sprechen Sie mit Ihrem Arzt.

Papain: Carica papaya, Papaya

Auch im Handel unter Papaya-Enzym

Was ist das?

Papain ist ein Enzym zur Proteinverdauung, das aus der Frucht der Papaya gewonnen wird. Es hat nichts mit dem Enzym zu tun, das der menschliche Körper zur Proteinverdauung bildet.

Das behaupten die Vermarkter

- „Natürliche Unterstützung von Verdauungsenzymen".
- Fördert die Nährstoffresorption.

Tatsächliche Wirkung

- Papain ist nicht unter dem Aspekt einer potenziellen Verdauungshilfe für den Menschen untersucht worden. Daher ist nicht klar, welche Wirkung – wenn überhaupt – Papain auf Verdauungssymptome oder die Nährstoffresorption hat.

Sicherheit und Verträglichkeit

- Menschen mit einer Papaya-Allergie sollten Papain nicht nehmen.
- Papain kann blutverdünnende Eigenschaften haben, Sie sollten es nicht mit Blutverdünnern (z. B. Marcumar), Aspirin oder in Kombination mit Ergänzungsmitteln wie Ginkgo, Vitamin E oder hochdosiertem Fischöl nehmen.

Dosierung

- 2,4 Millionen FCC Papain Einheiten (PU für Papain Units) ist die maximale Dosis pro Portion, die man gemäß den Richtlinien von Health Canada, des kanadischen Gesundheitsministeriums, auf einmal zu sich nehmen sollte. (Die US-Regierung gibt keine Richtlinien heraus.) (FCC steht für Food Chemical Codex, eine Sammlung von international anerkannten Monografien zur Identitäts- und Reinheitsbestimmung von Lebensmittelzusatzstoffen wie Aromen, Farbstoffen, Geschmacksverstärkern, Nähr- und Konservierungsstoffen; Anm. d. Übers.)

Das Fazit?

■ Lassen Sie es.

■ Es hilft Ihnen bei Ihren Blähbeschwerden wahrscheinlich nicht, allerdings schadet es Ihnen wahrscheinlich auch nicht, sofern Sie nicht eines der obigen Medikamente nehmen, die damit wechselwirken können.

■ Aufgrund fehlender Nachweise und der Tatsache, dass ein Mangel an Protease (Enzym zur Proteinverdauung) wahrscheinlich nicht das Problem von Menschen mit Blähbeschwerden ist, empfehle ich es meinen Patienten nicht; andernfalls würden sie ohnehin eine besser standardisierte Zubereitung der Ersatztherapie aus tierischen Pankreasenzymen brauchen (s. Kapitel 13).

Pfefferminzöl-Kapseln: Mentha piperita

Auch im Handel unter verschiedenen Namen

Was ist das?

Die Pfefferminze gehört zu den Wildkräutern; sie wird häufig in Getränken, Tees und als Geschmackszutat/Duftstoff in vielen Präparaten verwendet. Das Pfefferminzöl in Kapseln als Ergänzungsmittel ist nicht vergleichbar mit den ätherischen Ölen, die z.B. für die Raumbeduftung angeboten werden, und sollten nicht verwechselt werden. Ätherische Öle können schädlich sein, wenn sie in übermäßig hohen Dosen eingenommen (oder direkt auf die Haut aufgetragen, Anm. d. Übers.) werden.

Das behaupten die Vermarkter

■ Hilft bei Bauchbeschwerden.

■ Hilft bei Bauchschmerzen und Krämpfen, insbesondere Menschen mit einem Reizdarmsyndrom (RDS).

■ Verringert eventuell Stuhldrang bei RDS.

Tatsächliche Wirkung

■ Pfefferminzöl hat eine natürliche krampflösende und entspannende Wirkung auf die glatte Muskulatur.

- Pfefferminzöl in magensaftresistenten Kapseln – oder in Tabletten mit einem säurefesten Überzug, die den Magen unbeschadet passieren und sich erst im Darm auflösen – ist an Menschen mit RDS ziemlich gut untersucht worden. Es gehört zu den Mitteln, deren Nutzen im Vergleich zu einem Placebo am besten nachgewiesen sind, hauptsächlich in Bezug auf die Linderung von Schmerzen und Krämpfen.
- Aufgrund einer höheren Wirkstoffkonzentration und der Abgabe der Inhaltsstoffe direkt im Darm anstatt im Magen, scheint die Wirkung von Pfefferminzöl als krampflösendes Mittel besser und stärker zu sein als Pfefferminztee.
- Die Wirkung von Pfefferminzöl als Mittel gegen Blähbeschwerden im Oberbauch und Beschwerden aufgrund einer funktionellen Dyspepsie (Kapitel 5) ist viel weniger erforscht. Ein paar kleine Studien, die es in Kombination mit Kümmelöl getestet haben, erwiesen sich als vielversprechend, allerdings ist nicht klar, ob das dem Pfefferminzöl, dem Kümmelöl oder der Kombination aus beiden geschuldet war.

Sicherheit und Verträglichkeit

- Die häufigste Nebenwirkung, die mit einem Pfefferminzöl-Ergänzungsmittel einhergeht, ist Sodbrennen. Das liegt daran, dass das Öl die glatte Muskulatur im Verdauungstrakt entspannt, auch die, die den Magen und die Speiseröhre trennt. Durch die Wahl eines Produkts mit einem qualitativ hochwertigen magensaftresistenten Überzug sollte diese Nebenwirkung verhindert werden können.
- Pfefferminzöl kann eventuell den Spiegel des Wirkstoffs Cyclosporin (Immunsuppressivum) erhöhen. Sprechen Sie mit Ihrem Arzt, wenn Sie ein Medikament mit diesem Wirkstoff nehmen und Pfefferminzöl nehmen möchten.
- Eine Zufuhr in großer Menge kann auch Übelkeit, Appetitlosigkeit, Herzprobleme, Gleichgewichtsstörungen und andere Probleme mit dem Nervensystem verursachen. Übermäßige Dosen von Pfefferminzöl können toxisch wirken und zu Nierenversagen führen.

Dosierung

- Studien haben ergeben, dass dreimal täglich zwischen 0,2 und 0,4 ml magensaftresistentes Pfefferminzöl eine wirksame Dosierung zur Linderung von Bauchschmerzen bei Menschen mit RDS ist. In meiner

Praxis stellt sich bei den meisten Patienten eine entsprechende Besserung der Symptome ein, wenn sie 1 oder 2 Kapseln täglich nehmen.

- Es kann mehrere Stunden dauern, bis magensaftresistente Pfefferminzöl-Kapseln ihren Zielort erreichen, daher sollten Sie zur Linderung der morgendlichen Symptome die Einnahme vor dem Schlafgengehen erwägen oder sie am Morgen gegen die Symptome nach dem Mittagessen nehmen. Beginnen Sie mit einer täglichen Dosis, um sicherzugehen, dass Sie das Präparat vertragen, bevor Sie bei Bedarf zusätzliche Kapseln nehmen.

Das Fazit?
- Es ist einen Versuch wert bei Blähungen jeden Ursprungs, die mit Krämpfen oder Schmerzen im Unterbauch einhergehen.

Präbiotika, präbiotische Ergänzungsmittel

Was ist das?
Präbiotika sind pflanzliche Ballaststoffe, die bekanntermaßen im Dünndarm nicht verdaut werden und in den Dickdarm gelangen. Sie werden von bestimmten Arten nützlicher Bakterien im Dickdarm stark fermentiert und oft als „Futter" für diese probiotischen Bakterien bezeichnet. Damit ein Ballaststoff als präbiotisch gilt, muss er selektiv nützliche Bakterienarten füttern und nähren, von denen man weiß, dass sie für den Menschen gesundheitsfördernd sind.

Präbiotika sind als einzelnes Ergänzungsmittel oder als Bestandteil verschiedener Ergänzungsmittel mit Verdauungsenzymen, mit Probiotika oder als Ergänzungen mit Proteinpulver unter verschiedenen Bezeichnungen im Handel, zum Beispiel:

- Inulin
- Ballaststoff aus der Chicorée/Chicorée-Extrakt
- Resistente Stärke
- Topinambur-Ballaststoff/-Mehl/-Extrakt
- Fruktooligosaccharide (FOS)
- Oligofruktose
- Yacon-Wurzel

Das behaupten die Vermarkter

- Verbessern die Darmgesundheit.
- Fördern das Wachstum der „guten" Darmbakterien.
- Verringern die Darmdurchlässigkeit.
- Lindern die RDS-Symptome, auch die Verstopfung.
- Verbessern die Kalzium-Resorption.

Tatsächliche Wirkung

- Präbiotikareiche Nahrungsmittel und Nahrungsergänzungsmittel zeigen nachweislich zahlreiche Vorteile für die Gesundheit.
- Präbiotika erhöhen die Populationen bestimmter positiver Bakterienarten im Darm – nämlich solcher der Gattung Bifidobacterium und Lactobacillus. (Genau genommen erledigen das präbiotische Ergänzungsmittel eventuell besser als die Kapseln, die Sie schlucken und ungeheure Mengen der Bakterien selbst enthalten!)
- Die vermehrten Populationen von Bifidobacterium und Lactobacillus führen zu einer erhöhten Bildung von Nebenprodukten ihres Stoffwechsels, den sogenannten kurzkettigen Fettsäuren (SCFAs, von engl. *short-chain fatty acids*). Ihnen werden zahlreiche gesundheitliche Vorzüge zugeschrieben. Sie füttern die Zellen in Ihrem Darm und gewährleisten, dass seine schützende Schleimhautbarriere stark und intakt bleibt. Sie säuern auch den Dickdarm leicht an, wodurch bestimmte Stoffwechselprozesse verhindert werden, von denen man weiß, dass sie das Darmkrebsrisiko fördern.
- Präbiotische Ballaststoffe verbessern nachweislich die Kalziumresorption aus der Nahrung.
- Das Ergänzungsmittel Inulin wird gegenwärtig auf seinen potenziellen Nutzen für Menschen mit Diabetes Typ 2 und anderen Stoffwechselkrankheiten erforscht. Es gibt vielversprechende Hinweise, die darauf schließen lassen, dass es eventuell für die Steuerung des Blutzuckers von Nutzen ist.
- Randomisierte kontrollierte Studien mit gesunden, obstipierten Menschen, die nicht am RDS leiden, weisen zwar darauf hin, dass Inulin eventuell hilfreich zur Erweichung des Stuhls und zur Erhöhung der Stuhlfrequenz ist, doch es gibt nahezu keine wissenschaftlichen Nachweise, die die Anwendung von Präbiotika bei Menschen mit einem RDS unterstützen. Bisher haben Studien keine Verbesserung von

Bauchschmerzen und Blähbeschwerden durch den Einsatz von Inulin ergeben.

Sicherheit und Verträglichkeit

▓ Präbiotische Ergänzungsmittel sind einfach eine Ballaststoffart. Sie sind sehr sicher.

▓ Trotz vieler objektiver gesundheitsfördernder Vorzüge von präbiotischen Nahrungs- und Ergänzungsmitteln können sie jedoch bei empfindlichen Menschen zu einer erheblichen Bildung von Darmgasen und Blähbeschwerden beitragen. Das betrifft insbesondere Menschen, deren Blähbeschwerden ihren Ursprung im Darm haben.

▓ Hinsichtlich der Verträglichkeit bei gesunden Menschen, die nicht unter RDS leiden, lässt sich sagen, dass leichte Symptome von Gasbildung, Blähbeschwerden und Abgang von Winden bei Dosen von 5 bis 8 g Präbiotika einsetzten.

▓ Wissenschaftliche Studien über die Verträglichkeit von Präbiotika bei Menschen, die an RDS leiden, fehlen. In unserer Praxis haben wir jedoch beobachtet, dass selbst niedrige Inulin-Dosen von 0,5 bis 1,0 g bei RDS-Patienten Schmerzen durch Gasbildung und Bauchbeschwerden auslösen können. Wenn Sie also unter RDS leiden oder zu Blähbeschwerden neigen, sollten Sie mit jedem Präparat vorsichtig sein, das irgendwelche präbiotischen Inhaltsstoffe auflistet oder im Markennamen mitführt.

Dosierung

▓ Im Handel erhältliche präbiotische Ergänzungsmittel enthalten normalerweise zwischen 3 und 7 g einer Präbiotika-Mischung pro empfohlener Dosis.

▓ Zum Vergleich enthält eine Portion von etwa 85 g eines gängigen Nahrungsmittels durchschnittlich Präbiotika in folgenden Mengen:
– Topinambur: 18 g Inulin und 13 g Oligofruktose
– Roher Knoblauch: 12 g Inulin und 5 g Oligofruktose
– Roher Lauch: 7 g Inulin und 5 g Oligofruktose
– Rohe Zwiebel: 4 g Inulin und 4 g Oligofruktose
– Artischocke: 4 g Inulin und 0,5 g Oligofruktose
– Weizenkleie: 3 g Inulin und 3 g Oligofruktose
– Gekochter Spargel: 2 g Inulin und 2 g Oligofruktose

Das Fazit?

▪ Meiden Sie sie, wenn Sie RDS haben oder Blähbeschwerden, deren Ursprung im Darm liegen.

▪ Kommen Ihre Blähbeschwerden vom Magen und Sie vertragen die obigen präbiotikareichen Nahrungsmittel, könnten Sie es mit präbiotischen Ergänzungsmitteln versuchen, wenn Sie die Gesundheit Ihrer Darmflora unterstützen möchten. Doch seien Sie zu Beginn mit der Dosis zurückhaltend. Eine geringe Menge kann viel bewirken!

Probiotika, probiotische Ergänzungsmittel (verschiedenerlei Arten)

Was ist das?

Probiotika sind eine breite Gruppe von Ergänzungsmitteln, die Mikroorganismen enthalten – Bakterien oder Hefen –, die wegen eines beabsichtigten gesundheitlichen Nutzens genommen werden. Im Handel erhältliche Präparate können eine einzelne Art/einen Stamm oder ein Gemisch von verschiedenen Organismen enthalten. Als Ergänzungsmittel sind Probiotika in Pulverform, als Flüssigkeit, Tabletten oder Kapseln im Handel.

Wie es die Regeln für die Benennung von Bakterien und Pilzen vorschreiben, werden Probiotika anhand des lateinischen Gattungsnamens (des ersten, großgeschriebenen oder mit großem Anfangsbuchstaben geschriebenen Wortes) und des Namens der Art (des zweiten Wortes) identifiziert. Manche Präparate bezeichnen auch einen bestimmten Stamm innerhalb der Art und dieser wird meist durch eine Kombination von Buchstaben und/oder Nummern nach dem Artnamen gekennzeichnet.

Probiotische Bakterien oder Hefen befinden sich von Natur aus auch in fermentierten, vergorenen Nahrungsmitteln/Getränken wie Joghurt, Kefir, Kimchi (milchsauer vergorenes Gemüse in der koreanischen Küche), Kwass (osteuropäisches Getränk, das durch Gärung aus Brot hergestellt wird), Sauerkraut und Kombucha.

Das behaupten die Vermarkter

▪ Stellen das Gleichgewicht zwischen „guten" und „schlechten" Bakterien im Darm wieder her, welches durch Krankheit, eine Antibiotikabehandlung, umweltbedingte Faktoren und die Ernährung gestört sein kann.

- Unterstützen eine geregelte Verdauung (regelmäßigen Stuhlgang).
- Fördern die Gesundheit des gesamten Verdauungssystems
- Fördern die Gesundheit des Immunsystems.

Tatsächliche Wirkung

- Sie hängt völlig davon ab, welche Art/welchen Stamm Sie einnehmen und für welches Problem. Da die überwiegende Mehrheit der im Handel befindlichen Probiotika nicht am Menschen untersucht wurden, um eine eventuelle Wirkung auf die Gesundheit nachzuweisen, ist es schwer zu ermitteln, ob ein zufällig gewähltes Probiotikum für ein bestimmtes Problem hilfreich ist, das Sie behandeln möchten.
- Probiotische Ergänzungsmittel siedeln sich nachweislich nicht im menschlichen Darm an oder verändern/modifizieren die menschliche Darmflora nicht dauerhaft oder messbar. Wenn Ihnen also die Einnahme eines probiotischen Ergänzungsmittels nützt, ist dieser Nutzen innerhalb von etwa einer Woche nach dem Absetzen wieder vorbei.
- Der beste Nachweis, dass bestimmte probiotische Ergänzungsmittel wirken, ist der Reisedurchfall, Durchfall als Nebenwirkung einer Antibiotikabehandlung und der akute krankheitsbedingte Durchfall – insbesondere bei Kindern. Am besten nachgewiesen ist der Nutzen folgender Arten bei Durchfall:
  - Lactobacillus rhamnosus
  - Lactobacillus rhamnosus GG (auch die Marke Culturelle)
  - Saccharomyces boulardii (auch Florastor)
  - Bifidobacterium lactis
- Der Nachweis, dass Probiotika für Menschen mit einem Reizdarmsyndrom (RDS) hilfreich sind, ist nicht so stark, aber vielversprechend. Manche Hinweise legen nahe, dass bestimmte Präparate eventuell Bauchschmerzen bessern und die Stuhlgewohnheiten sowie die Stuhlkonsistenz normalisieren. Zu den Arten, die bisher diesbezüglich das meiste Potenzial gezeigt haben, gehören:
  - Bifidobacterium infantis
  - Bifidobacterium lactis
  - Lactobacillus rhamnosus
  - Lactobacillus rhamnosus GG (auch die Marke Culturelle)

- Lactobacillus casei (z. B. Bio-K+; zumindest im Internet erhältlich; sprechen Sie mit Ihrem Apotheker über bei uns erhältliche Marken; Anm. d. Übers.)
- Lactobacillus acidophilus
- Lactobacillus reuteri
- Saccharomyces boulardii (auch Florastor)

Sicherheit und Verträglichkeit

▪ Probiotika gelten im Allgemeinen für nahezu jedermann als sehr sicher, außer für kranke Kleinkinder und immungeschwächte Personen.

▪ Die Ausnahme bilden Menschen, deren Krankengeschichte eine SIBO (Kapitel 8) aufweist und die zu einer Überwucherung selbst von „guten" Bakterien im Dünndarm neigen. Alle bakteriellen Probiotika können den Dünndarm „ansäen" und eine neuerliche SIBO auslösen. Wenn Sie aufgrund eines altersbedingt geringen Magensäurespiegels, einer Autoimmunerkrankung, die den Magensäurespiegel reduziert oder eines säuresenkenden Medikaments, das auf -prazol endet, ein hohes SIBO-Risiko haben, kann die Einnahme von bakteriellen Probiotika dieses Risiko gleichermaßen erhöhen.

Dosierung

▪ In Forschungsstudien liegen die wirksamen Dosierungen im Allgemeinen bei 5 bis 40 Milliarden CFUs (keimbildenden Einheiten) pro Tag, je nachdem, welches Produkt und welcher Zustand erforscht wurde.

Das Fazit?

▪ Einen Versuch wert, wenn Sie ein bestimmtes probiotisches Ergänzungsmittel wählen, das sich bei dem Problem, das Sie lösen möchten, als nützlich erwiesen hat. Mehr Einzelheiten über diese relativ gut erforschten Präparate finden Sie in den Einträgen für Bifidobacterium, Culturelle, Florastor und VSL #3. Seien Sie sich dessen bewusst, dass Probiotika im Allgemeinen kein Allheilmittel bei Verdauungsproblemen sind; wenn sie einen Nutzen zeigen, dann ist er wahrscheinlich eher bescheiden.

▪ Lassen Sie bakterielle Probiotika sein, wenn Sie SIBO in Ihrer Krankengeschichte (Kapitel 8) oder ein hohes SIBO-Risiko haben. Probiotika auf Hefebasis wie die der Gattung Saccharomyces sind sicherer (S. Florastor).

Senna

Auch im Handel unter Senokot, Sennatee

Was ist das?

Senna ist ein natürliches Abführmittel, das von einer Pflanze aus der Familie der Hülsenfrüchtler abstammt. Es wird als Abführmittel in vielen Formen vermarktet, sowohl als Nahrungsergänzungsmittel als auch als frei verkäufliches Arzneimittel. Aus seinen Blättern oder Schoten kann ein Abführtee hergestellt werden oder seine Wirkstoffe, die Sennoside, werden extrahiert und zu Abführmitteln in Kapselform verarbeitet. Senna gibt es auch als Bestandteil von Rektalzäpfchen oder Einläufen.

Das behaupten die Vermarkter

- Sanfte Befreiung von Verstopfung über Nacht.

Tatsächliche Wirkung

- Senna ist als stimulierendes Abführmittel gut eingeführt. Es löst Peristaltik in der Dickdarmwand aus und steigert die Sekretionen, beides beschleunigt die Stuhlpassage und erhöht den Feuchtigkeitsgehalt des Stuhls.

Sicherheit und Verträglichkeit

- Wie andere stimulierende Abführmittel ist Senna wahrscheinlich besser für den gelegentlichen Gebrauch und nicht so sehr zur täglichen Unterstützung des Stuhlgangs geeignet. Es gibt Bedenken bezüglich der Sicherheit beim täglichen langfristigen Gebrauch, insbesondere, wenn man die Möglichkeit in Betracht zieht, dass sie abhängig machen können.
- Die häufigsten Nebenwirkungen sind Bauchkrämpfe und/oder Durchfälle.
- Menschen, die Digoxin (Digitalis, Herzmittel) nehmen, sollten vor der Anwendung von Senna ihren Arzt konsultieren. Nehmen Sie Senna nicht, wenn Sie schwanger sind oder stillen.

Dosierung

- Nehmen Sie die Kapseln oder trinken Sie den Tee am Abend, um den Stuhlgang am nächsten Morgen zu fördern. Rektalzäpfchen sollten innerhalb von einer Stunde zu Stuhlgang führen.
- Kapseln als Nahrungsergänzungsmittel enthalten im Allgemeinen 8,6 mg Sennosid.
- Senna-Präparate als frei verkäufliche Abführmittel enthalten eine höhere Dosis (15 mg Sennosid).

Das Fazit?

- Es ist einen Versuch wert, bei Verstopfung jeden Ursprungs, wenn osmotische Abführmittel wie Magnesium, hochdosiertes Vitamin C und/oder MiraLAX (gibt es zumindest über das Internet) nicht helfen.

Verdauungsenzympräparate

Was ist das?

Bei diesen Ergänzungsmitteln handelt es sich um Rezepturen, die viele verschiedene Arten von Enzymen enthalten und zur Verdauung eines breiten Spektrums von Nährstoffen konzipiert sind. Normalerweise bestehen sie aus folgenden Inhaltsstoffen in verschiedenen Kombinationen:

- Enzyme zur Verdauung von Stärke (Amylase)*
- Enzyme zur Verdauung von Proteinen (Protease*, Pepsin)
- Enzyme zur Verdauung von Fett (Lipase*)
- Enzyme zur Verdauung von Laktose (Laktase)
- Verschiedene Enzyme zur Verdauung von Ballaststoffen (wie Alpha-Galaktosidase, Phytasen, Pektinasen, Zellulasen, Hemizellulasen, Xylanasen, die normalerweise von Schimmel/Pilzen stammen)
- Enzyme zur Verdauung von Kristallzucker (Invertase)
- Enzyme zur Verdauung von Proteinen aus Obst (Bromelain und/oder Papain)
- Ochsengalle, ein Verdauungssaft vom Rind, der große Fetttropfen in kleinere aufspaltet, sodass die Lipasen sie wirksamer verdauen können.

* Auf manchen Produkten ist das sogenannte Pankreatin angegeben, eine Kombination aus Amylase, Protease und Lipase.

— Betain HCl (mehr Informationen dazu entnehmen Sie bitte dem separaten Eintrag)

Bei der Angabe auf den Produktetiketten, aus welcher Quelle die Enzyme stammen, steht „porcin" – falls auf der deutschen Packung der Begriff verwendet wird – und bedeutet, vom Schwein stammend. Aspergillus ist eine Schimmelart und gilt als pflanzliche Quelle. Trichoderma ist eine Pilzart und gilt ebenfalls als pflanzliche Quelle. Bei der Angabe „Ochsen-" handelt es sich, wie Sie schon richtig vermuten, um ein Enzym vom Rind.

Bei diesen Nahrungsergänzungsmitteln handelt es sich nicht um die verschreibungspflichtigen Enzyme, die als Pankreas-Enzymersatztherapie (PERT, für engl. *pancreatic enzyme replacement therapy*) bekannt sind und bei Menschen mit einer zystischen Fibrose (auch Mukoviszidose genannt, bei der auch die Funktion der Bauchspeicheldrüse gestört ist; Anm. d. Übers.) oder Pankreasinsuffizienz, wenn der Körper nicht mehr genügend Bauchspeicheldrüsenenzyme bildet, eingesetzt werden. Die Hauptunterschiede sind folgende:

— Das Ergänzungsmittel enthält Amylase, Protease und Lipase in viel geringeren Dosen als die verschreibungspflichtige Version. Ein paar hochwirksame Produkte enthalten jedoch tatsächlich Lipase im Bereich der Mengen, wie sie in verschreibungspflichtigen Präparaten im unteren Dosisbereich vorhanden sind.

— Das Ergänzungsmittel unterliegt keiner strengen Regulierung und enthält daher eventuell keine standardisierten Dosen. Sie können von Charge zu Charge variieren oder höhere oder geringere Mengen enthalten als auf dem Etikett angegeben.

— Das Ergänzungsmittel kann magensaftresistent, das heißt, von einer säureresistenten Kapsel umgeben sein, sodass die Wirksamkeit der Enzyme bis zu ihrer Ankunft im Dünndarm erhalten bleibt, das kann aber auch nicht der Fall sein.

— Das Ergänzungsmittel enthält außer den drei Pankreasenzymen (Pankreatin) viele andere Enzyme.

Das behaupten die Vermarkter

▪ Unterstützt die Verdauung.

▪ Verbessert/fördert die Nährstoffresorption.

▪ Vermindert Beschwerden nach dem Essen.

▪ Manche Enzympräparate werden mit dem Schlagwort „Biofilm-

Abwehr" vermarktet, hinter dem sich die Behauptung versteckt, dass das Präparat eine SIBO behandeln und verhindern könne. (Unter einem Biofilm versteht man einen dünnen Schleimfilm, in dem sich Populationen von Mikroorganismen befinden. Viele Krankheitserreger bilden zum Beispiel solche Biofilme; Anm. d. Übers.). Vermarkter behaupten, ihre Produkte „können die Zucker- und Fibrinbestandteile" zusammengeklumpter Bakterien, die am Darm haften, „auflösen".

Tatsächliche Wirkung

■ Die Wirkung eines Ergänzungsmittels mit Verdauungsenzymen variiert je nach den tatsächlichen Inhaltsstoffen.

■ Zwei sehr kleine, randomisierte kontrollierte Studien haben die Wirkung an gesunden Menschen untersucht, indem ihnen vor einer fettreichen Mahlzeit Lipase verabreicht wurde. Im Vergleich zu denjenigen, die ein Placebo bekamen, berichteten diejenigen, die die Lipase nahmen, von weniger Blähbeschwerden, Gasbildung, Völlegefühl und Übelkeit nach dem Essen. Die Lipasedosierungen, die in diesen Studien verwendet wurden, waren jedoch nach den strengen Richtlinien eines verschreibungspflichtigen Präparats ausgerichtet und deutlich höher, als diejenigen, die in einem Standard-Nahrungsergänzungsmittel enthalten sind.

■ Eine kleine Studie zeigte keinen Nutzen von verschreibungspflichtigen Pankreasenzymen hinsichtlich der Symptome im Vergleich zu einem Placebo bei Menschen mit einer funktionellen Verdauungsstörung (Kapitel 5).

■ In den Einträgen zur Alpha-Galaktosidase, Laktase und Xylose-Isomerase werden die Wirkungen dieser Enzymbestandteile besprochen. Kurz gesagt, sie sollten in Bezug auf die Verringerung der Gasbildung, Blähbeschwerden und/oder bei Durchfällen, die mit dem Verzehr von Bohnen und Galaktooligosaccharide (GOS) enthaltenden Gemüsen, Milchprodukten sowie fruktosehaltigen Nahrungsmitteln zusammenhängen, beziehungsweise bei Menschen, die auf diese Nahrungsmittel empfindlich reagieren, hilfreich sein.

■ Kleine Studien mit Menschen legen eine Verbesserung der Eisenresorption nahe, wenn zu einer Vollkorn-enthaltenden Mahlzeit ein von Schimmelpilzen abstammendes Phytase-Ergänzungsmittel genommen wird.

- Verschiedene Enzyme zur Protein- und Stärkeverdauung haben nicht viel Nutzen bei Verdauungssymptomen von Menschen gezeigt, die genügend Pankreasenzyme bilden können, doch fairerweise muss man sagen, dass sie kaum untersucht wurden.
- Für die Behauptung, dass die Einnahme von Enzym-Ergänzungsmitteln einer bakteriellen Überwucherung vorbeugen, eine bakterielle Infektion verhindern oder die Zusammensetzung des mikrobiellen Ökosystems in Ihrem Darm überhaupt verändern könne, gibt es keinerlei unterstützende Nachweise. Und es gibt keine Biofilme im menschlichen Darm; Biofilme können sich nicht an bewegliche Oberflächen wie den sich ständig kontrahierenden Verdauungstrakt anhaften – und das gilt insbesondere für sich bewegende Oberflächen, die mit einer Schleimhautschicht ausgekleidet ist, die sich alle paar Tage erneuert.

Sicherheit und Verträglichkeit
- Verdauungsenzyme sollten im Allgemeinen sicher sein.
- Vom größten Sicherheitsproblem sind aus meiner Sicht Präparate betroffen, die Bestandteile von Ochsen oder Rindern enthalten. Alle Gewebe oder Sekrete von Kühen können den Rinderwahnsinn (die bovine spongiforme Enzephalopathie, BSE) übertragen. Angesichts der mangelhaften Regulierung von Nahrungsergänzungsmitteln in den Vereinigten Staaten und der Wahrscheinlichkeit, dass Bestandteile von Tieren unbekannter geografischer Herkunft mit zweifelhafter Gesundheit enthalten sein könnten, ist es zu riskant, solche Bestandteile zu konsumieren, wenn kein bekannter medizinischer Nutzen vorliegt. (Es gibt keine Daten, die den Nutzen von Ochsengalle für die menschliche Verdauung unterstützen.)
- Ein weiteres, eher hypothetisches Problem mit Mischungen von Verdauungsenzymen betrifft die übermäßige Lipasebelastung, die dem Dickdarm schaden kann. Sehr hohe Dosen von Lipase in Ergänzungsmitteln können zu einer narbenartigen Verdickung der Dickdarmwände und infolgedessen zu Verstopfung, möglicherweise sogar Blockierungen führen, doch ich muss zugeben, dass bei den geringen Lipasemengen in den Nahrungsergänzungspräparaten, die ich überprüft habe, keine Gefahr bestehen sollte.
- Gesondert vermerkt werden auf manchen Verdauungsenzympräparaten präbiotische Inhaltsstoffe wie Fruktooligosaccharide (FOS) oder

Inulin (im Chicorée), die bei bereits zu Blähungen prädisponierten Menschen eventuell zur Gasbildung und zu Blähbeschwerden führen.

Dosierung

- Normalerweise wird in den Gebrauchsanweisungen die Einnahme von 3 Pillen täglich empfohlen, zu jeder Mahlzeit eine.

Das Fazit?

- Je nach Inhaltsstoffen einen Versuch wert, wenn Blähbeschwerden nach dem Essen in Zusammenhang mit fettreichen Mahlzeiten oder bei Kohlenhydratunverträglichkeiten auftreten, doch nicht besonders kostengünstig.
- Mischungen von Verdauungsenzymen enthalten zwar manche nachweislich wirksamen Bestandteile für Menschen mit einer Kohlenhydratintoleranz, doch ich empfehle, Ihre Kur mit Enzympräparaten auf diejenigen Nährstoffe abzustimmen, mit deren Resorption Sie tatsächlich Schwierigkeiten haben: Laktase bei Laktoseintoleranz, Xylose-Isomerase bei Fruktoseintoleranz, Alpha-Galaktosidase bei übermäßiger Gasbildung durch Bohnen und Brokkoli. Warum sollten Sie auch alle die Enzyme mitbezahlen, die Sie gar nicht brauchen? Warum sollten Sie ein Ergänzungsmittel nehmen, das vielleicht zu wenig von einem oder zwei Bestandteilen enthält, den oder die Sie wirklich brauchen, anstatt eines mit einem Enzym, das in einer passenderen Menge enthalten ist? Warum sollten Sie regelmäßig teure Verdauungsenzympräparate zu allen Mahlzeiten nehmen, auch wenn Sie gar kein problematisches Nahrungsmittel auf dem Teller haben?
- Wenn Sie es doch damit versuchen wollen, würde ich alle Präparate meiden, die bovine (von Rindern stammende) Bestandteile, inklusive der Ochsengalle, enthalten.
- Lassen Sie es sein, wenn Sie Verdauungsenzyme nehmen wollen, um einer SIBO vorzubeugen.

Vitamin C: Ascorbinsäure

Was ist das?

Vitamin C ist ein für die Gesundheit des Menschen essenzieller Nährstoff, den der Körper selbst nicht herstellen kann. Er spielt bei vielen wichtigen Körperprozessen eine Schlüsselrolle, etwa bei der Wundheilung, der Kollagenbildung, der Bildung nutzbarer Energie durch die Zellen und beim Schutz der Zellen vor oxidativen Schäden. Die empfohlene Tagesdosis von Vitamin C beträgt 75 mg für erwachsene Frauen und 90 mg für erwachsene Männer. (Die Deutsche Gesellschaft für Ernährung empfiehlt durchschnittlich 100 g. Höhere Werte gelten für Raucher und stillende Mütter; Anm. d. Übers.)

Vitamin C ist wasserlöslich. Das heißt, überschüssige Mengen werden von den Nieren aus dem Blut herausgefiltert und mit dem Urin ausgeschieden. Daher ist es ziemlich schwierig (wenn auch nicht unmöglich), sich durch die Einnahme von Vitamin C eine Vergiftung zuzuziehen, wenngleich hohe Dosen das Risiko von Nierensteinen erhöhen können.

Das behaupten die Hersteller

- Unterstützt das Immunsystem.
- Trägt zur Resorption von Eisen aus Nahrungsmitteln und Nahrungsergänzungsmitteln bei.
- Antioxidans.

Tatsächliche Wirkung

- Vitamin C-Ergänzungen mögen zwar auf verschiedene Art und Weise im Körper wirken, seine für unsere Zwecke interessante Hauptwirkung ist, dass es in sehr hohen Dosen abführend wirkt.
- In Dosen über 2000 mg (2g) wirkt Vitamin C als Abführmittel. Das kommt daher, dass der Körper nur eine begrenzte Menge Vitamin C auf einmal resorbieren kann, und so bleiben überschüssige Mengen im Darm und haben, ähnlich wie Magnesium, eine osmotische Wirkung (sie ziehen Wasser in den Darm). Vitamin C ist nicht an der Gasbildung beteiligt.
- Wenn Sie an Verstopfung leiden, kann Ihnen das zu normalerem Stuhlgang verhelfen. Leiden Sie nicht an Verstopfung, bekommen Sie eventuell Durchfall.

Sicherheit und Verträglichkeit

■ Die hauptsächliche Nebenwirkung bei hochdosiertem Vitamin C ist Durchfall und/oder eine Verdauungsstörung.

■ Für Menschen, die Nierensteine haben oder in deren Familie es Nierensteine gibt, sind Vitamin C-Dosierungen von mehr als 1000 mg (1g) pro Tag eventuell nicht geeignet, da sich dadurch bei empfindlichen Personen das Nierensteinrisiko erhöht.

Dosierung

■ Um eine abführende Wirkung zu erzielen, können Erwachsene 2000 mg (2g) Vitamin C als Einzeldosis nehmen. Diese Dosis gilt als die vom Institute of Medicine der USA festgelegte zulässige Höchstdosis.

■ Überschreiten Sie diese Tagesdosis nicht. Kinder sollten Vitamin C nicht so hochdosiert nehmen.

Das Fazit?

■ Einen Versuch wert bei einer Verstopfung aufgrund verschiedener Ursachen.

VSL #3

Was ist das?

VSL #3 ist ein probiotisches Ergänzungsmittel, das acht verschiedene Bakterienarten enthält, vor allem der Gattungen Bifidobacterium und Lactobacillus. Im Vergleich zu anderen führenden Probiotika-Marken enthält es viel höhere Dosen bakterieller kolonienbildender Einheiten (CFUs) und liegt als frei verkäufliches Präparat und in verschreibungspflichtiger Stärke vor. Es wird gekühlt verkauft und ist apothekenpflichtig.

VSL #3 gehört zu den am besten untersuchten auf dem US-Markt befindlichen Probiotika und ist auch im deutschsprachigen Raum zu haben.

Das behaupten die Vermarkter

■ „Zur diätetischen Behandlung des Reizdarmsyndroms, der Colitis ulcerosa und bei einem sogenannten ilealen Pouch." (Das ist eine Alternative zum künstlichen Darmausgang, wenn der Dickdarm komplett entfernt werden muss. Die Anlage eines Pouch [engl. für Tasche,

Beutel] ist ein schwerer operativer Eingriff, bei dem die Erhaltung der Kontinenz das Hauptziel ist. Es wird aus einem Teil des Dünndarms ein Stuhlreservoir mit Speicherfunktion angelegt. Damit gehen die Betroffenen „normal" zur Toilette, vorausgesetzt, der Schließmuskel ist intakt; Anm. d. Übers.)

Tatsächliche Wirkung
- Am besten lässt sich der gesundheitliche Nutzen von VSL #3 bei Menschen mit entzündlichen Darmerkrankungen nachweisen, etwa einer Colitis ulcerosa und einer sogenannten Pouchitis, bei der sich der Pouch entzündet.
- In vielen kleinen, randomisierten kontrollierten Studien wurde nachgewiesen, dass VSL #3Patienten mit einer Colitis ulcerosa im Vergleich zum Placebo zu einer Remission, einem Abklingen der Krankheit, verhalf. Es scheint auch die Reaktion auf Standardmedikamente zu verbessern, wenn es als Zusatztherapie eingesetzt wird. Es unterstützt eventuell auch eine dauerhafte Remission bei Patienten mit Colitis ulcerosa.
- Menschen, die am Darm operiert wurden und einen ilealen Pouch haben, scheinen ebenfalls von VSL #3 zu profitieren. Es hilft bei wiederholten Entzündungen des Pouch, der sogenannten Pouchitis.
- VSL #3 wurde als Therapie für Menschen mit funktionellen Darmproblemen wie RDS und Verstopfung untersucht, obwohl die Ergebnisse nicht so vielversprechend waren. Zwei kleine Studien ergaben bei RDS-Patienten, die VSL #3 nahmen, keine deutliche Besserung der RDS-Symptome im Vergleich zum Placebo. In einer Studie mit 30 Patienten, die an Verstopfung litten, erwies sich VSL #3 im Hinblick auf die Verbesserung der Stuhlfrequenz, der Konsistenz und der Blähbeschwerden als vielversprechend, doch es handelte sich dabei nicht um eine placebo-kontrollierte Studie.

Sicherheit und Verträglichkeit
- Wie alle Probiotika gilt VSL #3 als sehr sicher für fast jedermann, außer für kranke Kleinkinder und immungeschwächte Personen.
- Es gibt eine Ausnahme und diese betrifft Menschen, die eine SIBO haben oder schon hatten (Kapitel 8), die zu einer Überwucherung ihres Dünndarms selbst mit „guten" Bakterien neigen. VSL #3 und

alle anderen bakteriellen Probiotika „säen" eventuell den Dünndarm „an" und lösen erneut eine SIBO aus. Wenn Sie aufgrund eines altersbedingt geringen Magensäurespiegels, einer Autoimmunerkrankung, die den Magensäurespiegel reduziert oder eines säuresenkenden Medikaments, das auf -prazol endet, ein hohes SIBO-Risiko haben, kann die Einnahme von Probiotika dieses Risiko ebenfalls erhöhen.

▪ VSL #3 ist apothekenpflichtig und sollte unter ärztlicher Kontrolle genommen werden.

Dosierung

▪ VSL #3 gibt es in Kapselform und als Pulver. Es steht in drei Stärken zur Verfügung: Mit 225 Milliarden koloniebildenden Einheiten (CFUs); 450 Milliarden CFUs; und 900 Milliarden CFUs (Letztere sind verschreibungspflichtig). (Bitte beachten Sie, dass die Autorin amerikanische Verhältnis beschreibt. Sprechen Sie mit Ihrem Arzt und/oder Apotheker über die Darreichungsformen bei uns und lassen Sie sich entsprechend beraten; Anm. d. Übers.)

▪ Ihr Arzt empfiehlt Ihnen die entsprechende Dosierung für Ihre Symptome.

Das Fazit?

▪ Einen Versuch wert bei Patienten mit Verstopfung, wenn andere Mittel keine zufriedenstellenden Ergebnisse erbracht haben. Angesichts der relativ hohen Kosten und der Notwendigkeit der medizinischen Betreuung während der Einnahme sowie der immer noch wenigen Nachweise für seinen Nutzen, wäre es bei Verstopfung nicht mein Mittel erster Wahl. (Doch für Menschen mit einer Colitis ulcerosa oder einer Pouchitis ist es mein Mittel der Wahl!)

▪ Lassen Sie es, wenn Sie eine SIBO haben oder gehabt haben (Kapitel 8) oder zur SIBO-Hochrisikogruppe gehören.

Xylose-Isomerase (XI)

Auch im Handel unter Stada Xylosolv Kapseln

Was ist das?

Xylose-Isomerase (XI) ist ein Enzym, das eine Art von Zucker – die Fruktose – in eine andere Art von Zucker – die Glukose – umwandelt. Sie findet seit Jahrzehnten in der nahrungsmittelverarbeitenden Industrie zur Herstellung von Maissirup mit hohem Fruktosegehalt Verwendung, doch in jüngerer Zeit wird sie als Nahrungsergänzungsmittel für Menschen mit einer Fruktoseintoleranz vermarktet.

Das behaupten die Vermarkter

- Verhindert Gasbildung und Blähbeschwerden durch den Konsum von Fruktose bei Menschen mit einer Fruktoseintoleranz (Resorptionsstörung).

Tatsächliche Wirkung

- XI wandelt Fruktose im Dünndarm in Glukose um. Da Glukose so leicht resorbierbar ist, können die bei fruktoseintoleranten Menschen auftretenden verdauungsbedingten Symptome verhindert werden (Kapitel 9).
- Bisher gibt es nur eine Studie, die mit Menschen durchgeführt wurde und dieses Ergänzungsmittel untersucht hat, doch sie erwies sich als qualitativ hochwertig und zeigt vielversprechende Ergebnisse. In einer placebo-kontrollierten Doppelblindstudie mit 65 diagnostizierten fruktoseintoleranten Probanden litten diejenigen, die Xylose-Isomerase nahmen, nach einem fruktosehaltigen Getränk im Vergleich zu denen, die ein Placebo bekamen, deutlich weniger an Übelkeit und Bauchschmerzen. (Ihr Atem enthielt auch weniger Wasserstoffgas – der Nachweis für eine geringere bakterielle Fermentation durch Fruktose.) Trotzdem hatten sie nicht weniger Blähbeschwerden.

Sicherheit und Verträglichkeit

- XI ist für die meisten Menschen sehr sicher, abgesehen von ein paar Ausnahmen, die nachfolgend angegeben werden. Da sie lokal im Darm wirkt und nicht in den Körper aufgenommen wird, ist die

Wahrscheinlichkeit von Nebenwirkungen durch Xylose-Isomerase minimal.

- Sie ist nicht geeignet für Menschen mit einer angeborenen Stoffwechselkrankheit, der sogenannten hereditären Fruktoseintoleranz (HFI). Wenn Sie darunter leiden, ist eine gefahrlose/sichere Zufuhr von Fruktose mithilfe von Xylose-Isomerase nicht möglich.
- Bei Diabetes Typ 2 sollten Sie vor der Einnahme von Xylose-Isomerase mit Ihrem Arzt sprechen.

Dosierung

- XI muss unmittelbar vor der Aufnahme eines fruktosehaltigen Nahrungsmittels oder Getränks genommen werden, damit sie wirken kann. Die XI-Dosis muss dabei genau der Menge der zugeführten Fruktose entsprechen, probieren Sie sie also zunächst einmal mit geringeren Mengen Fruktose aus, bevor Sie gleich alle Register ziehen.

Das Fazit?

- Einen Versuch wert bei Blähungen aufgrund einer Fruktoseintoleranz (Kapitel 9).

Quellen

Nachstehend sind die Hauptquellen angegeben, die ich bei der Vorbereitung auf dieses Buch herangezogen habe und auf denen ein großer Teil meines klinischen Ansatzes beruht. Die Aktualität der Webadressen entspricht dem Stand vom Mai 2018. Mein ganz besonderer Dank gilt der Kollegin Erin Kratzer, MS, für ihre Unterstützung bei der Recherche.

Zusätzlich zu den Quellenangaben habe ich auf Produktmarken und/oder Firmen-Websites von Markenarzneimitteln und Nahrungsergänzungsmitteln verwiesen, die ich im Buch bezüglich der Dosierung sowie der aktiven und inaktiven Wirkstoffe genannt habe. Diese Informationen entsprechen dem Stand vom Mai 2017.

Teil 2 Blähbeschwerden im Oberbauch, die vom Magen ausgehen

Barba, E., Burri, E., Accarino, A., Cisternas, D., Quiroga, S., Monclus, E., Navazo, I., Malagelada, J. R., & Azpiroz, F. (2015). Abdominothoracic mechanisms of functional abdominal distension and correction by biofeedback. Gastroenterology, 148(4), 732–739. doi: 10.1053/j.gastro.2014.12.006

Bredenoord, A. J. (2013). Management of belching, hiccups, and aerophagia. Clinical Gastroenterology and Hepatology, 11(1), 6–12. doi: 10.1016/j.cgh.2012.09.006

Malagelada, J. R., Accarino, A., & Azpiroz, F. (2013). Bloating and abdominal distension: Old misconceptions and current knowledge. American Journal of Gastroenterology, 112(8), 1221–1231. doi: 10.1038/ajg.2017.129

Seeley, R., Stephens, T., & Tate, P. (2006). Essentials of Anatomy & Physiology (6th ed.). New York, NY: McGraw-Hill

Stanghellini, V., Chan, F. K. L., Hasler, W. L., Malagelada, J. R., Suzuki, H., Tack, J., & Talley, N. J. (2016). Gastroduodenal disorders. Gastroenterology, 150(6), 1380–1392. doi: 10.1053/j.gastro.2016.02.011

Villoria, A., Azpiroz, F., Burri, E., Cisternas, D., Soldevilla, A., & Malagelada, J. R. (2011). Abdomino-phrenic dyssynergia in patients with abdominal bloating and distension. American Journal of Gastroenterology, 106(5), 815–819. doi: 10.1038/ajg.2010.408

Teil 3 Blähbeschwerden im Unterbauch, die vom Darm ausgehen

Biesiekierski, J., Peters, S., Newnham, E., Rosella, O., Muir, J., & Gibson, P. (2013). No effects of gluten in patients with self-reported non-celiac gluten sensitivity after dietary reduction of fermentable, poorly absorbed, short-chain carbohydrates. Gastroenterology, 145(2), 320–328. e1-3. doi: 10.1053/j.gastro.2013.04.051

Gibson, P. (2017). The evidence base for efficacy of the low-FODMAP diet in irritable bowel syndrome: Is it ready for prime time as a first-line therapy? Journal of Gastroenterology and Hepatology, 32(Suppl 1), 32–35. doi: 10.1111/jgh.13693

Gibson, P., & Shepherd, S. (2010). Evidence-based dietary management of functional gastrointestinal symptoms: The FODMAP approach. Journal of Gastroenterology and Hepatology, 25(2), 252–258. doi: 10.1111/j.1440-1746.2009.06149.x

Lacy, B. E., Mearin, F., Chang, L., Chey, W. D., Lembo, A. J., Simren, M., & Spiller, R. (2016). Bowel disorders. Gastroenterology, 150(6), 1393–1407. doi: 10.1053/j.gas tro.2016.02.031

Parzanese, I., Qehajaj, D., Patrinicola, F., Aralica, M., Chiriva-Internati, M., Stifter, S., Elli, L., & Grizzi, F. (2017). Celiac disease: From pathophysiology to treatment. World Journal of Gastrointestinal Pathophysiology, 8(2), 27–38. doi: 10.4291/wjgp.v8.i2.27

Rao, S., Bharucha, A. E., Chiarioni, G., Felt-Bersma, R., Knowles, C., Malcolm, A., & Wald, A. (2016). Anorectal disorders. Gastroenterology, 150(6), 1430–1442. doi: 10.1053/j.gastro.2016.02.009

Rezaie, A., Buresi, M., Lembo, A., Lin, H., McCallum, R., Rao, S., Schmulson, M., Valdovinos, M., Zakko, S., & Pimentel, M. (2017). Hydrogen and methane-based breath testing in gastrointestinal disorders: The North American consensus. American Journal of Gastroenterology, 112(5), 775–784. doi: 10.1038/ajg.2017.46

Rezaie, A., Pimentel, M., & Rao, S. (2016). How to test and treat small intestinal bacterial overgrowth: An evidence-based approach. Current Gastroenterology Reports, 18(2), 8. doi: 10.1007/s11894-015-0482-9

Seeley, R., Stephens, T., & Tate, P. (2006). Essentials of Anatomy & Physiology (6th ed.). New York, NY: McGraw-Hill

Teil 4 Diätische Maßnahmen bei Blähbeschwerden

Datenbanken/ Quellen von Zahlenmaterial und Angaben

Department of Agriculture Agricultural Research Service. USDA Food Composition Databases. Retrieved from Department of Agriculture website: https://ndb.nal.usda.gov/ndb/

EBSCO CAM Review Board. Herbs & Supplements: ConsumerLab.com Encyclopedia website. Updated December 15, 2015. Accessed April–May 2017

Fiber content of foods in common portions. (2004 May). Retrieved from http://huhs.harvard.edu/assets/File/OurServices/ServiceNutritionFiber.pdf As of March 2018, available at https://cookwithkathy.files.wordpress.com/2014/05/sifibre.pdf

Monash University low FODMAP diet guide. (2018). Retrieved from http://itunes.apple.com

National Center for Complementary and Integrative Health. Retrieved from National Center for Complementary and Integrative Health website: https://nccih.nih.gov/

Pennington, J. A. T., & Spungen, J. S. (2009). Bowes and Church's Food Values of Portions Commonly Used (19th ed.). Baltimore, MD: Lippincott Williams & Wilkins

University of Maryland Medical Center. Complementary and Alternative Medicine Guide. Retrieved from University of Maryland Medical Center website: https://www.umm.edu/health/medical/altmed

Wissenschaftliche Studien und wissenschaftliche Veröffentlichungen

Akobeng, A. K., Elawad, M., & Gordon, M. (2016). Glutamine for induction of remission in Crohn's disease. Cochrane Database of Systematic Reviews, 2:CD007348. doi: 10.1002/14651858.CD007348.pub2

Alam, M. S., Roy, P. K., Miah, A. R., Mollick, S. H., Khan, M. R., Mahmud, M. C., & Khatun, S. (2013). Efficacy of peppermint oil in diarrhea predominant IBS—a double-blind randomized placebo-controlled study. Mymensingh Medical Journal, 22(1), 27–30

Aydin, A., Ersöz, G., Tekesin, O., Akçiçek, E., & Tuncyürek, M. (2000). Garlic oil and Helicobacter pylori infection [letter]. American Journal of Gastroenterology, 95(2), 563–564

Betz, O., Kranke, P., Geldner, G., Wulf, H., & Eberhart, L. H. (2005). Is ginger a clinically relevant antiemetic? A systematic review of randomized controlled trials. Forsch Komplementärmed Klass Naturheilkd, 12, 14–23

Boone, S. A., & Shields, K. M. (2005). Treating pregnancy-related nausea and vomiting with ginger. Annals of Pharmacotherapy, 39(10), 1710–1713

Borrelli, F., Capasso, R., Aviello, G., Pittler, M. H., & Izzo, A. A. (2005). Effectiveness and safety of ginger in the treatment of pregnancy-induced nausea and vomiting. Obstetrics & Gynecology, 105(4), 849–856

Brandt, L. J. (2009). An evidence-based position statement on the management of irritable bowel syndrome. American Journal of Gastroenterology, 104 (Suppl 1), S1–S35. doi: 10.1038/ajg.2008.122

Bunch, T. R., Bond, C., Buhl, K., & Stone, D. (2013). Diatomaceous earth general fact sheet. National Pest Information Center, Oregon State University Extension Services. http://npic.orst.edu/factsheets/degen.html

Casella, S., Leonardi, M., Melai, B., Fratini, F., & Pistelli, L. (2013). The role of diallyl sulfides and dipropyl sulfides in the in vitro antimicrobial activity of the essential oils of garlic, Allium sativum L., and leek, Allium porrum L. Phytotherapy Research, 27(3), 380–383. doi: 10.1002/ptr.4725

Cash, B. D., Epstein, M. S., & Shah, S. M. (2016). A novel delivery system of peppermint oil is an effective therapy for irritable bowel syndrome. Digestive Disease and Sciences, 61(2), 560–571. doi: 10.1007/s10620-015-3858-7

Chaiyakunapruk, N., Kitikannakorn, N., Nathisuwan, S., Leeprakobboon, K., & Leelasettagool, C. (2006). The efficacy of ginger for the prevention of postoperative nausea and vomiting: A meta-analysis. American Journal of Obstetrics & Gynecology, 194(1), 95–99

Chen, C., Lu, M., Pan, Q., Fichna, J., Zheng, L., Wang, K., Yu, Z., Li, Y., Li, K., Song, A., Liu, Z., Song, Z., & Kreis, M. (2015). Berberine improves intestinal motility and visceral pain in the mouse models mimicking diarrhea-predominant irritable bowel syndrome (IBS-D) symptoms in an opioid-receptor dependent manner. PLoS ONE, 10(12), e0145556. doi: 10.1371/journal.pone.0145556

Chen, C., Tao, C., Liu, Z., Lu, M., Pan, Q., Zheng, L., Li, Q., Song, Z., & Fichna, J. (2015). A randomized clinical trial of berberine hydrochloride in patients with diarrhea-predominant irritable bowel syndrome. Phytotherapy Research, 29(11), 1822–1827. doi: 10.1002/ptr.5475

Coon, J. T., & Ernst, E. (2002). Systematic review: Herbal medicinal products for non-ulcer dyspepsia. Alimentary Pharmacology & Therapeutics, 16:1689–1699

Currò, D., Ianiro, G., Pecere, S., Bibbò, S., & Cammarota, G. (2017). Probiotics, fibre, and herbal medicinal products for functional and inflammatory bowel disorders. British Journal of Pharmacology, 174(11), 1426–1449. doi: 10.1111/bph.13632

Daferera, D. J., Ziogas, B. N., & Polissiou, M. G. (2000). GC-MS analysis of essential oils from some Greek aromatic plants and their fungitoxicity on Penicillium digitatum. Journal of Agricultural & Food Chemistry, 48(6), 2576–2581

Davis, K., Philpott, S., Kumar, D., & Mendal, M. (2006). Randomised double-blind placebo-controlled trial of aloe vera for irritable bowel syndrome. International Journal of Clinical Practice, 60(9), 1080–1086

Di Nardo, G., Oliva, S., Ferrari, F., Mallardo, S., Barbara, G., Cremon, C., Aloi, M., & Cucchiara, S. (2013). Efficacy and tolerability of a-galactosidase in treating gas-related symptoms in children: A randomized, double-blind, placebo-controlled trial. BMC Gastroenterology, 13, 142. doi: 10.1186/1347-230X-13-142

Di Stefano, M., Miceli, E., Gotti, S., Missanelli, A., Mazzocchi, S., & Corazza, G. R. (2007). The effects of oral alpha-galactosidase on intestinal gas production and gas-related symptoms. Digestive Disease and Sciences, 52(1), 78–83

Dorman, H. J., & Deans, S. G. (2000). Antimicrobial agents from plants: Antibacterial activity of plant volatile oils. Journal of Applied Microbiology, 88(2), 308–316

Engqvist, A., von Feilitzen, F., Pyk, E., & Reichard, H. (1973). Double-blind trial of deglycyrrhizinated liquorice in gastric ulcer. Gut, 14(9), 711–715

Fleming, V., & Wade, W. E. (2010). A review of laxative therapies for treatment of chronic constipation in older adults. American Journal of Geriatric Pharmacotherapy, 8(6), 514–550

Ford, A. C., Quigley, E. M., Lacy, B. E., Lembo, A. J., Saito, Y. A., Schiller, L. R., Soffer, E. E., Spiegel, B. M., & Moayyedi, P. (2014). Efficacy of prebiotics, probiotics, and synbiotics in irritable bowel syndrome and chronic idiopathic constipation: Systematic review and meta-analysis. American Journal of Gastroenterology, 109(10), 1547–1561. doi: 10.1038/ajg.2014.202

Ganiats, T. G., Norcross, W. A., Halverson, A. L., Buford, P. A., & Palinkas, L. A. (1994). Does Beano prevent gas? A double-blind crossover study of oral alpha-galactosidase to treat dietary oligosaccharide intolerance. Journal of Family Practice, 39(5), 441–445

Gao, K. P., Mitsui, T., Fujiki, K., Ishiguro, H., & Kondo, T. (2002). Effects of lactase preparations in asymptomatic individuals with lactase deficiency—gastric digestion of lactose and breath hydrogen analysis. International Journal of Medical Sciences, 65(1–2), 21–28

Gibson, P. R., Newnham, E., Barrett, J. S., Shepherd, S. J., & Muir, J. G. (2007). Review article: Fructose malabsorption and the bigger picture. Alimentary Pharmacology & Therapeutics, 25(4), 349–363

Goldenberg, J. Z., Lytvyn, L., Steurich, J., Parkin, P., Mahant, S., & Johnston, B. C. (2015). Probiotics for the prevention of pediatric antibiotic-associated diarrhea. Cochrane Database of Systematic Reviews, 12, CD004827. doi: 10.1002/14651858.CD00 4827.pub4

Grundmann, O., & Yoon, S. L. (2014). Complementary and alternative medicines in irritable bowel syndrome: An integrative view. World Journal of Gastroenterology, 20(2), 346–362. doi: 10.3748/wjg.v20.i2.346

Guo, X., & Mei, N. (2016). Aloe vera: A review of toxicity and adverse clinical effects. Journal of Environmental Science and Health Part C Environmental Carcinogenic Ecotoxicology Reviews, 34(2), 77–96. doi: 10.1080/10590501.2016.1166826

Habtemariam, S. (2016). Berberine and inflammatory bowel disease: A concise review. Pharmacology Research, 113(Pt A), 592–599

Hale, L. P., Greer, P. K., Trinh, C. T., & Gottfried, M. R. (2005). Treatment with oral bromelain decreases colonic inflammation in the IL-10-decifient murine model of inflammatory bowel disease. Clinical Immunology, 116(2), 135–142

Hall, R. G., Thompson, H., & Strother, A. (1981). Effects of orally administered activated charcoal on intestinal gas. American Journal of Gastroenterology, 75(3), 192–196

Holtmann, G., Haag, S., Adam, B., Funk, P., Wieland, V., & Heydenreich, C. J. (2003). Effects of a fixed combination of peppermint oil and caraway oil on symptoms and quality of life in patients suffering from functional dyspepsia. Phytomedicine, 10(Suppl 4), 56–57

Hunter, J. O., Tuffnell, Q., & Lee, A. J. (1999). Controlled trial of oligofructose in the management of irritable bowel syndrome. Journal of Nutrition, 129(Suppl 7), 1451S–1453S

Jain, N. K., Patel, V. P., & Pitchumoni, C. S. (1986). Efficacy of activated charcoal in reducing intestinal gas: A double-blind clinical trial. American Journal of Gastroenterology, 81(7), 532–535

Kane, S., & Goldberg, M. J. (2000). Letter: Use of bromelain for mild ulcerative colitis. Annals of Internal Medicine, 132(8), 680

Khanna, R., MacDonald, J. K., & Levesque, B. G. (2014). Peppermint oil for the treatment of irritable bowel syndrome: A systematic review and meta-analysis. Journal of Clinical Gastroenterology, 48(6), 505–512. doi: 10.1097/MCG.0b013e3182a88357

Ki Cha, B., Mun Jung, S., Hwan Choi, C., Song, I. D., Woong Lee, H., Joon Kim, H., Hyuk, J., Kyung Chang, S., Kim, K., Chung, W. S., & Seo, J. G. (2012). The effect of a multispecies probiotic on the symptoms and fecal microbiota in diarrhea-dominant irritable bowel syndrome: A randomized, double-blind, placebo-controlled trial. Journal of Clinical Gastroenterology, 46(3), 220–227. doi: 10.1097/MCG.0b013 e31823712b1

Kim, H. J., Camilleri, M., McKinzie, S., Lempke, M. B., Burton, D. D., Thomforde, G. M., & Zinsmeister, A. R. (2003). A randomized controlled trial of a probiotic, VSL#3, on gut transit and symptoms in diarrhoea-predominant irritable bowel syndrome. Alimentary Pharmacology & Therapeutics, 17(7), 895–904

Kim, S. E, Choi, S. C., Park, K. S., Park, M. I., Shin, J. E., Lee, T. H., Jung, K. W., Koo, H. S., & Myung, S. J. (Constipation Research group of Korean Society of Neurogastroenterology and Motility). (2015). Change of Fecal Flora and Effectiveness of the Short-term VSL#3 Probiotic Treatment in Patients with Functional Constipation. Journal of Neurogastroenterology and Motility, 21(1), 111–120. doi: 10.5056/jnm14048

Kinnunen, O., & Salokannel, J. (1987). Constipation in elderly long-stay patients: Its treatment by magnesium hydroxide and bulk laxative. Annals of Clinical Research, 19(5), 321–323

Komericki, P., Akkilic-Materna, M., Strimitzer, T., Weyermair, K., Hammer, H. F., & Aberer, W. (2012). Oral xylose isomerages decreases breath hydrogen excretion and improves gastrointestinal symptoms in fructose malabsorption—a double-blind, placebo-controlled study. Alimentary Pharmacology & Therapeutics, 36(10), 980–987. doi:10.1111/apt.12057

Lambeau, K. V., & McRorie, J. W., Jr. (2017). Fiber supplements and clinically proven health benefits: How to recognize and recommend an effective fiber therapy. Journal of the American Association of Nurse Practitioners, 29(4), 216–223. doi:10.1002/2327-6924.12447

Lambert, R. J., Skandamis, P. N., Coote, P. J., & Nychas, G. J. (2001). A study of the minimum inhibitory concentration and mode of action of oregano essential oil, thymol and carvacrol. Journal of Applied Microbiology, 91(3), 453–462

Lettieri, J., & Bradley, D. (1998). Effects of Beano on the tolerability and pharmacodynamics of acarbose. Clinical Therapeutics, 20(3), 497–504

Levine, B., & Weisman, S. (2004). Enzyme replacement as an effective treatment for the common symptoms of complex carbohydrate intolerance. Nutrition in Clinical Care, 7(2), 75–81

Levine, M. E., Koch, S. Y., & Koch, K. L. (2015). Lipase supplementation before a high-fat meal reduces perceptions of fullness in healthy subjects. Gut and Liver, 9(4), 464–469. doi: 10.5009/gnl14005

Lin, M. Y., Dipalma, J. A., Martini, M. C., Gross, C. J., Harlander, S. K., & Savaiano, D. A. (1993). Comparative effects of exogenous lactase (beta-galactosidase) in preparations on in vivo lactose digestion. Digestive Disease and Sciences, 38(11), 2022–2027

Linetzky Waitzbergm, D., Alves Pereira, C. C., Logullo, L., Manzoni Jacintho, T., Almeida, D., Teixeira da Silva, M. L., & Matos de Miranda Torrinhas, R. S. (2012). Microbiota benefits after inulin and partially hydrolized guar gum supplementation: A randomized clinical trial in constipated women. Nutricion Hospitalaria, 27(1), 123–129

Liu, L. W. C. (2011). Chronic constipation: Current treatment options. Canadian Journal of Gastroenterology, 25(Suppl B), 22B–28B

Madisch, A., Heydenreich, C. J., Wieland, V., Hufnagel, R., & Hotz, J. (1999). Treatment of functional dyspepsia with a fixed peppermint oil and caraway oil combination preparation as compared to cisapride. A multicenter, reference-controlled double-blind equivalence study. Arzneimittelforschung, 49(11), 925–932

Madisch, A., Holtmann, G., Plein, K., & Hotz, J. (2004). Treatment of irritable bowel syndrome with herbal preparations: Results of a double-blind, randomized, placebo-controlled, multi-centre trial. Alimentary Pharmacology & Therapeutics, 19(3), 271–279

Malfertheiner, P., & Domínguez-Muñoz, J. E. (1993). Effect of exogenous pancreatic enzymes on gastrointestinal and pancreatic hormone release and gastrointestinal motility. Digestion, 54 (Suppl 2), 15–20

Maton, P. N., & Burton, M. E. (1999). Antacids revisited: A review of their clinical pharmacology and recommended therapeutic use. Drugs, 57(6), 855–870

May, B., Köhler, S., & Schneider, B. (2000). Efficacy and tolerability of a fixed combination of peppermint oil and caraway oil in patients suffering from functional dyspepsia. Alimentary Pharmacology & Therapeutics, 14(12), 1671–1677

McRorie, J. W., Jr. (2015). Evidence-based approach to fiber supplements and clinically meaningful health benefits, part 1. Nutrition Today, 50(2), 82–89

McRorie, J. W., Jr. (2015). Evidence-based approach to fiber supplements and clinically meaningful health benefits, part 2. Nutrition Today, 50(2), 90–97

Millea, P. J. (2009). N-acetylcysteine: Multiple clinical applications. American Family Physician, 80(3), 265–269

Montalto, M., Curigliano, V., Santoro, L., Vastola, M., Cammartoa, G., Manna, R., Gasbarrini, A., & Gasbarrini, G. (2006). Management and treatment of lactose malabsorption. World Journal of Gastroenterology, 12(2), 187–191

Moshfegh, A., Friday, J., Goldman, J., Chug-Ahuja, J. (1999). Presence of inulin and oligofructose in the diets of Americans. The Journal of Nutrition, 129(7), 1407(S)–1411(S)

Mounsey, A., Raleigh, M., & Wilson, A. (2015). Management of constipation in older adults. American Family Physician, 92(6), 500–504

Mueller-Lissner, S. A., & Wald, A. (2010). Constipation in adults. BMJ Clinical Evidence, 413

Musso, C. G. (2009). Magnesium metabolism in health and disease. International Urology and Nephrology, 41(2), 357–362

National Institutes of Health Office of Dietary Supplements. (2016). Magnesium: Fact sheet for health professionals. Retrieved on National Institute of Health website: https://ods.od.nih.gov/factsheets/Magnesium-HealthProfessional/

Navarro, V. J., Khan, I., Björnsson, E., Seeff, L. B., Serrano, J., & Hoofnagle, J. H. (2017). Liver injury from herbal and dietary supplements. Hepatology, 65(1), 363–373. doi: 10.1002/hep.28813

O'Mahony, L., McCarthy, J., Kelly, P., Hurley, G., Luo, F., Chen, K., O'Sullivan, G. C., Kiely, B., Collins, J. K., Shanahan, F., & Quigley, E. M. (2005). Lactobacillus and bifidocaterium in irritable bowel syndrome: Symptom responses and relationship to cytokine profiles. Gastroenterology, 128(3), 541–551

Ottillinger, B., Storr, M., Malfertheiner, P., & Allescher, H. D. (2013). STW 5 (Iberogast) — a safe and effective standard in the treatment of functional gastrointestinal disorders. Wien Med Wochenschr, 163(3–4), 65–72

Pace, F., Pace, M., & Quartarone, G. (2015). Probiotics in digestive diseases: Focus on Lactobacillus GG. Minerva Gastroenterolical e Dietologica, 61(4), 273–292

Pappas, P. G., Kauffman, C. A., Andes, D. R., Clancy, C. J., Marr, K. A., Ostrosky-Zeichner, L., Reboli, A. C., Schuster, M. G., Vazquez, J. A., Walsh, T. J., Zaoutis, T. E., & Sobel, J. D. (2016). Clinical practice guideline for the management of candidiasis: 2016 update by the infectious disease society of America. Clinical Infectious Diseases, 62(4), 409–417. doi: 10.1093/cid/civ933

Pare, P., Bridges, R., Champion, M. C., Ganguli, S. C., Gray, J. R., Irvine, E. J., Plourde, V., Poitras, P., Turnbull, G. K., Moayyedi, P., Flook, N., & Collins, S. M. (2007). Recommendations on chronic constipation (including constipation associated with irritable bowel syndrome) treatment. Canadian Journal of Gastroenterology, 21(Suppl B), 3B–22B

Park, S. Y., & Rew, J. S. (2015). Is lipase supplementation before a high-fat meal helpful to patients with functional dyspepsia? Gut & Liver, 9(4), 433–434. doi: 10.5009/gnl15206

Portalatinm, M., & Winstead, N. (2012). Medical management of constipation. Clinics in Colon & Rectal Surgery, 25(1), 12–19

Potter, T., Ellis, C., & Levitt, M. (1985). Activated charcoal: In vivo and in vitro studies of effect on gas formation. Gastroenterology, 88(3), 620–624

Ringel-Kulka, T., McRorire, J., & Ringel, Y. (2017). Multi-center, double-blind, randomized, placebo-controlled, parallel-group study to evaluate the benefit of the probiotic Bifidobacterium infantis 35624 in non-patients with symptoms of abdominal discomfort and bloating. American Journal of Gastroenterology, 112(1), 145–151. doi: 10.1038/ajg.2016.511

Robinson, M., Rodriguez-Stanley, S., Miner, P. B., McGuire, A. J., Fung, K., & Ciociola, A. A. (2002). Effects of antacid formulation on postprandial oesophageal acidity in patients with a history of episodic heartburn. Alimentary Pharmacology & Therapeutics, 16(3), 435–443

Sakkas, H., & Papadopoulou, C. (2017). Antimicrobial activity of basil, oregano, and thyme essential oils. Journal of Microbial Biotechnology, 27(3), 429–438. doi: 10.4014/jmb.1608.08024

Sanders, S. W., Tolmac, K. G., & Reitberg, D. P. (1992). Effect of a single dose of lactase on symptoms and expired hydrogen after lactose challenge in lactose-intolerant subjects. Journal of Clinical Pharmacology, 11(6), 533–538

Silk, D. B., Davis, A., Vulevic, J., Tzortzis, G., & Gibson, G. R. (2009). Clinical trial: The effects of a trans-galactosoligosaccharide prebiotic on faecal microbiota and symptoms of irritable bowel syndrome. Alimentary Pharmacology & Therapeutics, 29(5), 508–518

Slavin, J. (2013). Fiber and prebiotics: Mechanisms and health benefits. Nutrients, 5(4), 1417–1437

Stewart, J. J., Wood, M. J., Wood, C. D., & Mims, M. E. (1991). Effects of ginger on motion sickness susceptibility and gastric function. Pharmacology, 42(2), 111–120

Suarez, F., Levitt, M. D., Adshead, J., & Barkin, J. S. (1999). Pancreatic supplements reduce symptomatic response of healthy subjects to a high-fat meal. Digestive Disease Science, 44(7), 1317–1321

von Arnim, U., Peitz, U., Vinson, B., Gundermann, K. J., & Malfertheiner, P. (2007). STW 5, a phytopharmacon for patients with functional dyspepsia: Results of a multicenter, placebo-controlled double-blind study. American Journal of Gastroenterology, 102(6), 1268–1275

White, B. (2007). Ginger: An overview. American Family Physician, 75(11), 1689–1691

Whorwell, P. J., Altringer, L., Morel, J., Bond, Y., Charbonneau, D., O'Mahony, L., Kiely, B., Shanahan, F., & Quigley, E. M. (2006). Efficacy of an encapsulated probiotic Bifidobacterium infantis 35624 in women with irritable bowel syndrome. American Journal of Gastroenterology, 101(7), 1581–1590

Stichwortverzeichnis